약국에는 없는 의약품 이야기

한국과학기술한림원

- 과학기술에 전문적 경륜과 식견을 가진 석학들을 회원으로 엄선, 각 부문별 전문성을 효율적으로 활용함으로써 국가 과학기술의 진흥과 창달에 기여하기 위해 1994년에 설립되었습니다.
- 2005년 기초과학연구진흥법 제11조(한국과학기술한림원의 설립 등)에 의거 법정기구화되었습니다.
- 독립성, 자율성 및 전문성을 바탕으로 하는 순수 민간 과학아카데미로, 편견 없는 대정부 정책자문을 통해 올바른 과학기술정책의 수립을 유도하고 있으며, 범부처적 국가 과학기술정책에 대한 자문과 건의를 통한 과학기술발전의 장기적 비전을 제시하고 있습니다.
- 우리나라의 과학기술 선진국 진입을 위한 기초 과학기술 진흥사업을 수행하고 있으며, 외국 한림원 및 과학기술 국제기구 등과의 학술교류를 통해 과학기술 민간외교의 중심체 역할을 담당하고 있습니다.

약국에는 없는 의약품 이야기

1판 1쇄 펴냄 | 2020년 11월 25일
1판 5쇄 펴냄 | 2025년 4월 25일

지은이 | 김영식
발행인 | 김지영
발행처 | 자유아카데미
등록 | 제 406-2003-017호, 1980. 7. 12

주소 | 경기도 파주시 회동길 37-42 파주출판도시
전화 | 031-955-1321
팩스 | 031-955-1322
홈페이지 | www.freeaca.com
전자우편 | main@freeaca.com(대표)
editor@freeaca.com(편집)
crm@freeaca.com(영업)

ISBN 979-11-5808-286-4 93510

한국과학기술한림원
『석학, 과학기술을 말하다』 시리즈 ㉟

약국에는 없는 의약품 이야기

김영식 지음

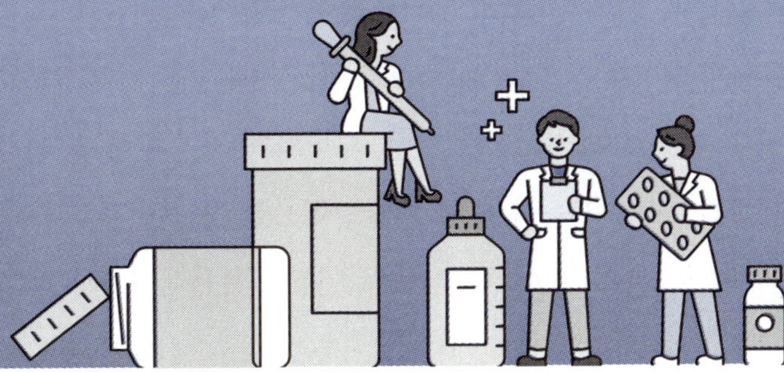

인류를 질병에서 구한 의약품은 어떻게 탄생하였을까?

자유아카데미

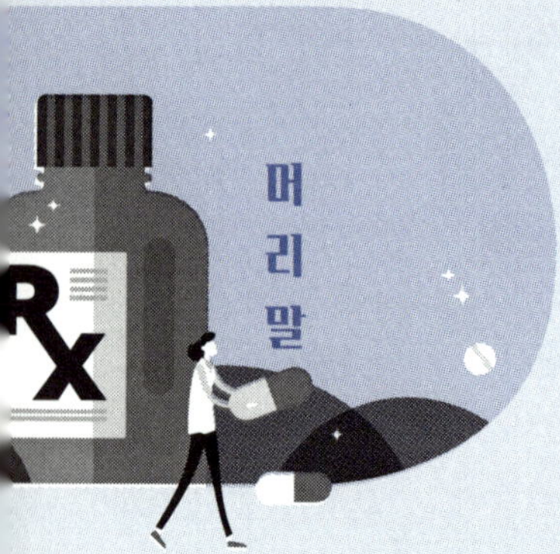

머리말

최근 10년간 우리는 신종 조류인플루엔자, 메르스바이러스, 아프리카돼지열병 등 다양한 바이러스 질환과 마주쳤다. 그러나 지난 3년간 전 세계가 동시에 바이러스에 대한 경계와 두려움을 품었던 적은 없었다. 설령 있었을지라도 수개월에 그쳤으며, 많은 사례가 지역적인 발생에 불과하였다. 숙주세포가 있어야만 살아가는 유기체로 인하여 만물의 영장인 인간이 무력한 모습을 보인다는 사실은 안타깝기 그지없다.

유구한 역사 속에서 인류는 더 좋은 의약품을 찾고자 끊임없이 노력하여 왔다. 투쟁과 집념, 혹은 우연으로 발견된 의약품들은 인류를 질병의 고통 속에서 구해주었고 인류의 건강을 유지하는 데도 크게 기여하였다. 그중에는 100년이 넘은 의약품도 있고 복잡한 사정으로 시장에서 물러나게 된 의약품도 있다.

이 책은 인류에게 영향을 끼친 의약품 60여 개를 시대별 또는 종류별로 선정하여 개발 과정에 담긴 이야기를 담고 있다. 과학자와 시민 운동가, 자선 사업가, 정부 기관, 그리고 제약사들이 협업 혹은 알력으로 빚어낸 약학사(藥學史)에는 바이러스와 질병으로부터 벗어나고자 하는 인류의 몸부림이 담겨있다.

이 책을 집필하게 된 동기는 대학에서 '의약품 개발사'에 관한 강의를 진행하면서 각 의약품이 가지고 있는 심오한 이야기를 모으면서부터였다. 미국 화학회에서 발간한 《Chemical & Engineering News》에 실린 주요 의약품에 대한 에세이를 읽으며, 언젠가 의약품의 기원에 관해 쓰겠노라고 생각했었다.

집필 과정에서 대중성을 고려하여 쉬운 용어를 사용하고자 하였으나 어느 정도 전문적인 용어도 포함되어 있다. 의약품의 표기에서는 일반명을 원칙으로 하였으나 친근성도 고려하여 상표명으로 표기한 곳도 있다. 모든 내용을 정확하게 기술하려고 노력하였지만 부족한 부분이 있을 것이다. 이 부분은 전적으로 저자의 책임이며 앞으로 보완해 나갈 것을 약속한다.

매 학기 강의 시간에 슬라이드 자료를 함께 공유한 학생들에게 고마움을 표하며, 책을 집필할 기회를 준 한국과학기술한림원과 출판을 맡아 꼼꼼한 교정과 편집을 진행해준 자유아카데미에 고마운 마음을 전한다. 더불어 책을 집필할 수 있도록 배려해 주신 CHD 고 서충석 회장님에게도 감사의 마음을 전한다. 무엇보다 퇴임 후에도 함께 시간을 갖지 못하여 미안한 아내와 가족들에게 이 책을 바친다.

2023년 7월, 일산 CHD 오피스에서

김영식

차례

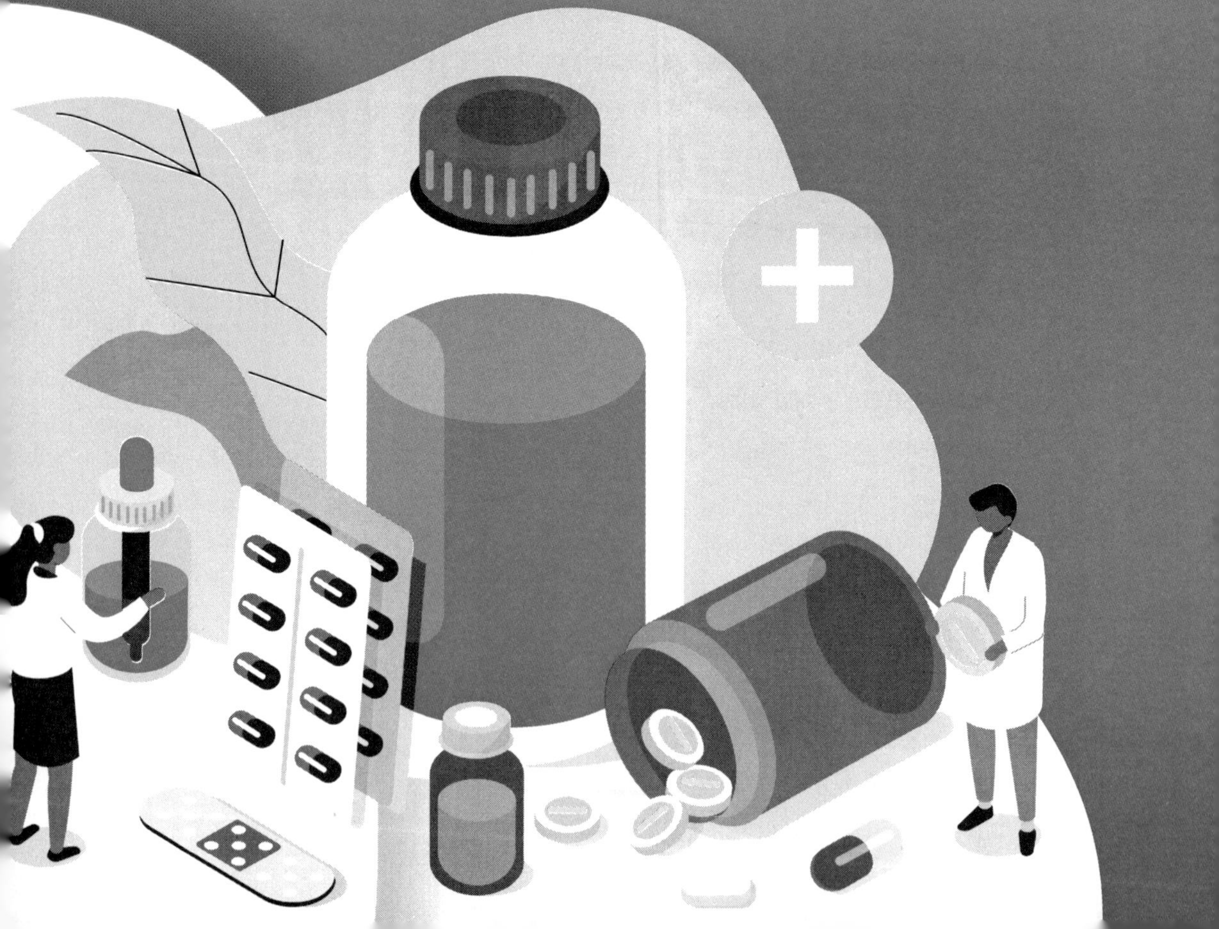

1장

의약품의 역사

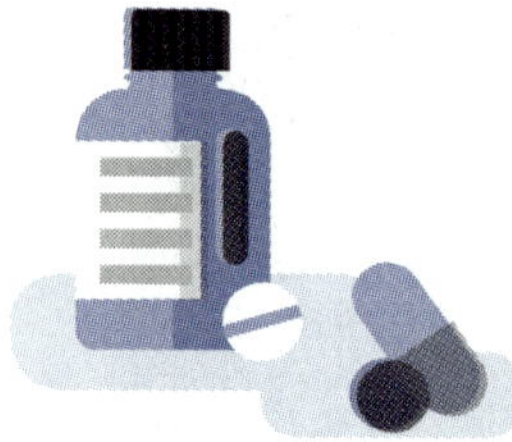

의약품이 걸어온 길

의약품의 역사는 질병의 역사와 맥을 같이 한다. 서양에서 의약품의 기록은 B.C. 3000년경 수메르 문명의 기록에서 찾을 수 있다. 그 후의 기록은 메소포타미아·티그리스강 유역에서 발전한 고대 문명과 이집트 문명의 기록에서 볼 수 있으며, 그리스와 로마를 거쳐 르네상스를 지나면서 의약품은 발전하기 시작하였다. 사람들은 사시사철 변하는 식물로부터 질병에 대항할 해결 방법을 찾으려고 노력하였다. 그 과정에서 선각자들의 경험과 기록이 쌓이고, 과학이 발전하면서 전통적으로 사용하던 식물에서 화합물을 규명할 수 있게 되었다. 양귀비 진액에서 진통제 모르핀을, 버드나무에서 해열진통제인 아스피린의 전구체인 살리실산을, 강심제로 디기탈리스에서 디곡신을, 페루에서 건너온 키나로부터 말라리아 치료제인 키니네 등을 개발한 것이 대표적인 예이다.

1600년대 이전은 천연두, 페스트, 콜레라, 디프테리아, 결핵 등의 원인을 전혀 모르던 시기였다. 포목점에서 일하던 안톤 레이우엔훅이 처음으로 현미경을 발명하자 비로소 육안으로 볼 수 없는 생물이 있다는 것을 알게 되었다.

1800년대 후반에는 세균학자인 루이 파스퇴르가 미생물에 의한 전염병의 원인을 규명하였고, 광견병, 닭콜레라 백신을 개발하여 치료 목적으로 사용하기 시작하였다. 그 후 독일의 로베르트 코흐가 많은 질병의 원인인 병원균을 확인하였으며, 결핵균을 염색할 수 있게 되면서 파울 에를리히와 함께 균을 규명해나가기 시작하였다. 염료가 균에 특이적으로 결합하는 것을 이해함으로써 병원균과 숙주세포의 차이점을 이용할 수 있게 된 것이다. 이렇게 하여 개발된 의약품이 바로 매독 치료제인 살바르산이다. 이어 염료를 이용한 의약품 연구가 붐을 이루었다. 최초로 만들어진 화학요법제는 게르하르트 도마크가 개발한 프론토실이라는 설파제이다.

알렉산더 플레밍이 우연히 페니실린을 발견한 사건은 역사적으로 큰 의미를 지닌다. 이후 영국의 병리학자 하워드 플로리와 생화학자 에른스트 체인이 페니실린의 대량 생산을 성공시키면서 인류는 감염성 질병과의 싸움에서 처음으로 승기를 잡게 된다. 그 후에 미국의 세균학자 셀먼 왁스먼이 토양미생물에서 스트렙토마이신이라는 항생제를 찾아내어 페니실린으로도 치료가 안 되는 결핵균을 퇴치할 수 있는 기틀을 마련하였다.

병원균에 대한 새로운 항생제를 발견해나가는 가운데 다른 질병에 대한 의약품의 관심도 높아졌다. 제약산업이 조직화되면서 본격적으로 신약개발이 이뤄지기 시작한다. 사회에서 격리되었던 조현병 환자들이 클로르프로마진이라는 합성화합물 덕분에 사회로 복귀할 수 있었고, 류머티즘성 관절염으로 고생하던 환자들은 사람의 부신에서 분비되는 코르티손이라는 호르몬으로 눈에 띌 만한 치료 효과를 보이게 된다. 원인을 알지 못했던 만성질환을 스테로이드 약물로 조절할 수 있다는 점을 알게 된 셈이다. 피임제 개발 또한 신약개발의 산물이다. 피임제는 가정에서뿐만 아니라 직장에서도 여성이 적극적으로 활동할 수 있게 도왔다.

제2차 세계대전 이후 선진국에서는 영양 과잉과 흡연으로 인한 심혈관 질환과 폐암 환자가 증가하였고, 이에 치료제 개발에 몰두하기 시작하였다. 뱀독에서 찾은 안지오텐신 전환효소 저해제는 혈압을 낮추는 데 효과를 보였고, 스타틴류로 불리는 칼슘채널 차단제의 고혈압약은 대형 제약사에 커다란 부를 안겨주는 약물로 발전하였다.

당시 어린이들이 악성 백혈병에 걸려 일찍 사망하는 경우가 늘어나자 많은 과학자들이 치료 약물을 찾기 위해 노력하였다. 무수한 임상시험을 거쳐 백혈병 치료제가 개발되었고 이는 고형암에도 적용되었다. 제2차 세계대전의 독가스 비극으로부터 악성 백혈병 치료의 가능성을 얻게 된 질소머스터드와 여공들의 악성빈혈을 통해 알게된 엽산 유도체가 소아 백혈병 치료제로 쓰일 수 있게 되면서 암도 화합물로 치료할 수 있다는 기대가 생기게 된다. 그러나 화학요법제의 부작용은 환자에게 커다란 상해를 주었으며 한계도 뚜렷하였다.

암 생물학이 발전하면서 암 유전자에 대한 이해가 높아졌고, 암세포 성장을 선택적으로 차단할 수 있는 화합물 개발도 계속되었다. 유방암의 경우 특정 유전자의 과발현을 억제할 수 있는 항체 신약 개발이 이루어졌다. 최근에는 자체 면역시스템을 강화하여 암세포의 내성을 극복할 수 있는 쪽으로 발전해 나가고 있다.

모든 의약품이 질병을 치료하는 데만 쓰이지는 않는다. 나이가 들면서 반드시 나타나는 노화를 극복하는 데도 의약품이 많은 역할을 한다. 외모를 중시하는 사회에 발맞춰 주름 및 탈모 치료 약물도 개발되어 삶의 질 개선을 돕고 있다.

의약품 탄생의 많은 경우가 과학자들의 예리한 관찰력은 물론, 우연한 발견에서 비롯되었다는 점도 흥미로운 사실이다. 이 책에서 제시하는 60여 종의 의약품은 최초의 질병 치료 약물로 과학자들의 집념과 제약사의 과감한 투자, 정부 기관의 지원이 함께 어우러져 이루어 낸 성과물이다. 이 과정에서 수많은 실패도 있었고, 생각하지 못한 부작용도 발생했다. 선한 목적으로 찾은 의약품일지라도 언제나 긍정적인 결과를 이끌어내지는 않았다. 잘 쓰면 약이고 잘못 쓰면 독이라는 이야기는 틀린 말이 아니다.

인류의 출현과 의약품 사냥

20만 년 전, 아프리카에 살던 인류는 총 다섯 번에 걸쳐서 대이동을 감행하였다. 첫 번째 대이동은 12만 5000년 전 아프리카 대륙 내에서 일어났다. 인류는 10만 년 전에 처음으로 아라비아반도에 정착하였고, 8만~9만 년 전에는 남유럽과 남중국에 진출하였다. 인류가 유럽에 최초로 정착한 시점인 네 번째 대이동은 약 6만 년 전에 있었다. 이때 인류는 최초로 오세아니아 대륙에 발을 디뎠다. 마지막 처녀지였던 아메리카 대륙에는 약 1만 4000년 전에 진출하였다. 특히 세 번째 이동 당시 호모 사피엔스 일부는 유럽에서 아프리카로 되돌아왔다는 기록이 있다. 하와이대학의 액슬 티머먼 교수팀은 이러한 이동이 급격한 기후 변화 때문일 것이라고 2016년 학술지 《네이처》에 발표하였다.

인류는 유목 생활을 통하여 수렵과 채집을 생존 방식으로 삼았던 구석기 시대를 지나 B.C. 8000년경, 신석기 시대에 접어들면서 점차 강이 있는 곳에서 농경 생활을 하기 시작하였다. 그들은 정착 생활을 하면서 이동하는 무리를 만났을 것이고, 그 가운데서 많은 질병이 퍼졌을 것이다. 이러한 사실은 신석기 시대의 동굴 벽화와 진흙 도자기를 통하여 알 수 있다. 당시 사람들은 질병이 악령에서 유래되었고 주술사 또는 무당만이 이를 퇴치할 수 있다고 믿었다. 그들은 병자의 머리에 구멍을 내어 몸에 들어온 악령을 내쫓고자 하였다. 그렇게 구멍이 난 해골들은 남아메리카, 북부 아프리카, 아시아, 유럽, 뉴질랜드, 남태평양 섬에서 공통적으로 발견되었다. 신석기 시대에도 인간은 질병과 맞서 싸우고자 했던 것이다.

1991년 알프스를 여행하던 등산객이 봉우리 사이 틈 아래로 냉동 미라를 발견한 사건이 있었다. 법의학적 분석을 통하여 미라에서 매우 흥미로운 사실들이 밝혀졌다. 이 남자가 이곳에서 실족한 시기는 기원전 3200년경이며, 어깨 쪽 혈관을 화살로 관통당한 듯이 보였다. 외츠탈러 알프스에서 발견되었으므로 이 미라는 얼음인간 '외치(Ötzi)'라고 불리게 된다.

5000년간 빙하 속에 보존된 이 얼음인간은 많은 정보를 말해 준다. 외치의 당시 나이는 46세, 키는 160 cm, 갈색 눈, 혈액형은 O형, 유당분해효소결핍증의 증상을 가지고 있었다. 소장에는 아이벡스(길게 굽은 뿔을 가진 산악 지방 염소) 고기가 있었고 밀과 보리를 섭취하였다. 위궤양을 일으키는 미생물이 살았고, 편충류가 있었다. 동맥이 경화되었고, 세 종류의 담석, 진드기에 물려서 생기는 라임병, 심장병에 걸리기 쉬운 상태의 생리적 상황이었다. 머리에는 미량의 구리와 비소가 확인되었다. 남은 손톱을 분석한 결과 죽기 전에 3번 앓은 흔적도 있었다. 그는 어떻게 질병을 치료한 것일까? 그의 몸에는 침을 맞은 자국이 61개나 있었다. 과학자들은 그가 관절염이나 담석증, 편충과 같은 질병을 침술을 통해 낫고자 하였다고 생각한다. 벨트 주위에 자작나무 가지에 기생하는 2개의 버섯이 매달려 있었던 걸로 보아, 외치는 약초도 사용하였던 걸로 보인다. 요즘도 이러한 버섯류는 면역증진제로 사용되곤 한다. 아마도 상처를 아물게 하거나 출혈을 멈추게 하는 용도로 썼을 것이다. 인류 조상의 치아에서도 캐모마일이나 톱풀이 발견된 사실로 미루어 보아, 인류에게 약초는 그만큼 중요한 치료제라는 점을 알 수 있다.

알프스 주위에 외치가 살던 시기를 중심으로 인류는 B.C. 9500년경에 메소포타미아 수메르 지역으로, B.C. 7000년경에 인도로, B.C. 6000년경에 이집트로, BC 5000년경에 중국으로, B.C. 2700년경에 중앙아메리카로 이동하였다.

요르단강 서안에 위치한 예리코는 B.C. 9000년경부터 있었던 것으로 추정되는 세계에서 가장 오래된 도시 가운데 하나이다. 행정 구역상으로는 팔레스타인 요르단강 서안 지구에 속하며 예리코주의 주도(主都)이기도 하다. 현재는 이스라엘의 통치를 받고 있다.

B.C. 9000년경으로 측정된 먼 옛날에 중석기의 수렵민들이 이곳을 찾아왔으며, 그들의 후손이 오랜 기간에 걸쳐 정착한 흔적들이 발견되었다. B.C. 8000년경에는 주민들이 마을 주위에 거대한 돌로 벽을 두르거나, 적어도 어느

한 곳을 견고히 하려고 거대한 돌탑을 세울 수 있을 정도의 조직된 공동체로 발전한 상태였다. 성벽으로 둘러싸여 있던 마을은 도시라는 용어에 걸맞게 규모가 컸으며, 주민은 약 2,000~3,000명에 이르렀었다. 이 기간, 즉 1,000년 동안에 이들의 생활방식은 수렵 생활에서 완전한 정착 생활로 변모하였다. 또한 재배종의 밀과 보리의 낱알들이 발견되면서 예리코는 농업이 발달한 도시였다고 짐작할 수 있다.

아마도 여기에 살던 사람들이 수메르 지역으로 이동하였을 것이다. 세계 4대 문명 중의 하나인 메소포타미아 지역 수메르에서 단편적으로 전해진 내용이 아카드어로 정리된 설형문자 점토판에서 발견되면서 당시의 생활상을 알 수 있게 되었다. 당시 사람들은 병자에게서 악령을 쫓아내기 위해 외과 의사의 치료를 받았으며 약초도 사용하였다. 250개의 채소, 120개의 광물질, 질산 포타슘(초석), 염화 소듐(소독제), 경구용 약제, 구토제, 관장약, 좌약. 장 질환, 신경계 질환, 감염, 성병, 임신 여부 진단 등도 점토에 기록되어 있다.

1862년 미국의 고고학자 에드윈 스미스는 이집트 루소르에서 이집트 신성문자로 쓰인 4.5미터 길이의 두루마리를 사들였다. 1920년대 두루마리를 해독한 결과, 48종류의 질환을 치료하는 의학적·외과적 처치 방법에 관한 내용이 담겨져 있음을 알 수 있었다. 고고학자들은 이 두루마리, 즉 〈에드윈 스미스 파피루스〉를 B.C. 2500~3000년 전으로 거슬러 올라간 시점에서 당시부터 시행해오던 질병에 대한 지식과 처치 방법을 B.C. 1600년경에 기록한 두루마리로 판단하고 있다. 사실 이것은 이집트 고관의 무덤에 도굴한 것이므로 이 무덤의 주인을 이집트의 파라오에게 조언할 수 있는 고위직 귀족인 임호텝

(Imhotep)으로 추정하고 있다.

〈에드윈 스미스 파피루스〉는 천두술과 같은 악령을 없앤다는 마술적인 부분은 배제된, 인류 최초의 외과적 처치를 기술한 의학적 문헌이다. 놀랍게도 그리스의 의학자 히포크라테스보다 앞선 내용이 있으며, 일부는 현재에도 활용되고 있다. 스미스는 미국을 떠나 이집트에서 살면서 건강이 나빠지고 수중의 돈도 떨어지게 되면서 또 다른 파피루스를 독일의 이집트학 교수인 게오르그 에버스에게 팔게 된다.

〈에버스 파피루스〉에는 질병을 치료하는 전통적 지식이 포함되어 있다. 특히 악어에 물렸을 때 통증 치료에 대한 언급도 있으며, 그 외 기침, 피부병, 복부 통증, 약초 치료법, 신에 대한 주문 등이 기록되어 있다. 기록되어 있는 약초 중에서 현재도 사용하는 것은 알로에, 회향, 감초, 마늘이며 그중에서도 양귀비는 주목할만하다. 현재 〈에드윈 스미스 파피루스〉는 뉴욕 의학학술원에 있으며 〈에버스 파피루스〉는 네덜란드의 레이던대학이 소장하고 있다.

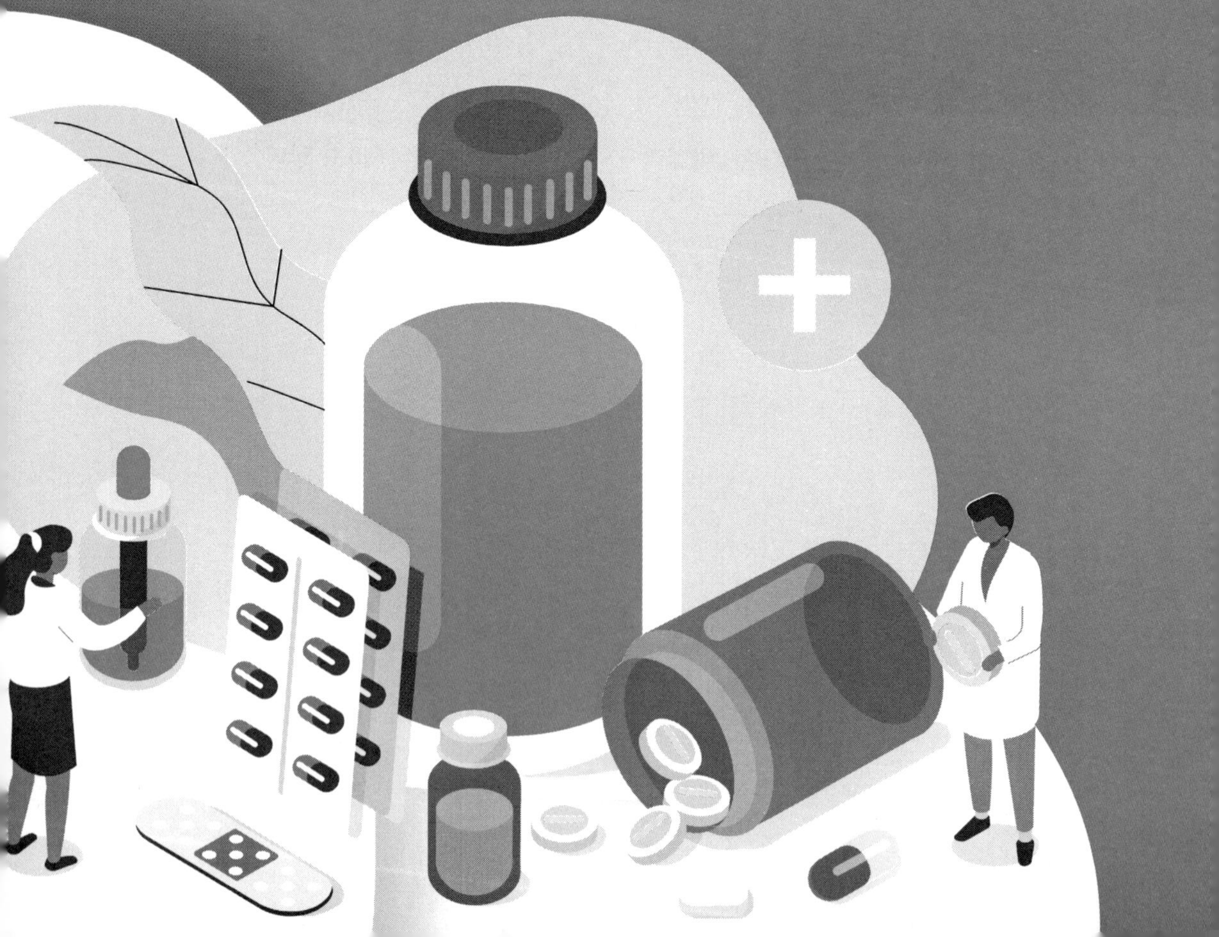

2장

자연으로부터 의약품을 찾다

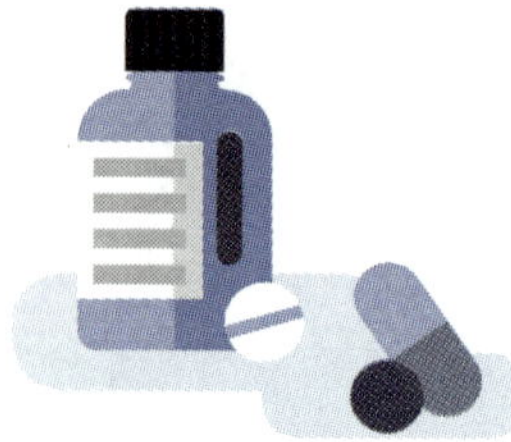

인류 최초의 의약품, 아편

약 10만 년 전에 아프리카에서 이동한 현생 인류는 질병으로 인한 정신적, 육체적 고통을 어떻게 극복하였을까? 아마도 동물이 하는 행동을 유심히 관찰하거나 식물을 먹던 중 소화할 수 있는 식물을 찾고 그중에서 약으로 사용할 수 있는 식물을 발견해내어 고통을 견뎠을 것이다.

타임머신을 타고 B.C. 5,000년 전으로 가 보자. 선사 시대의 인류는 물이 흐르고 경작이 가능한 곳을 차지하느라 부족 간에 싸움이 잦았다. 당시에는 변변한 치료 방법이 없었기 때문에 부상으로 얻은 통증을 억제하는 수단이 절실하였다. 메소포타미아 지역에 정착한 인류는 시행착오를 거듭하며 통증을 줄이거나 병을 낫게 할 수 있는 식물을 찾아 다녔다. 마침내 그들이 통증을 없애며 환각 증상을 보여 주는 아편을 찾았을 때, 아편은 신이 인간에게 내려준 선물처럼 생각되었을 것이다.

아편은 앵속의 덜 익은 꼬투리에서 유액을 말려 채취하는 마약의 일종으로 특이한 냄새가 나며 강한 쓴맛이 난다. 우리나라에서는 이 꽃을 양귀비라고 부르는데, 이 이름은 고대 중국의 4대 미녀 중 1명인 양귀비에서 유래하였다. 당나라가 망한 원인으로 양귀비의 미모가 거론되는 것으로 보아, 사람을 홀리는 아편의 원식물을 양귀비라고 지칭하는 것은 매우 적절한 표현이라고 생각된다.

B.C. 3400년경 메소포타미아에서 양귀비를 재배하였다고 추측되며, B.C. 3000년경 작성된 것으로 보이는 이란에서 발견한 석판에는 수메르인의 유액 채취가 기술되어 있다. B.C. 2000년경에는 유럽과 중동, 중앙아프리카에 양귀비 재배가 전해졌으며, B.C. 1500년경에 이집트에서 아편을 생산하였다는 파피루스 문헌이 발견되었다. 문헌에 따르면 당시 이집트에서 아편을 진통 목적의 약제로 사용하였다고 한다. 9세기경 이슬람 무역상들에 의하여 중국에 소개되었으며, 800여 년간 이질로 의한 설사 치료에 사용되었다. 양귀비는 역사적으로 동남아, 이란, 터키 등지에서 재배되었고 최근에는 90 % 이상이 아프카니스탄에서 재배되고 있다.

기원전 300년 무렵 그리스의 철학자 테오프라스토스의 저서에 아편에 대한

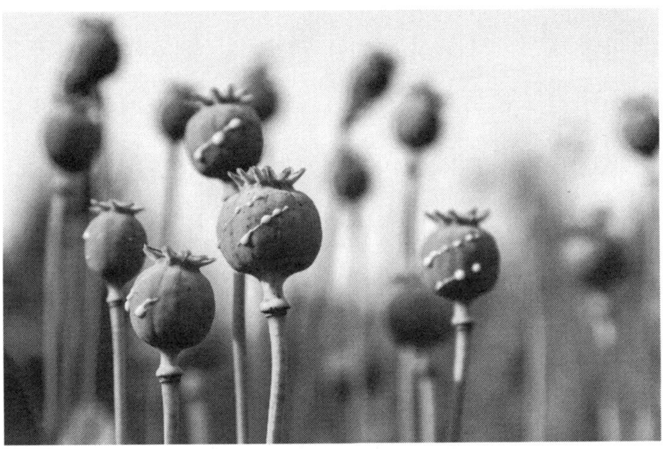

아편 유액이 든 양귀비(출처: 셔터스톡/KPad)

내용이 나오며, 로마 네로 황제의 주치의였던 디오스코리데스는 아편의 채취법과 약효를 그의 저서 『약물학(Materia Medica)』에서 설명하고 있다. 이 시기에 이미 아편이 진통제와 수면제로 이용되고 있었으며, 남용하면 무기력해지며 심지어 사망에 이를 수 있다고 언급되어 있는 것으로 보아 이미 상당히 오래 전에 아편의 중독성을 알고 있었던 것으로 볼 수 있다.

고대 유럽에서 아편의 사용은 서로마 제국의 멸망으로 일시적으로 중단되었다. 그러나 이후에 아랍의 무역상과 상인들이 아편을 다루기 간편한 형태로 제조하여 인도, 중국, 북아프리카로 퍼트리게 된다.

이슬람 의사인 아비센나는 1000년경에 아편을 과잉으로 사용하였을 경우에 해로운 점뿐만 아니라 유익한 점들도 기술하였는데, 특히 의사를 위한 사용법에 대해서 자세히 기술한 부분은 현대의 사용법과도 매우 유사한 점이 있다.

중세 시대에 스위스 출생의 연금술사이면서 치료사이기도 한 파라켈수스는 유럽 곳곳을 누비면서 치료법을 수집하고 여러 권의 책을 발간하였다. 또한 다른 재료들과 아편을 섞어서 액상 제제를 만들기도 했다. 후에 영국의 약초전문가인 토마스 시덴함은 아편을 알코올에 녹여 매우 중독성이 강한 액상제제를 만들어 표준화하고자 하였다. 각 유리병에 아편의 함량을 일정하게 만들어 담아 많은 돈을 벌고자 한 것이다. 그는 콜레라, 말라리아, 결핵 등 많은 질병을 치료하는 데 아편을 사용하였으나 아편의 효율을 완전히 끌어내지는 못한 걸로 보인다.

스티브 존슨의 저서 『바이러스 도시』(김명남 옮김, 김영사, 2008)에서는 1850년대 영국 런던에 콜레라가 급속도로 퍼지면서 곳곳에서 콜레라약의 처방이 신문에 실렸으며, 일부 처방에서는 에테르와 아편제를 광고하기도 하였다고 기술되어 있다. 의학적으로 아편을 남용하면서 발생하는 부작용이 변비인 점을 보면 아주 허무맹랑한 이야기는 아니라고 생각한다.

최근 홍콩의 시위와 관련하여 영국과 중국의 아편전쟁을 언급하지 않을 수 없다. 1840년에 일어난 제1차 아편전쟁은 중국의 아편 단속을 원인으로 하여 영국이 일으킨 전쟁이다. 전쟁 발발 당시 영국에 대한 중국의 최대 수출품은 차(茶)였고, 영국의 주요 수출품은 모직물과 인도산 면화였다. 양국의 무역수지는 중국의 수출초과 상태가 계속되었기 때문에 영국에서는 차 수입을 결제할 은(銀)이 부족하였다. 이에 따라 영국은 중국에 아편을 수출해 무역적자를 해소하려고 하였다. 육체노동에 종사하는 중국의 하층민들 사이에서 아편은 선풍적인 인기를 끌었고, 이에 중국 국민들은 아편중독으로 심한 고통을 겪게 되었다. 청나라는 강력한 아편 단속 정책을 펼치고 마약상들을 홍콩으로 쫓아냈다. 영국은 청나라의 아편 단속을 핑계로 제1차 아편전쟁을 일으켰다. 이 전쟁은 1842년 영국의 승리로 끝났고, 불평등 조약인 난징조약이 체결되었다. 난징조약에 따라 영국은 중국으로부터 홍콩섬을 할양받고, 광저우, 샤먼, 푸저우, 닝보, 상하이 등 다섯 개 항구를 강제적으로 개항시키게 된다.

역사적인 진통 성분, 모르핀

모르핀은 인류 역사에서 최초의 약물이다. 모르핀은 식물에서 분리된 알칼로이드인데, 알칼로이드란 천연 질소 함유 유기체의 염기 물질이다. 모르핀은 쓴맛이 나는 흰색 결정체로써 양귀비에 들어 있다. 식물에서 유래되어 사용 중인 의약품의 여러 종류가 알칼로이드 구조를 띠고 있는데, 질소 분자는 생체 내에서 pH에 따라 용해도와 세포막을 투과하는 정도가 상이하기에 의약품으로 개발되었다.

모르핀의 역사는 과학 분야에서 가장 매혹적인 이야기 중 하나이다. 아편의 비밀을 풀고자 한 초기의 시도는 유기화학 발전의 기초가 되었다. 논란의 여지가 있으나 이러한 시도가 의약화학이란 분야의 시초라는 점은 부정하기 힘들다.

모르핀은 1804년 12월 독일의 약제사 프리드리히 제르튀르너에 의하여 양귀비에서 추출된 최초의 활성 알칼로이드이다. 제르튀르너는 이 물질이 잠을 오게 하는 효과가 있다는 점에 주목하여 물질의 이름을 그리스 신화 속의 꿈의 신, 모르페우스의 이름에서 가져와 모르핀이라고 명명하였다. 제르튀르너는 모르핀 복용량이 적어서 중독성도 낮을 거라고 예상하였으나, 모르핀은 아편보다 6배나 더 강력하였다. 그는 약물에 중독되었고, 후에 모르핀을 사용할 때는 극히 주의가 필요하다고 경고하였다. 모르핀은 1827년에 독일의 제약사 머크에 의하여 최초로 상용화가 이루어졌고, 1853년에서 1855년에 피하주사기가 발명된 이후에 널리 사용되었다. 1925년 옥스퍼드대학 화학과 교수인 로버트 로빈슨은 물질 반응의 연구를 기초로 알칼로이드의 구조를 제시하였다.

한편, 양귀비의 꼬투리는 진통 효과와 도취감을 일으킨다고 수천 년 전부터 알려져 왔다. 그 예로 양귀비는 기원 4000년 초반에 소아시아 지역의 수메르 문명에서 마취제로 사용되었고, 로마 시대에도 널리 사용되었다. 16세기 스위스의 의사이자 연금술사였던 파라켈수스는 아편 팅크 제제(알코올 용액)의 사용을 대중화시키기도 하였다.

양귀비에는 모르핀과 코데인, 테바인을 포함한 80가지가 넘는 알칼로이드가 존재하며, 합법으로 생산된 아편에서 추출된 모르핀의 약 95 %는 화학적인 방법을 통하여 코데인으로 전환된다. 디아세틸모르핀, 즉 헤로인은 1874년 독일의 제약사 바이엘의 과학자 펠릭스 호프만이 합성하였으며 1898년 시장에 출시되었다. 헤로인은 모르핀에 비해 진통 작용이 10배나 강하여 주목을 받았으나 중독성과 부작용이 강하여 퇴출당하였다. 당시 연구팀은 모르핀뿐만 아니라 해열 진통 효과를 보인 살리실산의 아세틸화도 함께 놓고 어떤 것을 택할지 고민하였고, 결국 헤로인을 선택하였다.

모르핀은 상업적으로 유리 염기 상태의 일수화물, 염산염, 황산염, 타르타르산염, 그리고 다른 염 상태로 이용할 수 있다. 구강이나 주사제를 통하여 흡수되는 이 약물은 다른 진통제와는 달리 의식이 있는 상태를 유지하면서 지속적이고 심한 통증을 줄여주기 때문에 말기 암 환자에게 사용된다. 그러나 부정적인 면도 많다. 심각한 변비, 호흡부전, 졸음, 구토, 식욕부진, 환각, 흐릿함, 입속 마름을 일으키며 이 이외에도 다른 부작용들을 가지고 있다. 모르핀은 중독성이 매우 강하며 내성이 생기기 때문에 같은 효과를 유지하기 위해서는 계속 사용량을 늘려야 한다. 뇌, 척수, 창자의 오피오이드(마약성 진통제) 수용체에 결합하여 수용체를 활성화하는 중추신경 억제제인 모르핀은 고통을 경감시켜 주는 내인성 물질인 엔도르핀과 같은 수용체에 경쟁적으로 작용한다.

1952년 뉴욕 로체스터대학의 게이츠 주니어가 처음 합성한 이후 수많은 모르핀 합성이 있었지만, 앞으로도 양귀비에서 생합성으로 유래된 모르핀과 비교하여 상업적으로 경쟁이 될 만한 실용적 합성 방법이 개발될 가능성은 매우 낮다.

1916년 독일 프랑크푸르트대학의 프로인드와 페이에르는 제약사 바이엘이 헤로인의 대량 생산을 중단한 지 몇 년 뒤에 테바인으로부터 옥시코돈을 처음 합성하였다. 테바인 유래 약물은 모르핀 및 헤로인의 진통 효과를 덜 의존적으로 유지할 것으로 기대되었지만, 궁극적으로는 기대에 미치지 못하였다.

독일의 제약사 머크(185쪽 주 참조)는 스코폴라민, 옥시코돈 및 에페드린을 함유한 복합 제품을 출시하였으며 이후 1942년 '스코페달 및 옥시코돈'이라는 이름으로 의약품을 발매하였다. 옥시코돈(상표명 옥시콘틴)은 유럽에서 '기적의 약'으로 알려졌으며, 세계대전 중에 독일 군인들과 포로들에게 매우 깊은 진통 및 심오한 행복감을 준다고 알려지면서 많이 사용되었다.

그러나 옥시코돈은 북아메리카로 건너가면서 오·남용으로 인한 심각한 사회 문제를 일으켰다. 그러자 미국식품의약국(FDA)과 제약사들은 오·남용을 막는 약 제형 개발에 주목하였다. 오·남용과 첨단제조기술의 대결은 10여 년의 연구개발 끝에 첨단기술의 승리로 일단 막을 내렸다.

미국 제약사인 퍼듀가 개발한 오·남용 방지 기술의 핵심은 알약을 제멋대로 변형시키지 못하도록 억제하여 환각에 사용되는 일을 막는다는 것이었다. 옥시코돈은 2016년 기준 1,400만 건 이상 처방되며 미국에서 54번째로 많이 처방된 약물에 해당한다. 이로써 퍼듀는 옥시코돈이 블록버스터로 자리를 잡으면서 대형제약사로 발돋움하게 되었다. 문제는 옥시코돈 이외에 처방할 다른 오피오이드가 없다는 점이었다. 이 때문에 수만 명의 미국인이 오피오이드 약물에 의존하고 있다. 더불어 전문가들은 수술 후 오피오이드 진통제를 장기적으로 사용할 경우에 문제가 된다고 지적하며, 오피오이드의 지속적인 사용은 '수술 후 가장 흔한 합병증 중 하나'라고 결론을 내렸다. 미시간대학의 연구원은 수술 후 처음으로 오피오이드를 받은 사람의 6 %가 3~6개월 후에도 계속 복용하고 있어 수백만 명이 중독 대상자로 분류될 수 있다고 언급하였다. 흡연자 및 수술 전 우울증, 불안 또는 만성 통증을 앓는 사람들이 장기 사용에 대한 위험률이 가장 높은 것으로 밝혀졌다. 그리고 다른 연구에 따르면, 매번 보충하거나 추가로 1주일 동안 사용하면 오용 위험이 커진다고 한다. 결과적으로 지난 20년간 50만명 이상이 옥시코돈 중독으로 사망하면서 퍼듀에 대해 각 주에서 소송을 제기하였고 퍼듀는 소송 결과를 감당하지 못하고 파산 신청을 하기에 이른다. 결국 퍼듀 회장은 회사를 포기하고 손해 배상에 대해 30억 달러를 지급하겠다고 발표하였다.

대형 의약품 도매상과 가장 큰 제네릭 제약사도 커다란 손해 배상 소송에 휘말리는 사태를 보면 의약품이 얼마나 사회에 큰 영향을 미치는지 짐작할 수 있다. 극히 일부이나, 국내에서도 우유주사로 알려진 프로포폴과 옥시코돈이 불법적으로 유통되고 있다. 마약을 어떻게 관리하느냐에 대한 국가의 규정이 국민 건강에 얼마나 많은 영향을 주는지 짐작할 수 있다.

최초의 말라리아 치료제, 퀴닌

말라리아는 인류에게 가장 큰 고통을 안겨 준 질병의 하나이며, 오늘날에도 매년 2백만 명이 말라리아로 사망하고 있다. 히포크라테스는 기원전 5세기에 말라리아를 보고한 최초의 의사이며, 이 질병의 치료에 관한 가장 오래된 기록은 B.C. 2700년경 중국의 『신농본초경』에 있다. 말라리아의 역사가 이처럼 유구하다는 의미는 말라리아가 태곳적부터 인류에게 커다란 위협이었다는 점을 시사한다.

오늘날 매년 3억 명에서 5억 명 정도의 사람들이 말라리아에 새롭게 감염되고 있으며, 그중 90 % 이상이 사하라 사막 아래 아프리카에서 발생하고 있다. 이 병은 150만 명에서 270만 명 정도의 생명을 빼앗아 갔으며 대부분 피해자는 어린 아이들이다. 아프리카를 방문하는 경우 방문 지역에 따라 말라리아 치료약을 지참하여야 하며, 현재 말라리아 백신은 빌 게이츠 재단과 영국의 제약사 글락소스미스클라인(GSK)이 공동으로 개발 중에 있다.

우리나라는 OECD 국가 중 말라리아 발생률 1위로, 연간 400~500명의 말라리아 환자가 발생한다. 국내 감염뿐만 아니라 말라리아가 매우 위험한 질병으로 손꼽히는 아프리카, 동남아시아 지역에서 감염되어 유입된 환자 수도 적지 않아 각별히 주의해야 한다.

말라리아 또는 학질은 학질모기가 옮기는 전염병으로 사람이 플라즈모듐(*Plasmodium*)이라고 불리는 극소 기생충에 감염된 암컷 아노펠레스(*Anopheles*) 모기에 물렸을 때 모기 내의 기생충 때문에 발생한다. 사람의 인체 속에서 간이나 적혈구에 번식하며, 이러한 상태가 지속되면 열이 일어나게 된다. 또한 감염된 인간을 물은 모기 역시 감염되며 병을 퍼트리는 매개 역할을 하게 된다. 말라리아는 이탈리아어로 '나쁜'이란 뜻을 가진 'mal'과 공기를 뜻하는 'aria'가 결합한 용어로 19세기 말까지도 말라리아가 나쁜 공기를 통해 전파된다고 믿어서 붙여진 이름이다.

기원전 323년 6월 10일 알렉산드로스 3세 대왕이 32세의 젊은 나이로 바빌론에서 사망하였는데, 최근 학자들은 그의 사망 원인을 말라리아 때문이라고 보고 있다. 1515년 독일에서 태어난 발레리우스 코르두스는 신약 탐험가로 약초를 채집하고 고대 그리스의 약제사인 디오스코리데스가 쓴 『약물학(Materia Medica)』을 강의하면서 검증된 약재로 새로운 약전을 쓰기 시작한 인물이다. 그러나 코르두스 역시 말라리아에 걸려 젊은 나이인 29세에 죽게 된다. 말라리아 희생자는 로마 황제, 유럽의 왕, 교황들을 포함해 일일이 열거할 수 없을 정도로 많다. 테레사 수녀, 『신곡』을 쓴 단테, 성 어거스틴도 말라리아의 희생자들이다.

콜럼버스가 신대륙을 발견한 이후 유럽 국가들은 남아메리카로 군인과 예수회 수도사들을 파견하였다. 이때 스페인에서 온 정복자들은 볼리비아와 페루의 서부 지역 정글에서 원주민들이 열이 올랐을 때 키나 껍질을 끓여서 차로 마시는 것을 보고 유럽으로 가져가게 된다. 남아메리카 원주민들은 말라리아에 걸려 열이 났을 때, 열이 나는 이유는 알지는 못하였으나 키나 껍질을 처방하면서 병을 완화하는 방법을 알고 있었던 셈이다. 키나는 베네수엘라부터 볼리비아까지 걸친 안데스산맥 동쪽 경사에서 자라고 있었다. 예수회 수도사는 키나 껍질이 말라리아 치료제라는 것을 페루에서 알게 되었고, 1640년 전후에 치료제로 이용하려고 유럽으로 가져왔다. 이로써 1681년에 키나 껍질은 말라리아 치료제로서 널리 사용되게 된다. 키나 껍질의 수요가 증가하면서 이를 상업적으로 독점하고 있던 스페인은 공장을 가동하는 데 박차를 가하였고, 과도한 수확으로 인하여 키나 숲들은 점차 사라지게 되었다.

키나에 얽힌 유명한 일화가 있다. 페루 총독의 부인인 친촌 백작이 1638년에 말라리아에 걸려 수많은 치료 방법을 시도하였지만 끝내 회복하지 못하였다. 이때 로하(에콰도르 남부의 도시) 총독은 그녀에게 키나 껍질 상자를 보냈고 백작부인은 이를 먹고 빠르게 회복하였다. 그녀는 스페인으로 돌아와서 가난한 사람들에게 키나 껍질을 나누어 주었고, 사람들에게 키나 껍질 가루가 '백작부인 가루'로 알려지게 되었다고 한다. 이 내용은 많은 의학서적에 실려 있지만, 의학역사가 알렉 하기스는 1940년대 문헌을 검토하면서 이 이야기는 사실이 아니라는 것을 확인하였다. 백작부인은 남편이 페루 총독으로 임명되기 3년 전에 사망하였고, 둘째 부인은 스페인으로 돌아오지 않고 콜롬비아에서 건강한 생활을 유지하였다고 한다.

1700년대 중반 유럽의 화학자들은 키나 껍질 가루의 어떤 화학물질에 치료 성분이 있을 거라고 확신하였다. 그러나 1820년 이전까지 그 물질이 무엇인지 밝혀내지는 못하였다. 이후 프랑스의 피에르 펠레티에와 조셉 카벤투는 키나 껍질로부터 퀴닌이라는 알칼로이드 물질을 분리하는 데 성공하였다. 그 이후 의학적 시험을 거쳐 퀴닌이 말라리아 치료제라고 알려지면서, 키나 껍질 가루를 사용하는 대신 순수하게 퀴닌만 추출해서 말라리아 치료제로 이용할 수 있게 되었다.

1800년대에 프랑스, 영국, 네덜란드는 말라리아가 만연한 지역을 식민지로 갖고 있었고 그에 따라 퀴닌의 수요도 증가하게 된다. 남아메리카 이외의 동남아 쪽에서도 키나를 경작하려고 큰 노력을 기울였으나 퀴닌의 함량이 낮아서 경제성이 없었다. 최종적으로 퀴닌의 함량이 높은 키나를 경작하는 데 성공한 나라는 네덜란드이다. 네덜란드는 타 품종에 함양된 퀴닌이 3~5 %에 그쳤던 것에 반해 퀴닌의 함량이 13 %나 되는 키나 씨를 구하여 재배에 성공하였다. 그리고 퀴닌을 국제적으로 90 % 이상 독점하게 된다. 그러나 1942년 제2차 세계대전에서 일본군이 자바섬을 점령하면서 모든 키나 경작지를 파괴해 버리고, 독일군은 네덜란드를 점령 후 연합군이 보유하고 있던 퀴닌을 모두 빼앗아버린다. 이러한 사태에 대하여 연합군 측은 항말라리아 치료제의 합성을 통하여 퀴닌을 대체하고자 하였다.

1850년대 프랑스 약학회에서는 화학자들에게 퀴닌의 합성방법을 찾아보라고 요청하였다. 유기화학적 합성법은 당시 아직 걸음마 단계인 데다가 화학적 구조의 개념이 없었기 때문에 정확한 퀴닌의 분자식은 1854년에 이루어졌다. 약 50년 후에 화학자들은 퀴닌을 만드는 것보다 퀴닌의 분자 구조를 명확하게 설명하는 일에 집중하였다. 비록 몇몇 입체화학적 문제는 1940년경에나 밝혀졌으나, 1908년 이후에 화학자들은 퀴닌의 원자들이 어떻게 서로 연결되어 있는지 이해하기 시작하였다.

제2차 세계대전으로 퀴닌이 고갈된 상태에서 1944년 하버드대학의 로버트 우드워드와 윌리엄 도링은 퀴닌의 핵심중간체인 *d*-퀴노톡신을 합성하는 데 성공하였다. 독일 화학자 푸알 라베가 개발한 방법을 이용하면 그 화합물을 퀴닌으로 바꿀 수 있을 거라고 믿었다. 그러나 우드워드와 도링은 *d*-퀴노톡신을 퀴닌으로 바꿀 수 있다는 사실을 전혀 기록하지 않았다. 라베의 실험과정도 매우 빈약한 실험문서로만 남아 있어 우드워드와 도링의 공식적인 퀴닌의 첫 합성은 단지 주장으로만 남아 있다. 만약 하버드 팀에서 퀴닌을 만들었을지라도 그 합성물질의 수율이 낮은 점이 문제였으며, 입체화학적으로도 제어되지 않았고 상업적으로 만들기에도 부족한 양이었다. 그럼에도 불구하고 이 합성물질은 과학적 이정표로 간주되고 있다.

새로운 약들이 나오기 전인 1940년대까지 퀴닌은 말라리아 치료제로서 사용되었으나 내성으로 인하여 현재는 거의 사용되지 않는다. 다음 수십 년 동안 클로로퀸[1], 프리마퀸, 프로구아닐 등의 합성의약품과 개똥쑥에서 새로 찾은 아르테미시닌까지 많은 말라리아 치료제가 세상에 나오게 된다. 퀴닌은 현대의학에 크게 기여하였고, 복잡한 화합물의 구조 규명과 대량 생산을 위한 화학합성 기술에도 많은 영향을 끼쳤다. 오늘날은 인도네시아와 인도가 키나의 주산지이며 고함량의 퀴닌을 가지고 있는 품종은 탄자니아, 케냐, 과테말라, 볼리비아에서 자라고 있다.

흥미로운 역사적 사실로 말라리아 원충을 질병 치료에 사용한 적이 있다. 20

1) 클로로퀴닌과 하이드록시 클로로퀴닌은 1940년대 말라리아 치료제로 개발되었으나 내성으로 인하여 1980년 이후 거의 사용되지 않는다. 최근 코로나바이러스 일부 환자에게 투여하였을 때 효과가 있다고 알려졌기도 하였으나, WHO를 포함하여 각국의 의약품 규제기관에서 사용하지 말 것을 권고하였다.

세기 초 뇌와 신경계를 공격하여 수면병을 일으키는 병원균은 매독 말기 환자들에게 죽음과 같은 것이었다. 오스트리아의 심리학자인 율리우스 야우레그는 고열이 이 질환을 치료하는 데 도움을 줄 수 있다는 가설을 세웠다. 이윽고 말라리아에 걸린 군인의 피를 뽑아 9명의 신경성 매독 환자에게 투여하였고, 그 결과 6명이 회복되었다. 그 후 수많은 매독 환자들이 의도적으로 말라리아균에 감염되어 반 정도가 정상적인 생활을 할 수 있게 되었다. 치료 원인을 확실히 이해할 수는 없지만, 고열이 환자의 면역계를 활성화하여 균을 죽게 한 것으로 보인다. 1927년 야우레그는 이러한 발열 요법에 의한 말라리아 치료로 노벨 생리의학상을 받았다. 이러한 시도는 모두 페니실린 발견되기 이전의 일이다.

투유유와 아르테미시닌

제2차 세계대전 시기에 연합군 쪽에서는 클로로퀸이라는 말라리아 치료제를 예방과 치료 목적으로 개발하였다. 그러나 1950년대에 들어와서 균에 대한 내성이 생겨 소용이 없어지면서 새로운 말라리아 치료제의 필요성이 절실해졌다.

중국에는 소수민족이 많아 지역에 따라서 말라리아의 발병 빈도에 차이가 있다. 중국 정부는 말라리아를 퇴치하기 위해 1950년대부터 계획을 세워 가능한 발병 빈도가 낮도록 유도하고 방역소를 설치하였으며, 퇴치를 위한 연구와 핵심인력 양성에 주력하였다. 그 결과 1950년대에는 어느 정도 성과를 보았지만 1960년도, 1970년도에는 여러 이유로 인하여 말라리아가 대규모로 발병하여 중국 당국을 긴장시켰다. 이때 이웃 국가 베트남에서는 미국과의 전쟁이 한창이었고 미군과 베트남군 양쪽에서는 전쟁으로 인한 인적 손실보다 말라리아 감염으로 4~5배 많은 사람이 죽거나 고생하고 있었다. 당시 베트남 총서기 호찌민은 중국 마오쩌둥 주석에게 말라리아 치료제의 개발을 도와달라고 요청하였다. 두 국가의 정상 역시 말라리아 감염력이 있었기 때문에 그 폐해를 너무도 잘 알고 있었다. 이 이야기는 『투유유, 인류에게 길을 열다』(중국중의과학원중약연구소, 중국부녀신문사, 김승일 번역, 경지출판사, 2018)에 상세히 기술되어 있다.

1969년 38세의 투유유는 말라리아 퇴치를 위한 '523프로젝트'의 일부인 '항말라리아 약물개발 비밀 프로젝트'에 팀장으로 발령받아 역사적인 약물 연구를 주도하게 되었다. 투유유는 북경대학의 약학과에서 중점과목으로 생약학을 전공하고 중의연구원(현재 중국중의과학원)에 배치되어 연구 업무에 14년째 종사하고 있었다. 당시 중국은 문화혁명으로 많은 사람이 지방으로 추방되었기 때문에 적절한 인재가 부족하였다. 그녀는 이미 약학을 전공하였고 연구원에서 중의학과 서양의학에 대한 탄탄한 기본 지식을 쌓았기 때문에 항말라리아 약물개발 책임자에 적임이었다. 이에 비하여 투유유의 주위 환경은 그녀를 매우 어렵게 만들었다. 남편은 농촌으로 유배되어 빈농 교육을 받고 있었고 큰딸은 어린이집에 맡겨져야만 하였으며, 작은딸은 친정 부모에게 보내져야만 하였다. 국가의 임무를 완수하기 위해 그녀는 이를 악물어야만 하였다.

'523프로젝트'는 중국 60여 개의 연구실에서 500명 이상의 과학자가 참여한 은밀한 국가연구사업이었다. 단기적으로는 전쟁터에서 말라리아를 치료하는 것이 목표였으며, 장기적으로는 중의학으로부터 항말라리아 치료제를 찾기 위함이었다. 이 프로젝트는 마오쩌둥의 공중보건전략의 일환으로, 그는 현대 과학과 전통중의학의 접목을 통해 중의학의 우수성을 세계에 알리고 중의학을 한 단계 높이고자 하였다.

투유유의 연구팀은 2000종류 이상의 중약 처방을 검토하여 그중에서 640종류를 선별하였다. 약 200종류의 본초로부터 380개 이상의 추출물을 제조하고, 말라리아 균주에 대해 시험하는 과정에서 상산(한약재로 학질치료제로 사용)이 눈에 들어왔다. 다른 약재와 상산을 배합하여 비둘기와 고양이에 대해 시험을 하였으나, 비둘기에게만 한약재 상산이 일부 효험을 보였을 뿐 고양이에게는 거의 약효가 없었다.

일반적으로 실험동물은 면역학적으로 기능을 하지 못하는 생쥐나 흰쥐를 사용하는 데 비해, 비둘기와 고양이를 말라리아 균에 감염시켜 실험을 한 것만 보아도 얼마나 연구 환경이 취약하였는지 짐작할 수 있다. 그러나 그들은 중국 전통의학 문헌을 수차례 통독하면서 실마리를 찾고자 하였다. 여기서 눈에 띄었던 것이 개똥쑥이었다. 개똥쑥은 민간에서 해열을 위해 사용하였기 때문에 말라리아를 치료할 가능성이 있어 보였다. 개똥쑥 추출물은 감염된 생쥐에 대해 억제 효과를 보였으나 그 후 반복 실험에서 결과가 재현되지 않았다. 그들은 거듭 고민하면서 고의학 서적을 다시 탐독하였다. 그중에서 갈홍이 편찬한 『주후비급방(肘後備急方)』에 "개똥쑥 한 움큼을 물 두 되에 불렸다가 즙을 짜내어 한꺼번에 마신다."라는 문구를 읽으면서 투유유는 새로운 아이디어를 떠올리게 된다.

연구팀은 기존에 선별한 시료와 추출물의 조건을 달리하면서 반복하여 실험한 결과 개똥쑥 에테르 추출물의 효과가 특출하다는 사실을 밝혀냈다. 1971년 10월, 190번의 실패를 막 겪고 났을 때 191호 개똥쑥 에테르 중성 추출물 시료의 항말라리라 결과를 지켜보면서 실험실은 흥분에 휩싸였다. 말라리아 원충 억제율이 무려 100 %에 달한 것이다. 이 추출물이 바로 소량의 아르테미시닌을 일부 함유하고 있었던 것이다.

일련의 결과를 토대로 연구팀은 임상시험 준비를 시작하였다. 그러나 동물에 대한 독성시험에서 주의할 만한 독성 결과가 나와 사람에게 시료를 투여할 수 있는가에 대한 논쟁이 일었다. 투유유는 말라리아는 시기가 중요하므로, 개똥쑥 에테르 중성 추출물에 대하여 독성 유무를 가리기 위하여 스스로 인체 실험에 자원하게 된다. 이에 연구원들도 함께 인간 실험쥐가 되기를 자처하였다. 추출물에 독성이 없음을 확인하고 임상시험을 위한 시료를 만들려고 하였으나, 당시의 중국은 문화혁명이 한창이어서 이를 대량으로 만들 수 있는 시설을 찾기 힘들었다. 결국 그들은 연구원에서 자체적으로 시료를 제조하였다. 오늘날의 관점에서 보면 시설이 있었더라도 허가받기 어려운 실험이었다고 생각한다.

연구원들은 1972년 8월부터 10월까지 하이난 지방 환자들에게 직접 시료를 투여하기 시작하였다. 점진적으로 용량을 늘려가면서 환자의 경과를 관찰한 결과, 열병의 종류에 따라 열이 19시간에서 36시간 이내에 떨어지고 말라리아 원충 검사도 음성으로 나왔다. 그렇다면 열을 내리고 말라리라 원충을 막는 물질은 무엇일까? 연구팀은 추출물에서 얻은 결정체에 대해서 동물실험에 적용하여 동물 내에서 말라리아 음성 결과를 얻었다. 연구팀이 이 시료를 얻은

1972년 11월 8일을 아르테미신의 탄생일이라고 부르고 있다. 아르테미시닌의 입체적 구조는 1975년에 투유유가 소속되어 있던 중의연구원, 중약연구소, 중국과학원 상하이유기화학연구소, 중국과학원 생물물리연구소와의 공동 연구로 규명되었고, 1986년에 신약으로서 인정을 받았다. 그리고 그 연구성과는 1997년에 《과학통보》에 공개되었다.

그 후 임상효능이 10배나 높은 아르테미시닌의 유도체인 다이하이드로아르테미시닌이 만들어졌고, 1992년 신약증서를 획득하였다. 2000년 이후 사하라 이남의 아프리카 지역에서 2억 4천 명이 아르테미시닌 유도체를 투여받았고, 말라리아에 걸린 환자들의 사망률도 60 % 이하로 떨어졌다. 이것은 특히 클로로퀸의 내성으로 손을 쓸 수 없는 아프리카 지역의 환자들에게는 단비 같은 소식이었다. WHO도 이 점을 높게 인정하여 저개발국가의 감염자들에게 무상공급을 하면서 아르테미시닌 유도체는 수많은 생명을 살리는 데 큰 역할을 하고 있다.

투유유는 2011년에 의학계의 노벨상인 라스커상을 받았고 2015년에 마침내 노벨 생리의학상을 받았다. 투유유는 노벨상 수상 연설에서 "아르테미시닌 발견에 관한 연구를 처음 중약연구소에서 시작하였다. 그 후 말라리아 치료 목적으로 나아가기 위해 많은 단계를 거쳐야만 하였는데, 그 과정에 중국의 많은 연구기관과 연구인력이 참여하였기 때문에 연구를 할 수 있었다."라고 말하였다. 이러한 사례는 신약개발을 위해서 서로 다른 영역의 전문가가 힘을 합쳐야 한다는 점을 잘 보여 주고 있다. 더욱이 '523프로젝트'를 관장하는 국가위원회에서의 행정적 지원이 없었다면 신속한 진행이 어려웠을 것이다.

수종증 치료제, 디곡신

디곡신은 심부전[2)]의 치료제이며, 실험실에서 만들기보다는 약초에서 분리한 약으로 약 250년 동안 사용되었다. 1775년 영국의 윌리엄 위더링은 디기탈리스라는 식물이 사람의 체액이 비정상적으로 증가하는 수종(水腫)병 증세에 효능이 있다는 것을 발견하였다. 이 발견은 위더링이 식물학자이면서 의사였기에 가능하였다.

위더링은 영국 슈롭셔주에 사는 한 노부인이 지니고 있던 가정상비약 제조서로부터 디기탈리스에 대한 지식을 얻게 되었다. 위더링은 즉시 약 제조법에 언급된 20여 개가 넘는 식물 중 디기탈리스가 활성 성분임을 알아차렸다. 그는 디기탈리스 뿌리와 잎을 달인 즙을 얻어 그것이 심장 기능 부전으로 인한 수종에 효과가 있음을 증명하였다. 1777년 위더링은 영국 우스터시에 있는 외과 의사에게 직접 쓴 편지에서 디기탈리스의 이뇨효과에 대해 언급하였다. 흉부, 늑막, 심막 또는 기타 말단 조직에 물이 차는 증세에 위더링이 처방한 디기탈리스가 모두 효과가 있었다.

위더링은 논문에 디기탈리스가 성홍열이나 인후염에 걸린 사람들의 수종병을 치료하는 데 효과적이라고 기술하였다. 성홍열과 패혈성 인후염은 둘 다 연쇄상 구균에 의해 생기는 것이며 심장의 판막에 손상을 줄 수 있었다. 이러한 감염이 빈번했던 당시에는 심장 손상이 심장 기능 부전으로 이어지는 경우

2) 심장 펌프 기능의 이상으로 체내에 혈액을 적절히 공급하지 못하는 상태이다.

가 흔하였다. 이것은 세균 감염으로 인한 여러 질병 때문이었다. 연쇄상구균으로 인한 감염은 성홍열과 패혈성 인후염을 일으켰고, 이것이 심장의 판막에 손상을 준 셈이다. 위더링과 그 당시 사람들은 디기탈리스와 관련된 부작용으로 오심, 구토, 설사, 졸음, 서맥 등을 관찰했으나 과량 복용으로 인한 전형적인 증세라고 생각하였다. 이러한 부작용들로 인하여 디기탈리스가 다소 위험한 약이라는 생각을 지니게 되었지만, 외과 의사들은 이 약을 매우 긍정적으로 평가하였다.

디기탈리스 식물에서 활성 성분을 분리하고자 하는 시도는 1820년에 시작되었으나, 순수한 성분을 분리하는 작업은 어려운 일이었다. 결국 디기톡신의 분리는 1875년 독일의 오스발트 슈미데베르크가 이루어내게 된다. 1930년에는 제약사 버로스-웰컴의 시드니 스미스가 털이 많은 디기탈리스에서 배당체들을 분리하였고 그중 하나가 디곡신이었다. 버로스-웰컴의 후임 격인 글락소스미스클라인(GSK)은 디기톡신을 라녹신이라는 상표명으로 판매하였다.

디곡신은 수십 년간 울혈성 심부전과 심방 부정맥이 있는 환자들에게 처방되었다. 디곡신의 글리코시드 결합은 몸속에서 분해되어 디기톡신과 당을 생성한다. 디기톡신은 심장 박동 수를 느리게 하고 심장 수축력과 수축 속도를 증가시킨다. 이 화합물은 심장 세포 내의 칼슘의 양을 증가시켜 심장 박동을 강하게 한다.

그러나 시간이 지나면서 디곡신의 효과에 대한 의문이 생기기 시작하였다. 예일대학의 연구원들은 디곡신이 여성들에게 효과가 있는지에 대해 의문을 가졌다. 2002년에 진행된 한 연구에서 이 약은 성별과 관계없이 심부전이 악화된 사람들의 입원 수를 줄이기는 하였지만, 사망률을 감소시키지는 못한다는 결론을 얻었다. 성별 특이적인 분석에서는 디곡신이 어쩌면 심부전을 가진 여성의 사망률을 증가시킬 수도 있다는 의견을 제시하였다. 예일대학의 연구가 성별에 관한 차이점을 분석하기 위해 설계된 연구는 아니었기 때문에 여성들에 대한 이런 효과가 사실인지 혹은 통계적인 우연인지는 알 수 없었다.

디곡신의 치료 효과가 나타나는 농도 범위는 매우 좁다. 몇몇 전문가들은 디곡신 복용량이 일정 농도 범위만 넘지 않는다면 효과적인 치료법이 될 것이라고 말한다. 디곡신 복용량이 과량이 되면 여성이든 남성이든 경련 혹은 심장마비를 일으킬 수 있다. 현재는 위험 부담으로 인하여 디곡신 대신 베타 차단제나 칼슘 채널 차단제를 사용하고 있다.

치료용 디곡신의 현대 제조법은 위더링의 약초 치료법이 발전된 형태이다. 공장에서 화학적 공정에 따라 합성되는 많은 의약품과는 달리 디곡신은 여전히 디기탈리스 식물로부터 얻는다. 현재의 생산 시설은 잎을 불리고 수분을 함유한 알코올 용매를 이용하여 디기탈리스를 추출하는 형태이다. 이후로 이것을 정제, 주사제, 엘릭서제 또는 알약 등으로 만들어낸다. 약 1,000킬로그램의 마른 디기탈리스 잎에서 1킬로그램의 순수한 디곡신을 얻을 수 있다고 한다.

영원한 블록버스터, 아스피린

인류 역사상 가장 오래되고 흔한 의약품 중 여전히 활발하게 사용되는 의약품은 당연히 아스피린일 것이다. 4,000년 넘게 사람들은 버드나무 껍질을 이용하여 진통과 염증을 치료하였다. 1970년대에 들어서야 과학자들은 아스피린의 생화학적 작용기전을 이해하게 되었다.

아스피린은 돌고 돌아서 제2의 전성기를 맞게 된다. 이렇게 된 배경에는 나폴레옹이 일으킨 전쟁과 제1차 세계대전, 제2차 세계대전을 통해서 전리품으로 엄청난 이득을 취하려고 하는 제약사 간의 법적투쟁과 아스피린이 심장병 및 암의 예방 목적으로도 사용되게 된 사실이 있다. 새로운 전성기를 맞이한 아스피린은 우주비행사들과 함께 달에도 갔으며, 기네스북에도 오르는 영예도 안았다.

아스피린이 만들어지기 시작한 19세기 말부터 이부프로펜을 포함한 다른 계열의 비스테로이드성 소염진통제들이 시장에 들어오기 시작하였다. 아스피린의 구조와 비슷한 아세트아미노펜이 진통제로 꽤 유명해진 이유는 위에 부담을 적게 주기 때문이다. 과학자들이 아세트아미노펜도 사이클로옥시게나제(COX) 효소에 영향을 주는 것을 발견하였지만, 작용이 다르며 항염증 작용이나 혈액응집을 줄이는 특성도 없었다. 아스피린이 순환계에 미치는 영향이 아

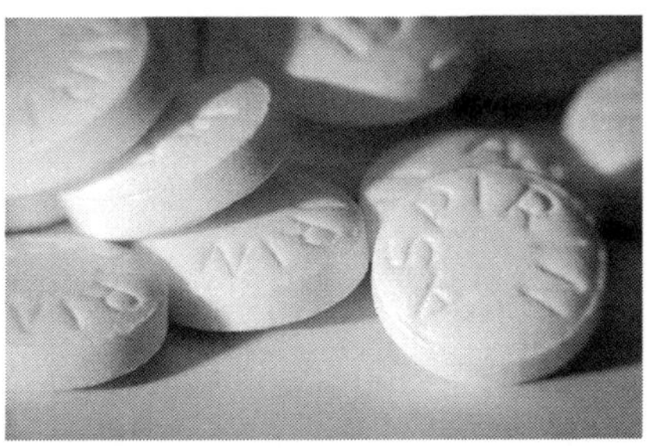

아스피린 알약(출처: 셔터스톡/Shane maritch)

스피린을 세계에서 가장 인기 있는 약 중 하나로 굳힌 셈이다.

이 놀라운 의약품에는 오래된 이야기가 있다. 문명이 시작할 때부터 사람들은 버드나무와 소귀나무에서 자연적으로 찾을 수 있는 살리실산을 상용하였다. 고대 수메르 점토판에는 관절 류머티즘의 경감을 목적으로 버드나무잎을 사용하였다는 기록이 있으며, 세계에서 가장 오래 보존된 의학 문헌인 〈에버스 파피루스〉에는 이집트 사람들이 기원전 2000년 중반에 마른 소귀나무잎을 진통제로 썼다고 기술되어 있다. 기원전 5세기 때 그리스의 의사 히포크라테스도 버드나무 껍질이 통증을 완화할 수 있다고 기술하였고, 갈렌과 다른 로마와 그리스의 약제사들도 비슷한 의견을 제시하였다. 고대 중국인, 아메리칸 인디언, 아프리카인도 버드나무 껍질의 효능을 인지하고 있었다.

유럽에서는 중세기까지 버드나무를 지속해서 많이 사용하다가 큰 걸림돌에 걸리게 되었는데, 바로 목재 산업 때문이었다. 요구가 너무 많아서 어떤 곳들은 버드나무를 약제로 쓰는 것을 완전히 금지하기도 하였다. 그런데도 과학자들은 버드나무의 가치를 확인하고자 하였다. 1700년대 중반에 에드워드 스톤 목사는 런던 왕립학회의 회장에게 버드나무 껍질 분말이 열을 치료한다는 내용이 담긴 짧은 편지를 보냈다. 그는 버드나무가 주로 열과 관련지어 생각할 수 있는 습한 땅에서 자라듯, 식물이 치료할 수도 있는 병들에 대한 외부의 단서들을 제공해 준다고 주장하는 약징주의(藥徵主義)를 믿고 있었다.

그러나 아스피린이 세간의 이목을 모은 사건은 결국 전쟁이었다. 신세계가 식민지화된 뒤로 유럽의 국가들은 통증과 열을 위해 남미에서 수입한 키나 껍질을 사용하였다. 나폴레옹의 세력이 강해지면서 유럽에 10년 이상 전쟁의 바람이 멈추지 않았고, 영국은 프랑스와의 해군 충돌로 남미 대륙과의 무역을 정지시켰다. 그로 인하여 나폴레옹과 다른 지도자들은 쉽게 구할 수 있는 진통제인 버드나무를 다시 찾게 되었다.

1820년대와 1830년대에 과학자들은 버드나무 껍질에서 살리신을 분리하는데 성공하였다. 살리신은 하얀 버드나무의 라틴어명인 살릭스 알바(*Salix alba*)에서 유래되었으며, 화합물이 물에서 산성을 띠어 살리실산으로 알려져 있다. 그러나 먹을 수 없을 정도의 맛을 지닌 데다가 위에 자극을 주기 때문에 많은 사람들이 이 치료법을 병보다 견디기 힘들다고 평가하였다.

1897년 독일 제약사인 바이엘의 과학자 호프만이 살리실산의 수산기를 아세틸화시켜 아세틸살리실산, 즉 지금의 아스피린을 만들어냈다. 바이엘에서 전해오는 공식적인 이야기는 호프만의 아버지가 살리실산의 부작용에 대하여 불평을 해서 호프만이 여기에 관심을 가지기 시작하였다는 것이다. 당시 의사들은 모르핀의 중독성에 대해 많은 걱정을 하였다. 그리고 호프만은 모르핀의 유도체인 헤로인을 합성하였는데, 바이엘은 이것을 몇 년 동안 '중독되지 않는' 헤로인이라고 말하며 팔았다. 이름은 사용자들이 느끼는 영웅다운 느낌, 'heroic'에서 유래하였다.

살리실산의 아세틸화를 누가 처음 시도하였느냐에 대하여 약학사에서 많은 논란이 있었다. 2차 대전때 나치 치하에서 유대인 캠프에 끌려갔다 돌아온 아이헨그륀은 아스피린에 관한 자신의 업적이 인정을 받지 못하는 점에 관해 1949년 회고록을 발표하였다. 살리실산을 아세틸화하자고 주장한 것은 화학 분야 책임자인 자신이었고 휄릭스 호프만은 연구원으로서 단지 따랐을 뿐이었다는 것이다. 이때 나이가 80대 초반이었다. 호프만은 이 점에 어떠한 의견도 내지 않았다.

아세틸살리실산은 바이엘보다 이미 몇십 년 전에 다른 곳에서 만들어졌지만 얼마나 의학적으로 가능성이 있는 줄은 몰랐다. 그 당시 바이엘의 의약품 부서의 책임자인 하인리히 드레서는 아세틸살리실산을 탐탁지 않게 생각하고 퇴거시키려고 하였다. 그러나 화학팀 책임자인 아이헨그륀은 동물실험과 임상시험을 추진하여 성공해냈고, 그 결과 바이엘은 이 새로운 약을 아스피린이라고 이름 짓고 시장에 내놓게 된다. 'a'는 '아세틸'(acetyl)에서, '스피리'(spir)는 살리신의 또 다른 공급원인 조팝나무 꽃에서, 그리고 인(in)은 당시 많은 약의 이름이 '인'으로 끝났기 때문에 아스피린(aspirin)이라고 붙인 것이다. 1899년 바이엘은 30,000명의 의사에게 아스피린에 대한 정보를 보냈다. 머지않아 아스피린은 세계에서 가장 잘 팔리는 약이 되었고 바이엘은 미국으로 진출한다. 그러나 아스피린은 세계대전과의 운명적인 만남을 갖게 된다.

1914년 오스트리아 황제인 프란즈 페르디난트 대공의 살해로 혼란 속에서 동맹들이 맺어지게 되었고 온 유럽은 혼돈으로 빠져들었다. 8월의 총성은 유럽 대륙의 평온함을 산산이 부수는 신호탄이 되었고, 여러 강대국이 참전하게 된다. 승리를 거둔 강대국(영국, 프랑스, 미국, 러시아)들은 1919년 베르사유 협정을 통하여 배상금의 일부로 바이엘의 특허권과 상표를 포함한 외국의 재산들을 가져가게 된다.

미국과 캐나다에서 판권을 가진 스터링 의약품 회사가 바이엘의 재산들을 경매를 통하여 오백만 달러에 사들였다. 후에 아스피린의 특허권 만료로 많은 제네릭 아스피린이 미국과 다른 나라에서 팔리기 시작하였다. 바이엘은 다른 70여 국가에서는 아스피린의 상표를 보존하고 바이엘 아스피린으로 팔았지만, 세계에서 제일 큰 시장인 미국에서는 몇 년 동안 자기 자신의 아스피린을 다른 이름으로 판매해야만 하였다. 1994년 제약사 스미스클라인비참은 스터링 윈스롭의 아스피린을 포함한 OTC(의사 처방전 없이 살 수 있는 의약품) 제품군을 32억 달러에 사서, 이 중 비타민류와 함께 아스피린의 상표를 포함한 생산권을 바이엘의 자회사인 마일즈(Miles)를 통해 10억 달러에 다시 팔았다. 큰 비용이 들어갔으나 바이엘은 회사의 이름과 로고의 사용권을 다시 손에 넣을 수 있게 되었다.

아스피린이 새로운 시대를 맞게 된 이유는 영국과 스웨덴의 과학자들이 아스피린의 새로운 효능으로서 혈소판 응집억제 작용기전을 규명하였기 때문이다. 아스피린이 혈소판 내의 사이클로옥시게나제를 비가역적으로 억제하다 보니, 이 효소에 의해 만들어지는 프로스타글란딘 화합물의 합성을 막음으로써 혈액 응고를 억제하게 된다. 이러한 작용이 발견되어 저용량의 아스피린은 심근 경색이나 뇌경색의 예방약으로 30년 이상 활용되었다. 그러다 보니 출혈의 위험이 있다며 논란의 대상이 되기도 한다. 미국이나 유럽에서 수행한 여러 건의 임상시험의 결과를 분석한 자료에 따르면, 저용량의 아스피린을 장기간 복용 시 심혈관 질환의 1차 예방약이라기보다는 오히려 출혈이 일어난다고 하니 조금은 혼란스러운 것이 사실이다. 유사한 경우로 아스피린의 암예방 효과를 꼽을 수 있다. 특히 대장암 환자의 경우 사이클로옥시게나제-2가 많이 발현되므로 50대의 심혈관 질환의 요인을 가지고 있으면서 아스피린을 복용하는 경우, 대장암 발병률이 낮아지냐에 대해서도 긍정적인 면뿐만 아니라 출혈의 위험도 나타나기 때문에 연구가 좀 더 필요할 듯이 보인다. 이처럼 사람에 대한 의약품의 평가는 참으로 어려운 것이다.

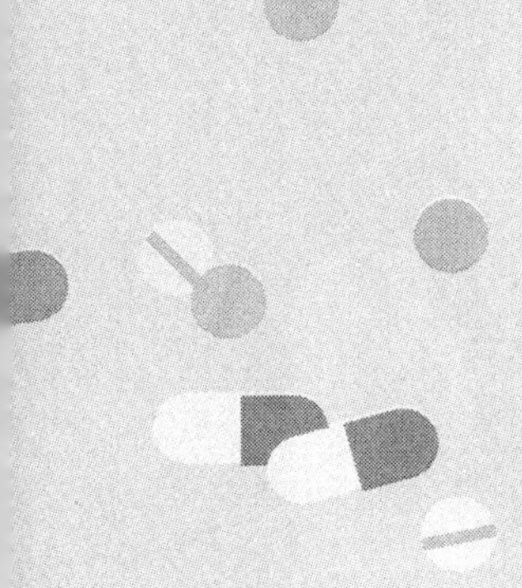

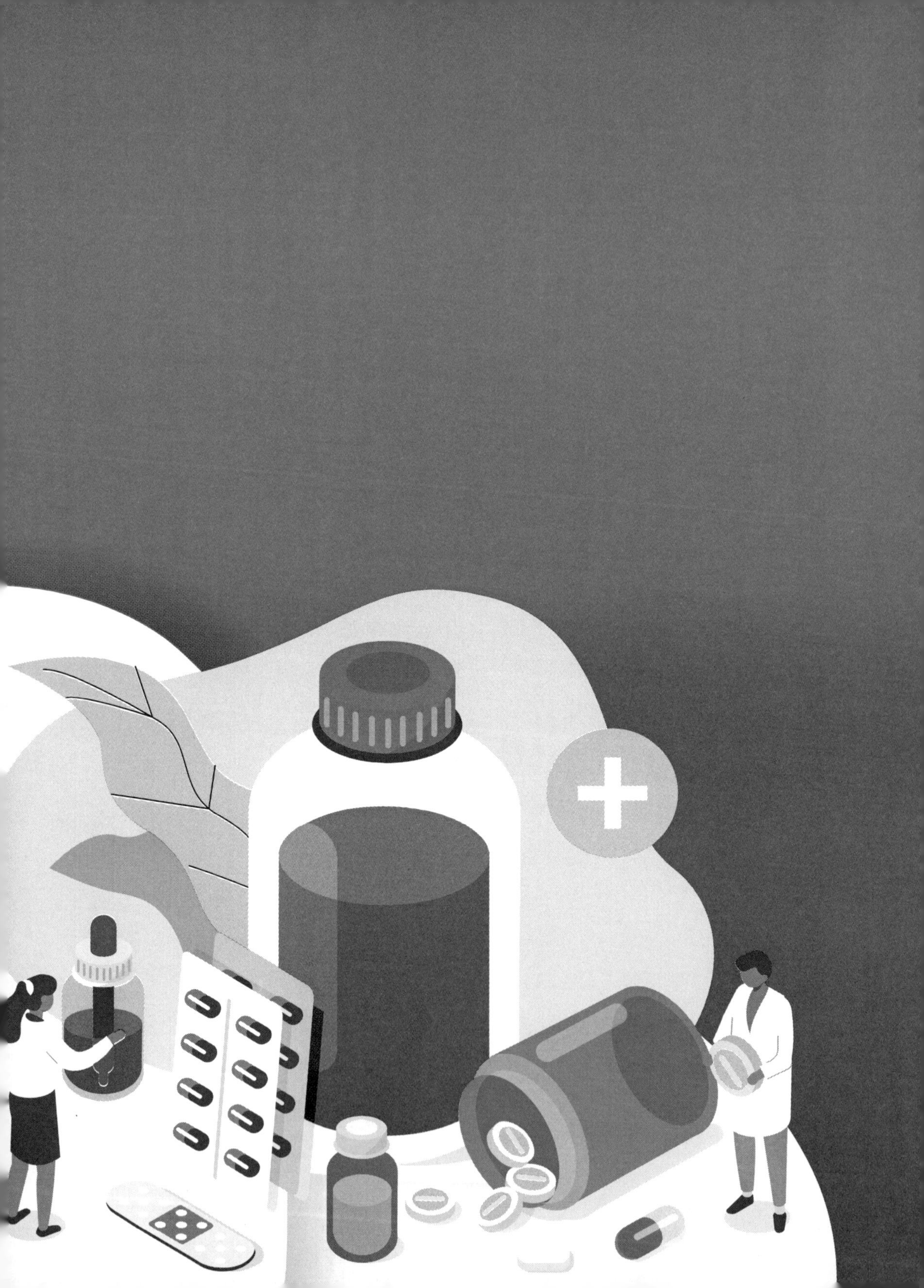

3장

병원균에 대한 과학자들의 개척정신, 항생제

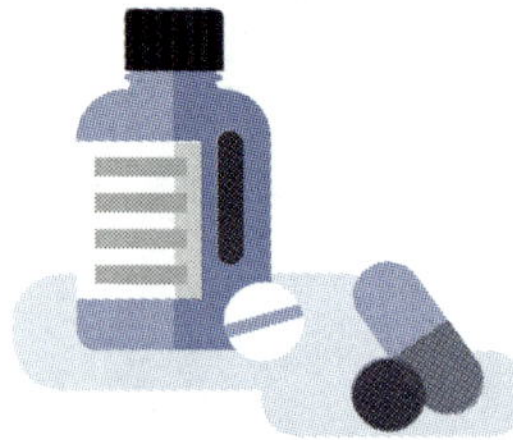

최초의 매독 치료제, 살바르산

몇 년 전에 메르스바이러스로 사회가 요동친 적이 있었는데 최근에는 신종 코로나바이러스가 전 세계를 휩쓸면서 우리를 공포로 몰아넣고 있다. 수년 전에 에볼라 및 지카바이러스가 아프리카에서 유래되어 서서히 확산되면서 전 세계를 위협한 적도 있었다. 십여 년 전에는 중국에서 사스바이러스가 세계를 공포의 도가니로 넣었던 기억이 있다. 이와 같이 인류 문명의 발전과 함께 병원균은 세계 각지를 누비면서 인류를 공포로 몰아넣었다. 유럽 대륙에서 창궐하여 전 세계로 퍼진 전염병에는 페스트, 결핵, 천연두, 매독 등이 있다.

현대 의약품의 시초는 독일의 파울 에를리히가 개발한 매독 치료제인 살바르산이다. 에를리히는 유대인으로 1854년에 독일에서 태어나 1915년에 뇌졸증으로 세상을 떠났다. 당시에 유대인은 독일 내에서 인종 차별을 받았으므로 국가 기관에서 직업을 갖는 것이 불가능하였다. 그러나 로베르트 코흐의 도움으로 에를리히는 무보수직이지만 전염병 연구소에서 근무할 수 있게 되었고, 후에 에밀 폰 베링과 함께 말의 항혈청을 이용하여 디프테리아 균을 종식시킬 방법을 개발해낸다.

코흐는 결핵균을 발견하여 결핵균 치료의 희망을 인류에게 선사하였다. 이때 결핵균의 염색 방법을 찾아낸 사람이 바로 코흐 연구소에서 일하던 에를리히였다. 산업혁명 당시 타르는 석탄을 사용하면서 얻는 부산물이었다. 화학자들은 이러한 부산물로부터 많은 방향족 화합물을 분리하였고, 그중에서도 염료로 사용할 수 있는 아닐린 계열 물질에 큰 매력을 느꼈다. 에를리히도 세포를 염색할 수 있다는 사실에 매료되었고 세포를 염색하여 비만세포를 발견하였으며, 염색을 통하여 혈액 세포를 구분할 수 있다는 새로운 의견을 제시하였다.

화학, 생물학, 의학을 종합한 연구였으나 당시에는 이를 이해하는 사람이 없어 직장을 구하기 힘들었다. 후에 그의 이름을 딴 연구소가 만들어지면서 에를리히는 안정된 직장에서 일할 수 있게 되었다. 이후 병원균만을 선택적으로 염색할 수 있음을 알아내고, 병원균을 특이하게 결합하여 죽일 수 있는 화합물을 찾기로 하였다. 에를리히의 이러한 실험적 방향으로 병원균을 죽일 수 있는 소위 '마법의 탄환(magic bullet)'이 가능하다는 화학요법제의 논리가 처음으로 제시된 것이다.

에를리히는 당시 풍토병 중의 하나인 수면병에 대한 실험동물 모델에 여러 화합물을 투여하였다. 수면병 균은 트리판 레드라는 염색약으로 제거할 수 있었지만, 그는 비소 화합물에 흥미를 느끼고 수면병을 연구하였다. 그중에서도 418번째 화합물인 아르제노페닐글리신이 놀라운 효과를 보인다는 결과를 얻어 아프리카에서 임상시험을 수행하였다. 에를리히는 수면병에 이어 계통적으로 같은 과(科, family)에 속하며 역시 치료약이 없는 치명적 질환인 매독을 겨냥하였다.

15세기 말부터 유럽은 매독 병원균으로 인하여 공포에 떨어야만 하였다. 유럽인의 약 10 %가 감염되었다고 하니 그 심각성이 엄청났음을 알 수 있다. 에를리히는 숙주인 인간에게는 해가 없고 매독을 일으키는 세균만을 죽일 수 있는 마법의 탄환을 찾고자 화학자 알프레드 베르타임과 일본에서 유학을 온 세균학자 사하치로 하타를 포함하여 다양한 분야의 협동연구팀을 조직하였다. 에를리히는 화합물 탐색의 출발물질로 비소 유기 화합물을 선택하였고, 베르타임의 도움으로 수백 개의 유기 비소 화합물을 합성하였다. 각각의 화합물에 대하여 생물활성과 독성 그리고 매독균을 감염시킨 토끼에게서의 약물분포 등을 시험하였다. 마침내 606번째의 화합물인 살바르산이 단 한 번의 투여로 토끼를 치유하였고 이로 인하여 가장 유력한 후보로 등극하게 된다. 살바르산은 1909년 가을에 발견되어 1910년 임상에 적용된다. 살바르산은 특히 매독에 대해서 일상에서 사용하는 수은염에 비해 놀라울 정도로 효력이 있었다. 살바르산은 독일의 화학 회사 훽스트에서 제조하였고, 곧 세계에서 가장 널리 처방되는 의약품이 되었다. 이것은 세계 최초의 블록버스터 의약품이 되었으며, 1940년대 페니실린이 나오기 전까지 매독에 가장 효과적인 치료제로 자리매김하였다. 살바르산의 성공은 우수한 합성의약품이 현대 의약품의 전망을 열게 된 계기였다.

그러나 완벽한 마법의 탄환이라기에는 부족한 점이 있었다. 매독 말기 환자에게는 살바르산이 잘 듣지 않았기 때문이다. 살바르산은 분말 형태의 제형이기 때문에 다루기가 어렵고 적절하게 투여하기가 힘들었다. 의사들은 살바르산을 정제된 멸균 증류수에 녹여서 공기에 대한 접촉을 최소화하기 위해 조심스럽게 정맥주사를 해야만 하였다. 살바르산에 내재된 부작용은 부적절한 처리와 투여 방법 때문인 것으로 밝혀졌다. 이러한 사실로 에를리히는 실험실 안에서의 결과를 실험실 밖에 적용할 때는 어렵고 난처한 상황이 뒤따른다는 점을 알게 되었다.

그는 물에 대한 용해도를 개선하여 다루기 쉬운 살바르산 유도체를 개발하였다. 처음에는 비소 화합물을 사람에 900 mg 용량을 한 번에 투여하는 것으로 사용하였으나, 600 mg을 연속적으로 투여하는 것이 부작용 없이 매독균을 죽일 수 있다는 점을 알아냈다. 1912년 에를리히는 904번째 화합물을 개발하여 유럽에서 5년 내 매독을 박멸할 수 있도록 하였다(완전히 없애는 데는 1940년경에 개발된 페니실린의 힘이 컸다).

그러나 이 기쁨도 잠깐이었다. 살바르산을 투여받은 38명의 환자가 사망하였고 살바르산이 원인으로 지목되어 에를리히는 궁지에 몰리게 되었다. 에를리히는 결백을 주장하였으나 법정 싸움이 벌어지게 된다. 그런데 법정에 선 증인은 코흐 연구소에서 함께 항 디프테리아 혈청을 연구하였던 베링이었다.

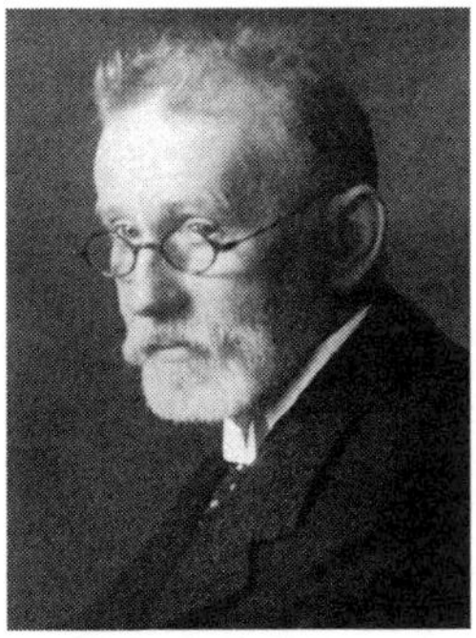

파울 에를리히(출처: 위키피디아)

에를리히와 베링은 항티프테리아 결과에 대해서 베링이 대부분의 이권을 챙기면서 갈라서게 된 사이였다. 더구나 베링은 그 당시에는 화합물이 균을 죽인다는 것은 이해할 수 없다고 이야기하였던 과학자였다. 그러나 베링은 살바르산이 매독균을 직접 죽이는 물질이라고 증언하였고, 이로써 에를리히는 누명에서 벗어나게 되었다. 그러나 에를리히는 이후 우울증에서 헤어나지 못한 채 살바르산이 세상에 나온 지 5년 후 뇌졸중으로 생을 마감하였다.

에를리히의 과학에 대한 비전은 다음 세대에 지대한 영향을 끼쳤으며 그의 과학적 발견의 철학은 독일어로 4G로 요약되곤 한다. 바로 Geld(돈), Geshick(두뇌), Geduld(인내), Glück(행운)으로 현재도 통용되는 단어들이다. 100년 전에 매독균을 없애려고 개발한 화학요법제는 항생제 및 항암제 개발에 지대한 영향을 끼쳤다. 최근에도 사람에 대한 독성을 최소화한 표적항암제의 개발이 활발하게 이루어지고 있다. 살바르산은 물에 대한 용해도가 매우 낮았는데, 이 점을 보완하여 물에 대한 용해도를 증가시킨 화합물이 개발되었다. 동물시험과 임상시험을 거쳐서 허가를 받았다는 점에서 현재의 의약품 개발에도 그대로 적용되고 있다. 그가 남긴 발자취는 의약품을 연구하는 후학들에게 커다란 귀감이 되고 있다.

염료가 의약품으로, 프론토실

조선 시대에 왕들의 평균 수명은 평균 50세를 넘기지 못하였다. 요절한 원인

중 하나로 감염에 의한 종기 등을 꼽을 수 있겠다. 1920년에서 1930년대에 유럽과 미국에서도 박테리아 감염이 만연하였다. 폐렴 및 결핵균과 함께 포도상구균 및 연쇄상구균에 감염되어 많은 사람이 생명을 잃었다. 지금으로서는 상상하기 어렵겠지만, 당시의 환경에서는 폐렴이나 결핵 이외의 경미한 긁힘도 치명적인 경우가 있었다.

많은 이들에게 첫 번째로 탄생한 항생제를 물어본다면 열 명 중 아홉 명은 페니실린이라고 대답할 것이다. 그러나 실제로 항생제는 페니실린 전에 세상에 나왔다.

1936년 12월 28일 시사주간지인 《타임》은 당시 미국의 루즈벨트 대통령의 아들이었던 22세의 프랭클린 루즈벨트 주니어가 비염뿐 아니라 패혈성 인후염을 앓고 있으며 스트렙토코커스 헤몰리티커스(*Streptococcus hemolyticus*)라는 적혈구를 파괴하는 균에 감염되었을 가능성도 있다고 보도하였다. 《타임》에 의하면 루즈벨트 주니어가 목이 붓고 상처가 생겨 고열에 시달릴 때, 보스턴에 이비인후과 전문의 토비 주니어는 당시 별로 알려지지 않았던 프론토실이라는 약을 피하에 주사하였으며, 이 약의 개량형 프론토실을 경구로 투여하였다고 한다. 다행히 기사의 마지막은 루즈벨트 주니어가 쾌차하는 해피엔딩이었다.

《타임》을 비롯하여 언론에 알려져 유명세를 얻게 된 이 일화 덕에 획기적인 신약 프론토실과 그를 이은 설폰아마이드 물질들은 중요한 항균제로 떠오르게 되었다. 프론토실은 I.G. 파르벤이란 모기업 내의 제약사 바이엘에서 일하던 게르하르트 도마크에 의하여 개발되었다. 당시 바이엘은 헤로인, 아스피린, 수면제, 심장약 등을 개발하면서 현금이 풍부한 제약사로 탈바꿈하였다.

바이엘은 원래 염료회사이기 때문에 살바르산을 개발한 에를리히의 연구에 관심이 많았다. 에를리히 이후로 수많은 염료에 대한 항균 효과 시험이 있었지만 눈에 띄는 성과를 얻지는 못하였다.

1927년 도마크는 바이엘 병리·세균 연구소 소장으로 임명되어 실험실에서 새로 합성한 염료가 연쇄상 구균에 미치는 영향을 연구하기 시작하였다. 만일 특정 염료가 세균을 공격하는 듯 보이면 도마크는 그 염료의 효과를 실험쥐 모델에서 테스트하였다. 1932년 동료들이 도마크에게 새로운 염료인 설폰아미도크라이소이딘을 가져왔는데, 색깔이 붉었기 때문에 프론토실 루브럼이라고 불렀다. 시험관 내에서는 박테리아에게 아무 효과도 없어 보였으나, 도마크는 이 염료를 연쇄상구균이 주사된 26마리의 실험쥐에 실험하여 보았다. 14마리는 대조군이었고, 12마리는 실험군으로 위 삽입관을 통해 다량의 염료를 투여하였다. 대조군은 모두 며칠 만에 죽었고, 실험군은 모두 살아남았다. 그러나 도마크는 쥐에서 만큼 인간에게도 효과를 나타낼 수 있을지에 대해 확신하지 못하였다. 그러던 중 도마크의 딸이 포도상구균에 감염되게 된다. 고통스러워하는 딸의 모습을 보면서 도마크는 지푸라기라도 잡는 심정으로 프론토실을 딸에게 먹였다. 딸은 완치되었지만, 여전히 도마크는 1935년 임상 결과를 얻을 때까지 그 사실을 보고하지 않았다. 그 후 몇 년간 설파닐아마이드 계열의 약물들이 항박테리아 효과를 나타낸다는 사실이 실험으로 입증되었고 그의 노력은 결실을 보게 된다.

왜 도마크가 이 결과를 1935년까지 발표하지 않았는지는 아무도 모른다. 바이엘 측에서 신약 특허를 낼 준비가 될 때까지 비밀로 하고 싶었던 게 아닐까 추측할 뿐이다. 그러나 운명은 그가 원하는 대로 되지는 않았다.

새로운 항균제의 뉴스는 새어나갔고 파리 파스퇴르 연구소의 과학자들은 바이엘에 신약 샘플을 요구하였다가 거절당하자 프론토실—또는 적어도 꽤 비슷한 물질—을 합성해 내는 데 성공해낸다. 그들은 이 분자가 두 가지 부분으로 만들어져 있음을 알아냈다. 빨간색을 내게 하는 트리아미노벤젠과 항균효과를 나타내는 파라아미노벤젠-설폰아마이드이며 후자를 설파닐아마이드라고도 부른다.

파스퇴르 연구소의 에른스트 푸르노 연구팀은 프론토실이 둘로 나뉘어 대사되어 설파닐아마이드가 균의 파라아미노벤조산과 경쟁적으로 작용하여 균의 대사를 방해하는 역할을 한다고 규명하였다. 연구팀은 프론토실이 프로드럭(prodrug)으로 작용을 하므로 실험실 조건(*in vitro*)에서는 항균 활성을 보이지 않다가, 동물 실험(*in vivo*)에서 생체내의 효소에 의해 분해가 일어나 설파닐아마이드가 효능을 보이게 되는 '생체내 활성화'의 개념을 확립하였다. 드디어 바이엘은 돈방석에 올라탈 기회를 얻게 된 것이다.

그러나 오스트리아의 화학자 파울 겔모가 1908년 설파닐아마이드를 합성한 적이 있으며 그 결과를 박사 논문에 실었었기 때문에 특허상의 문제가 발생하게 된다. 당시에 겔모가 만든 설파닐아마이드는 염료의 중간생성물로 사용되었으며, 이에 관한 특허는 도마크의 발견이 있기 수십 년 전에 이미 만료되었다. 그러자 수많은 제약사들은 앞다투어 설파닐아마이드 의약품을 제조하여 개량시키고자 혈안이 되었다. 그 결과 1930년대 후반에서 1940년대 초반 사이에 5,000여 종류가 넘는 화합물이 만들어진 것으로 추정되며, 그중 스물 남짓한 화합물만이 의료적 가치를 지닌 것으로 알려졌다. 그렇게 만들어진 화합물 중 설파피리딘은 폐렴에, 설파티아졸은 폐렴과 포도상구균 감염에, 설파다이아진은 폐렴구균과 연쇄상구균, 포도상구균 감염에, 그리고 설파구아니딘은 이질에 효과적이었다.

짓궂게도 신약의 유명세는 이득과 비극을 동시에 가져왔다. 1937년 미국 테네시주 브리스톨에 위치한 중소 제약사 S.E. 마센질은 환자들이 수용액을 선호할 것이라는 판단하에 '설파닐아마이드 영약'이라는 액상 제제를 만들었다. 불행히도 마센질이 용매로 사용한 디에틸렌글리콜은 자동차의 부동액으로 사용되는 독성이 강한 화합물이었다. 그럼에도 어떤 시험도 거치지 않은 채 이 '영약'은 발매되었고, 결국 108명의 희생자를 낳게 된다. 희생자의 대부분은 어린이였으며 급성 신부전과 간부전으로 사망하였다. 마센질은 이 엄청난 의료사고의 책임에서 쉽게 벗어나는데, 당시 미국의 법으로는 정부가 할 수 있던 일은 잘못된 상표를 붙인 약품을 압수하는 것뿐이기 때문이었다(영약으로 분류되기 위해서는 에탄올이 사용되어야 하였다). 마센질은 16,000달러의 벌금을 물게 된다. 그러나 이러한 비극도 설파제를 멈출 수는 없었다.

알려진 효능과 그에 따른 이득으로 설파제 제조업계는 큰 성장을 지속하였다. 1937년에 미국의 설파제 생산량은 1,600톤, 1940년에는 그 두 배로 늘어났다. 1942년에 이르러서는 미국에서만 약 4,500톤 이상이 생산되었다.

1940년과 1942년 사이의 급성장은 제2차 세계대전에서 부상자들에게 설파제를 사용했기 때문이었다. 미국 병사들은 감염을 막기 위하여 상처에 설파제 분말을 뿌리도록 교육받았고, 모든 병사들은 벨트에 착용할 수 있는 응급약품

세트를 보급받았다. 이 응급약품 세트에는 설파제 분말과 붕대가 들어있었다. 또한 설파제 분말과 정제는 위생병의 구급 용품 중 필수적인 물품이었다.

설파제는 1950년대까지 다양한 세균 감염에 사용되었으나 페니실린을 비롯한 새로운 항균제들에 밀리게 된다. 현재 설파제의 주된 용도는 비뇨기 감염의 치료이다. 도마크는 프론토실의 발견으로 1939년 노벨의학상 수상자로 선정되었으나, 나치 체제의 독일 정부가 스톡홀름으로의 여행을 허락하지 않아서 수상할 수 없었다. 결국 1947년에 메달을 받게 되지만 임명된 시기로부터 시간이 많이 지난 탓에 상금은 받지 못하였다.

푸른곰팡이 항생제, 페니실린의 발견과 대량 생산

페니실린은 인류를 감염의 공포로부터 벗어나게 해 준 기적의 약이다. 플레밍의 집념과 이에 몰두할 수 있었던 연구 환경이 푸른곰팡이로부터 페니실린을 찾을 수 있게 만들었다. 알렉산더 플레밍은 스코틀랜드 출신으로 런던의 세인트메리의과대학을 졸업하고, 대학병원 세균학 연구실에서 세균학자로서 일생을 보냈다. 제1차 세계대전이 일어났을 때는 군의관으로 참전하여 프랑스 전선에 있는 야전병원에서 복무하며 많은 부상병을 보살피기도 하였다. 그는 전쟁에서 총상으로 죽는 군인보다 치료과정에서 각종 폐렴을 비롯한 감염성 질환에 목숨을 잃는 군인들을 더 많이 목격했었다. 전쟁이 끝나자 그는 고통스러운 기억을 안고 세인트메리병원에 복귀한다. 그는 세균학 연구를 계속하면서 균을 죽일 수 있는 물질을 찾는 일에 집중하기 시작한다.

1921년 플레밍은 페트리 접시에 떨어진 콧물에 의하여 세균이 녹아 없어지는 모습을 발견하였다. 이러한 현상은 용균효소인 라이소자임 때문이었다. 라이소자임은 동물의 조직, 침, 눈물, 젖, 달걀의 흰자위 등에 들어 있는 항균효소이다. 일부 세균의 벽은 다당류로 이루어져 있는데, 라이소자임은 이러한 벽을 녹이는 작용을 한다. 이것은 세균성 질환에 대한 치료 작용은 없지만, 항생제 작용을 돕는다. 그러나 당시의 과학기술로는 대량 생산을 통한 활용이 불가능하였다. 8년 후 플레밍은 휴가에서 돌아온 뒤 오염된 푸른곰팡이의 항박테리아 활성을 반복 실험하여 이를 확신하지만, 유감스럽게도 플레밍의 역할은 여기까지였다.

2014년 영국문화원은 지난 80년간 세계를 바꾼 80대 사건 중에서 첫 번째를 1989년에 세계 인터넷망이 개발된 사건을 꼽았으며, 두 번째로 페니실린을 대량 생산 할 수 있는 방식이 개발된 점을 꼽았다. 페니실린을 발견한 플레밍의 이름을 잘 알려져 있으나, 페니실린을 곰팡이에서 분리하고 대량 생산의 기틀을 만든 과학자는 잘 알려지지 않았다. 1928년에 플레밍은 곰팡이의 분비물이 그램양성균을 포함하여 많은 종류의 세균에 대하여 활성을 나타내는 것을 발견하였지만, 당시 성분이 밝혀지지 않았던 페니실린은 불안정하고 항균 활성 또한 일시적이었다. 결국 1935년 페니실린 연구는 중단되게 된다.

페니실린이 발견된 지 10년 후, 페니실린을 정제하는 데 성공하고 이듬해 대량 생산의 길을 열어 페니실린을 '기적의 약' 반열에 올린 이들은 옥스퍼드 대학의 병리학자 하워드 플로리와 에른스트 체인이었다. 플로리는 1935년 옥

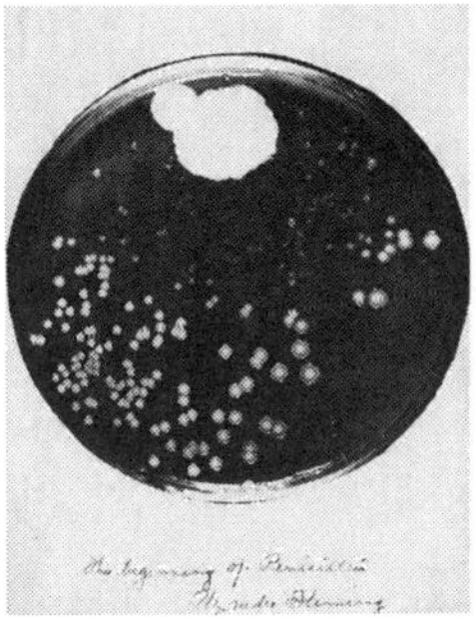

페트리 접시에서 자라고 있는 페니실리움 곰팡이. 주위에 균이 자라지 않는다.
(출처: 위키피디아)

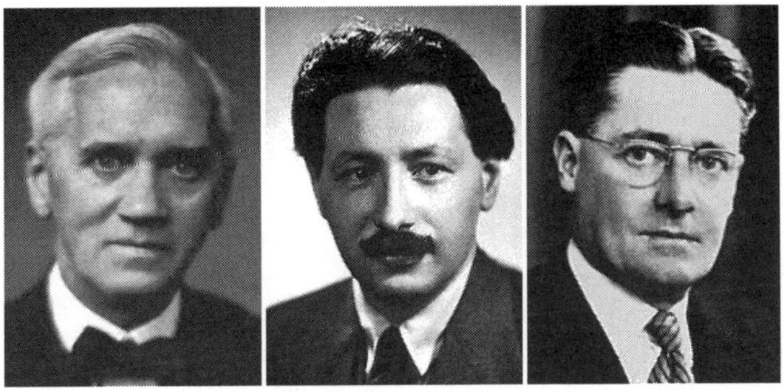

왼쪽부터 플레밍과 체인, 그리고 플로리
(출처: 위키피디아)

스퍼드대학 병리학 교수로 임명되면서 첫 번째 연구 주제로 균을 죽이는 항생제를 선정하였다. 그의 연구팀에 합류한 과학자가 바로 영국으로 탈출한 유대인 생화학자 체인이었다. 플로리와 체인은 그동안 발표된 논문을 살펴보다가 플레밍이 1929년 영국실험병리학 잡지에 발표한 논문에 주목하게 된다. 플레밍이 단독 저자인 논문의 제목은 '인플루엔자 균의 분리 시 특별히 관련하여 페니실리움 속의 항균작용(ON THE ANTIBACTERIAL ACTION OF CULTURES OF A PENICILLIUM, WITH SPECIAL REFERENCE TO THEIR USE IN THE ISOLATION OF B. INFLUENZA)'이었다. 총 13쪽으로 이루어진 논문의 내용은 페니실리움 루브름(*Penicillium rubrum*)과 매우 흡사한 곰팡이 배양액이 그램양성균은 죽이지만, 그램음성균에는 작용하지 않는다는 내용이었다. 90년이 지난 논문이지만 플레밍은 페니실리움속 곰팡이의 특이한 항균작용에 관한 결과를 명확하게 기술하였고, 항균작용의 물질을 페니실린이라고 호칭하였다. 이후 플레밍이 균주를 여러 곳에 분양하였기 때문에 플로리는 그가 속해 있던 옥스퍼드대학의 병리학 연구실의 동료 교수로부터 균주를 얻어 연구를 시작할 수 있었다.

체인은 왜 플레밍이 동물 모델에 대하여 시험을 하지 않았는지 의아하게 생각하면서 여러 유형의 동물에게 흡수성과 독성에 대한 대규모 실험을 수행하였다. 그들은 실험쥐에게 일반적인 치사 복용량의 악성 연쇄상구균을 주입하였다. 한 그룹의 쥐에게는 위약을 투여하고 다른 그룹은 1회 분량의 페니실린을 주사하며, 나머지 쥐들에게는 규칙적인 간격으로 페니실린을 주사하는 식이었다. 그 모든 테스트에서 치료를 받지 않은 쥐들은 18시간 이내에 죽어 버렸으나 치료받은 쥐들은 살아남았다. 이러한 테스트 결과는 플로리가 임상시험 진행에 필요한 양의 페니실린을 생산하는데 도움을 줄 산업체를 찾기 충분하였다. 그러나 제2차 세계대전 중이었기에 영국 정부나 어떤 영국 회사로부터도 도움을 받을 수 없었다. 그러자 플로리와 연구원 노먼 히틀리는 미국으로 방향을 틀게 된다.

미국 정부는 제2차 세계대전에 참전하면서 군인들이 상처보다는 상처로 인해 유발된 감염으로 많이 죽는다는 사실에 주목하였고, 사상자 수를 줄일 수 있는 무언가를 갈망하고 있었다. 그렇게 미국은 페니실린에 관심을 가지기 시작하였고, 페니실린의 생산을 최우선의 과제로 여기게 되었다. 초기에 페니실린은 요강과 유사한 크고 평평한 배양접시에서 발효되었다. 미국의 농무부 국립연구소는 페니실린 생산량을 높이기 위해 포도당 대신 옥수수 녹말의 추출물인 침지액과 유당을 발효에 첨가하였고, 한천배지 대신 기내 액침배양법을 이용하여 페니실린을 대량생산하는 방법의 기틀을 마련하였다. 또한 항생작용 역가가 높은 페니실리움 속의 다른 균주를 지역 주민의 도움으로 찾을 수 있었다. 이러한 과정에서 1943년 영국과 미국의 공동 연구에서 페니실린의 종류가 다양하다는 사실이 밝혀졌다. 원소분석을 통하여 모핵은 같지만 미세하게 곁가지가 다른 구조를 가진 화합물로도 미생물에 대한 항생효과는 충분하였다.

살다 보면 주위의 사람들로부터 뜻하지 않게 도움을 받을 때도 있으며 도움을 청할 때도 있다. 플로리가 런던에서 페니실린을 규명하고 생산 연구에 몰두하고 있을 당시, 런던의 상황은 독일군의 폭격으로 인하여 아수라장이었다. 플로리는 어린 두 아들을 옥스퍼드 시절에 함께 공부를 했던 미국인 친구 존 풀톤 교수의 집으로 보내었다. 당시 풀톤은 예일대학의 의과대학 교수로 있었다. 1942년 풀톤 교수가 몸담고 있던 병원에 앤 밀러라는 환자가 입원 중이었는데, 그녀는 4주 동안 계속 고열에 시달렸으며 설파제 역시 듣지 않는 상태였다. 그러자 밀러의 주치의인 번스테드 교수는 풀톤에게 소문으로 듣던 페니실린을 얻을 수 있도록 플로리에게 부탁을 해보자고 제안하였다. 풀톤은 플로리와의 통화를 통하여 극비리에 생산 연구를 진행 중이던 페니실린을 제약사 머크의 관계자들에게서 얻을 수 있었다. 풀톤이 얻은 양은 5.5 g이었는데, 얼마를 투여해야 하는지 모르는 상태였었다. 영국에서 페니실린을 투여받은 환자 중 6명 중 4명이 회복하였으나 미국에서는 처음으로 시도하는 임상시험이었다.

풀톤은 이것을 밀러 부인에게 투여하였다. 정맥주사를 통해 천천히 페니실린을 주입한 다음 날, 밀러뿐 아니라 투여한 다른 환자들의 체온도 정상으로 돌아가게 된다. 그뿐만 아니라 식욕도 돌아왔으며 몸에 있던 균수치도 떨어졌다. 직접 작업을 했던 이들이나 결과를 옆에서 지켜본 의료진은 아마도 이 사건을 미래를 결정지을 중요한 계기라고 생각했을 것이다. 당시 페니실린을 투여한 환자의 오줌을 받아 이를 다시 머크에 보내어 70 %까지 회수하여 재사용하였다고 하니, 페니실린이 얼마나 귀한 의약품인지 짐작할 만하다. 이러한 결과는 페니실린의 대량 생산을 결정하는데 확신을 준 사건이었다. 후에 정부는 20곳 이상의 회사가 충분한 양의 페니실린을 생산하도록 유도하였다. 생산량은 상당히 많아져서 1944년 6월, 노르망디 작전 때 회사들은 매달 천억 단위의 페니실린을 생산하였다. 그 당시 처음으로 페니실린을 투여받은 밀러 부인은 90세까지 살았으며, 그녀의 임상 기록은 현재 미국의 스미소니언 역사 박물관에 보관되어 있다.

플레밍을 포함하여 세 명의 영국 과학자들은 페니실린을 처음 발견하고 산업화하는 데 심혈을 기울였지만, 궁극적으로 재미를 본 것은 미국이었다. 특히 페니실린을 많이 생산하는 균주를 미국이 보유했기에 영국은 기술료를 지급해야만 하는 현실에 자존심이 무척이나 상했던 것 같다. 이를 거울삼아 후에 영국의 글락소는 페니실린이 듣지 않는 그램 음성의 균주에도 효과를 보이는 세팔로스포린 항생제를 처음으로 생산하여 과학적인 명예를 되찾았다. 플레밍, 플로리 그리고 체인은 페니실린의 발견과 제조로 1945년의 노벨 생리학상 수상자로 선정되는 영예를 안았다. 호주 출신이던 플로리는 고국으로 돌아가 호주국립대학의 제3대 총장을 역임하였으며 호주 화폐에도 얼굴을 새기게 된다.

플레밍에 의한 푸른곰팡이의 항생작용 발견이 없었다면, 페니실린이라는 기적의 의약품을 찾는데 많은 시간이 소요되었을 것이다. 페니실린이 나오기 전 첫 항생제로 설파제(「염료가 의약품으로, 프론토실」 참조)가 있었지만, 효능도 제한적이었고 제2차 세계대전 이후 내성으로 인해 점차 하락세를 걷고 있었다. 플레밍은 1945년 노벨상 수상 강연에서 미래에 무엇이 정말 중요한 문제가 될 것인지 이미 예견하였는데, 바로 항생물질에 대한 내성이었다. 플레밍은 "누구든지 가게에서 페니실린을 살 수 있는 날이 올 것이다. 그렇게 된다면 무지한 사람들이 쉽게 약을 복용하는 위험한 상황이 발생할 것이다. 몸 안에 있는 세균이 적은 양의 약물을 계속 접하게 되면서, 결국 세균은 내성을 갖게 될 것이다."라고 언급하였다.

하수구에서 찾은 항생제, 세팔로스포린

페니실린의 발견 후 20년쯤 지나 또 다른 항생제를 찾고자 하는 생각이 이탈리아 반도 서쪽에 있는 사르데냐 섬의 칼리아리 대학의 한 약리학 교수의 머릿속에서 떠오르기 시작하였다. 당시에 페니실린의 발견과 개발은 그에게 새로운 항생제를 찾고자 하는 동기를 더욱 부여하였다.

1945년 이탈리아는 제2차 세계대전의 패전국으로서 사회의 모든 면에서 곤경을 겪고 있었다. 300년의 역사를 지닌 칼리아리대학 의과대학의 약리학 교수 주세페 브로추는 당시 한창 기세를 떨치고 있던 장티푸스균의 역학조사를 진행 중이었다. 특히 하수구 배출구에는 장티푸스균이 많이 증식하고 있었으므로, 칼리알리의 하수가 지중해로 들어가는 곳에서 살모넬라균의 흐름에 대하여 역학조사를 실시하였다. 그런데 학생들이 오염수가 흘러 들어가는 근처에서 수영을 즐기면서도 장티푸스균에 감염이 되지 않는 모습을 보이자, 브로주는 플레밍이 페니실린 발견을 한 것처럼 하수구 내에 장티푸스균에 대한 증식을 억제하거나 죽이는 미생물이 있지 않을까라는 생각을 하게 되었다. 더욱이 페니실린은 그램음성균에 대해서는 항생작용이 없었으므로 의미가 있으리라고 판단하였다.

1945년 7월 그램음성균인 장티푸스균과 브루셀라균을 억제하는 황토색 균주가 발견되었으니 바로 세팔로스포리움 아크레모니움(*Cephalospoium acremonium*)의 곰팡이었다. 연구팀은 배양액의 추출액에 대하여 동물에 대한 독성시험과 화농성균인 포도상균과 연쇄상균의 감염 병소에 대하여 주사를 하였다. 또한 장티푸스, 브루셀라나 파라티푸스 증세의 환자들에게도 근육, 정맥 주사를 투여하였다. 투여 후 환자들에게서 열반응이 나왔으나 회복되는 증거라고 생각을 하였고 다른 부작용은 발견되지 않았다. 전쟁 후에 연구비의 지원이나 실험 설비가 없는 이탈리아 내에서는 연구가 불가능하게 되자 연구 결과를 자신이 처음으로 만든 창간호 교내 학술지에 발표하게 된다. 그리고 국제협력 연구를 통하여 더 진전시키고자 사르데냐 섬에 파견된 영국의 공중보건 공무원인 블라이드 브루크를 초청하였다. 브루크는 영국 의학협의회에 자문을 의뢰한 결과 페니실린을 개발한 플로리 교수의 방법을 따라보라는 권유를 받아들이고, 논문과 시료를 옥스퍼드의 병리학 연구팀에게 전달하게 된다. 그곳에서 수년간 항생제를 생산하는 곰팡이를 연구하던 에드워드 에이브러햄은 흥미를 갖고 세 종류의 항생물질을 발견하게 된다. 그중에서 구조적으로 신규성과 다양성을 고려하여 세팔로스포린 C를 연구 주제로 선정하게 된다. 후에 에이브러햄은 이탈리아 브로추 교수에게 발표한 논문의 학술지에 관하여 문의를 하였다. 브로추는 자신이 처음으로 발간한 잡지여서 만약에 항생제 개발에 더 중요한 진전이 있다면 다음 호를 발간하겠다고 하였다. 다시 말하면 체계가 잡혀있는 학술지가 아닌 자신이 창간한 교내 학술지이기 때문에 논문거리가 모여지면 발간하겠다고 대답한 것이다.

무명의 학술지에 실린 결과를 토대로 옥스퍼드의 에이브러햄과 가이 뉴톤은 많은 연구팀과 공동연구를 통하여 1962년에 세팔로스포린 C라는 항생제를 발표하게 된다. 연구가 진행되는 동안에 페니실린과 유사한 성격을 띠고 있음에 흥미가 반감되는 듯 하였지만, 포도상구균에 대한 페니실린의 내성이 보고가 되면서 베타-락타메이즈 효소에 대하여 덜 민감한 세팔로스포린 C의 흥미가 높아졌다. 세팔로스포린 C 역시 가운데 핵만을 가지고 있는 7-아미노세팔로스포라닉산을 얻을 수 있었기에, 화학적으로 곁가지를 붙일 수 있게 되면서 다양한 균에 대한 효능을 보여주는 항생제를 만들 수 있게 되었다.

1964년 미국의 제약사 일라이릴리에서 '세팔로틴'이라는 '세파' 1세대 항생제가 처음으로 발매된 후 수천 종류의 반합성 세파 항생제가 합성되었고, 현재는 제5세대의 '세파' 항생제가 개발되어 임상에서 사용하고 있다.

세파 항생제는 페니실린과 마찬가지로 베타 락탐계열로서 그램양성균의 세포벽 생성을 억제하는 작용기전이지만, 페니실린보다는 베타 락타메이즈 효소에 대해서 덜 민감하다. 육환과 사환의 곁사슬의 많은 종류의 유도체를 바꾸어 주면서 점진적으로 그램음성균에도 효능을 보이게 됨에 따라, 4세대부터는 진정으로 그램양성 및 그램음성균에도 모두 작용하는 광범위 항생제로 발전하게 되었다.

자칫 놓칠 수 있는 발견을 한 허름한 이탈리아의 대학 연구실의 브로추 교수팀과 여기서 찾은 균주를 놓치지 않고 이것을 10년 이상의 연구 끝에 인류에게 병원균에 대한 또 다른 무기를 갖추게 한 옥스퍼드대학 연구팀에게 찬사를 보내지 않을 수 없다. 세팔로스포린 균주를 처음 발견한 브로추는 칼리아대학의 총장과 정치인으로서 시장직을 수행하였고 1971년 영국 옥스퍼드대학에서 명예학위도 받았다.

토양미생물 결핵약, 스트렙토마이신

셀먼 왁스먼은 1927년 『토양미생물의 원리』라는 교과서를 집필하여 해당 분야에서 권위를 인정받고 있었다. 왁스먼은 러시아계 유대인으로서 우크라이나에서 출생하였으나, 유대인에 대한 박해를 피하여 1910년 미국으로 이민을 떠나게 된다. 그는 처음에는 미생물을 이용하여 토지의 조건을 개선하는 데에 관심이 있었다. 지구상에서 미생물이 오랫동안 생태계를 유지하는 역할을 하였다고 믿고 있었고, 특히 미생물은 다른 미생물을 죽일 수 있는 물질을 만들어 낼 수 있는 화학물질을 만들 수 있으리라고 생각했기 때문이다. 그러나 미생물이 현대의학에 기여할 수 있는 잠재성에 대해서는 거의 알지 못하였다.

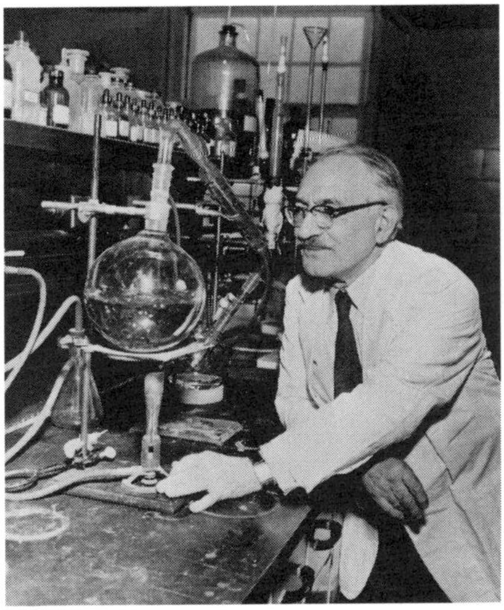

셀먼 왁스먼(출처: 위키피디아)

왁스먼은 1923년 방선균이 세균에 독성이 있는 물질을 만든다는 사실을 발견하였으나 그의 주 관심사는 토양 내 미생물에 의한 유기물질의 분해와 상호관계였다. 결핵균도 이미 토양미생물이 죽일 수 있다는 사실이 발견된 후였으나 이 역시 그는 신경을 쓰지 않았다.

왁스먼의 항생물질에 대한 연구는 대학 근처에 있는 제약사 머크의 지원과 전 대학원생인 렌 두보가 토양미생물에서 타이로트리신이라는 항생제를 분리한 것에 흥미를 느끼면서 시작되었다. 그러나 당시 설파제의 성공으로 미생물로부터 항생제를 찾는 일은 많은 연구자의 관심에서 멀어져가던 상태였다. 이런 시기에 플레밍으로부터 이어져 온 플로리 연구팀의 페니실린에 관한 뉴스가 왁스먼을 자극하여 토양미생물의 항생작용에 대한 연구에 몰두하게끔 만들었다. 그는 1942년 방선균에서 악티노마이신과 스트렙토트리신 항생물질을 분리하였지만, 독성이 심하여 페니실린과 같은 항생제로는 사용할 수 없었다. 그러나 이 발견은 연구 방향에 확신을 가져다준 계기가 되었다.

왁스먼의 대학원생 중 알버트 샤츠는 매우 현명하고 부지런하였고, 대학원생들이나 연구원 중에서도 출중한 실력을 가지고 있었다. 샤츠의 아버지는 러시아계 유대인이며 어머니는 영국인이었다. 왁스먼은 색색거리는 닭의 목구멍에서 채취한 분비물로 노벨상을 포함한 많은 영예를 얻게 되었으나 샤츠와 상당한 갈등을 겪게 된다. 닭의 목구멍에서 분리한 미생물은 스트렙토마이세스 그리제우스(*Streptomyces griseus*)로 왁스먼이 박사학위 시절에 발견하였지만, 연구를 이어나가지 않았던 방선균이었다. 샤츠는 왁스먼 연구실에서 일하다가 5개월 후에 징집되어 플로리다 육군 병원에서 미생물 전문가로 일하였다. 그 과정에서 동료가 결핵으로 죽는 모습을 보면서 결핵균에 대한 치료제를 찾겠다고 마음을 먹게 된다.

허리 통증으로 징집이 해제되어 러트거스대학으로 복귀된 후에, 샤츠는 본격적으로 스트렙토마이세스 그리제우스에 대한 연구를 시작하게 되었다. 이 균주의 2차 대사물은 그램 음성과 양성에 모두 항균작용을 보였다. 왁스먼은 이 균을 이용하여 결핵 치료의 가능성을 열고자 하였다. 그는 이 연구를 샤츠에게 지시하였고 1943년 10월 19일, 샤츠는 스트렙토마이신의 분리에 성공하게 된다. 연구팀은 결핵균에 대해서 효과가 있음을 증명하였으며, 미네소타주 메이요 클리닉에서 동물 실험과 임상시험을 통하여 결핵에 대한 치유 효과가 있음을 확인하였다. 샤츠는 지하 연구실에서 하루 18시간 동안 연구만 하면서 메이요 클리닉에서 지속적 연구가 겨우 진행될 만큼의 불순물이 섞인 스트렙토마이신을 만들었다. 스트렙토마이신은 아미노글리코사이드로 불리는 약물군 중 첫 번째로 발견되었으며 근육 주사만 가능하였다. 그 후 여러 제약사에서 임상시험이 수행되었고, 그 결과 결핵약으로 명성을 얻기 시작하였다.

왁스먼은 의학 분야의 영웅으로 칭송을 받게 되고 노벨상을 예약하는 임상 라스커상을 받았으며 후에 노벨 생리의학상도 수상하게 된다. 이러한 성공으로 왁스먼이 몸담고 있었던 러트거스대학과 왁스먼은 상당한 로열티를 받게 된다. 샤츠는 논문의 첫 번째 저자로서 권리 보상을 요구하는 법적 소송을 대학과 지도교수인 왁스먼에게 제기하였다. 러트거스대학의 변호사는 샤츠는 대학자로서 이런 일이 제기되어 언론에 오르내린다는 사실 자체가 부끄러웠을 것으로 생각된다. 왁스먼은 샤츠에게 공동 발명자로 자신이 받은 로열티 중 20 %를 샤츠에게 주었고 함께 일했던 연구팀에게도 나누어 주었다.

1952년 왁스먼이 혼자서 노벨상을 받게 되자, 샤츠는 금전적인 보상을 받았음에도 자신이 노벨상을 공동으로 받을 수 있었던 기회를 놓쳤다고 생각하였다. 소송 후에 샤츠의 인생은 곤두박질치기 시작하였는데, 저명한 학자의 명성에 흠집을 낸 인물로 알려져 대학에서 일하는 것이 불가능해졌기 때문이었다. 그는 남아메리카 칠레로 건너가 교수로 재직하였으며 후에 환경론자, 자연주의자로 활동하기도 하였다. 50년이 지나고 나서야 샤츠는 스트렙토마이신의 공동 발명자로서 러트거스대학에서 가장 높은 영예인 러트거스 메달을 받아 명예를 회복하게 된다.

왁스먼과 샤츠의 문제는 현재도 우리 사회에서 발명자의 권리에 관하여 종종 언론에 보도되는 문제이다. 국내의 대부분 대학 및 공공 연구기관에서는 연구자들에 대해서 기여도에 따라 로열티를 분배하고 있는데, 이러한 제도는 왁스먼과 샤츠의 관계를 타산지석으로 삼아 시행하고 있는 제도라고 할 수 있다.

한편에서는 왁스먼이 연구를 기획하고 머크에서 받은 연구비로 연구를 진행하였기 때문에 영광의 주인공이 왁스먼인 사실을 당연하게 보기도 한다. 그러나 악조건 속에서 연구를 했던 사람은 샤츠이기 때문에 샤츠에게 일부나마 보상이 돌아가는 것이 마땅하다고 볼 수 있다. 그럼에도 노벨상 선정위원회가 완곡한 표현을 썼으나, 결국 스트렙토마이신에 관한 연구를 기획하고 연구비를 확보한 책임자는 왁스먼이므로 왁스먼에게만 노벨상을 수상하였을 거라고 생각한다. 이 문제는 왁스먼이나 샤츠의 생전 또는 사후의 많은 학술지에 편집자의 의견이나 논문으로 발표되었다. 또한 왁스먼과 샤츠의 이야기가 여러 권 출간된 점은 충분히 논란과 재고의 여지가 있다는 점을 설파하고 있다. 왁스먼과 샤츠의 아버지는 유대인으로, 독일의 박해를 피하여 동유럽에서 미국으로 건너와 그들의 꿈을 실현하였다고 볼 수 있다. 그러나 둘의 관계는 특허 문제로 무척이나 알력이 심해져 서로 남보다 못 한 사이가 된다.

1952년 왁스먼이 노벨상을 수상한 해에 주사제 대신 이소니아지드라는 경구 투여가 가능하며 약효가 더욱 강한 의약품이 개발되면서 스트렙토마이신은 명성을 잃기 시작하였다. 후에 리팜피신 등 새로운 의약품과 함께 사용하면서 결핵으로 인한 사망률은 미국에서 1958년에 10만 명당 50명에서 7명으로 급격하게 떨어진다. 유감스럽게도 우리나라는 결핵 보균지수가 세계에서 높은 편인데, 그나마 약물요법으로 결핵을 치료할 수 있다는 점은 다행스럽다.

퀴놀론 항생제 팩티브는 실패였나?

"Congratulations. We made it! (축하합니다. 우리가 해냈습니다!)"

1994년 4월 어느 늦은 밤, LG화학기술연구원 홍창용 박사가 동료들에게 보낸 메모이다. 기존 항생제보다 독성이 현저히 낮으며 항균효과도 100배 뛰어난 물질을 개발했다는 승전고를 울린 셈이다. 다음날 연구소는 환희에 휩싸였다. 약 10년 후, 2003년 4월 6일 LG생명과학의 신약 팩티브가 국내 100년의 제약사 상 최초로 FDA 신약승인을 받게 된다. 기자회견장에서는 연구 · 개발의 주인공들이 차례로 갈채를 받았으나 신약개발에 결정적인 역할을 한 주인공의 자리는 비어 있었다. 신약 합성의 1등 공신 홍창용 박사는 당시 뇌종양으로 투병 중이었으며, 수술을 받은 후 의식이 채 돌아오지 않은 상태에서도 '연구', '신약'이란 단어를 되뇌었다고 주위 사람들은 회고한다. 한 달 뒤 퇴원한 홍 박사는 주변의 모든 사람이 휴식을 권유하였음에도 막무가내로 연구 일선에 복귀하였으며 신약 재신청 작업을 위해 예전과 다름없이 새벽 퇴근을 반복하였다. 팩티브는 2003년 4월 드디어 FDA 승인을 받아내지만, 홍 박사는 그해 7월 세상을 등지게 된다.

1990년 1월에 LG화학기술연구원에서는 당시 합성 항생제로 시장에서 히트를 치고 있던 바이엘의 시프로플록사신(상표명 시프로)보다 우월한 퀴놀론계 항생제를 목표로 프로젝트를 시작하였다. 효능은 높지만 힘줄에 독성이 있고 적응증이 요로감염이나 성병에 제한이 있어 폐렴과 기관지 호흡기 쪽에 활용할 수 있는 항생제가 필요했던 것이다. 홍 박사가 신약 개발에 온몸을 바친 시기는 하버드대학에서 화학 분야 박사학위를 받고 LG생명과학 연구소에 막 입사한 1993년부터이다. 당시 신약 연구는 연구팀장인 최수창 박사가 암으로 숨지고, 독성 문제로 동물실험이 실패하는 등 난관에 부딪히고 있었다. 홍 박사는 피롤리딘과 질소가 결합한 독특한 5각형 구조를 시프로 골격에 결합하여서 새로운 화합물을 탄생시켰다. 마침내 그램양성균과 음성균에 모두 탁월한 약효를 갖춘 새로운 퀴놀론계 항생제를 발명해낸 것이다. 약효와 관련 있는 퀴놀론 골격은 놔두고 시프로의 피페라진 대신 피롤리딘을 넣고 아민기를 밖으로 빼내어 독성과 물성을 모두 해결했었던 방법은 신의 한 수였다. 일반명은 제미플록사신이고 후에 제약사 스미스클라인 비참(SKB)이 팩티브라는 상표명을 붙이게 된다. 하버드 시절부터 연구에 관한 한 독종으로 소문났던 홍 박사는 밤낮없이 연구에 매달린 끝에 이듬해에 '유레카!'를 외친 것이다.

신약개발은 순조롭게 이루어지는 듯하였다. LG생명과학은 1997년 5월 8일에 SKB와 기술이전계약을 체결하였다. 임상시험을 포함한 개발권을 소유한 SKB는 미국, 유럽 등 세계 40여 개국에서 8천 명 이상의 환자를 대상으로 임상시험을 모두 성공적으로 끝마치고, 1999년 12월 FDA에 신약 품목허가 신청을 완료하였다. 이때까지만 해도 글로벌 신약은 우리 제약산업의 꿈이자 희망이었고 LG생명과학의 장래 역시 매우 밝아 보였다. 그러나 1년 후인 2000년 12월 18일에 FDA '허가보류통지서'를 GSK(2001년 1월 글락소 웰컴과 SKB가 합병되서 탄생한 회사)로부터 통보받으면서 팩티브는 고난의 길을 걷게 된다. 2002년 4월 GSK가 여러가지 이유로 인하여 맺었던 제휴 관계를 철회해 버린 것이다. LG

생명과학은 결과를 보강하여 단독 신약승인 신청을 하였고, 1년 후 FDA 승인을 받아낸 것이다. 특히 팩티브는 1일 1회 복용의 편리성과 함께 만성 호흡기 질환 및 부비동염에 5일 투여, 폐렴에는 7일만 투여하면 되는 등 짧은 치료 기간에도 높은 치료율을 보이는 것으로 나타났다. 안전성 면에서도 미국 등지에서 제기된 발진과 관련된 이상 반응은 단순 발진으로 판명되었으며, 광독성, 간독성 등 퀴놀론계 항균제의 특징적인 이상 반응이 상대적으로 낮게 나타나는 등 문제가 없는 것으로 나타났다.

팩티브는 세계에서 유일하게 다제내성 폐렴균에 대한 적응증을 획득하였다. 세계적인 신약으로 FDA 승인을 받은 나라가 10여 개국 뿐이라는 점을 고려하면, 팩티브의 발명은 우리의 120년 제약산업에서 커다란 역사적 사건임에 틀림없다.

그렇다면 팩티브의 전구 의약품인 퀴놀론 항생제는 어떻게 시작되었을까? 미국 뉴욕주 렌슬러 폴리텍대학이 있는 곳에 소재한 스테르링 위트롭 연구소는 제2차 세계대전 당시와 그 이후에도 더 나은 말라리아 치료제를 찾기 위하여 많은 종류의 퀴닌 유도체를 합성하였다. 이곳의 연구원인 조지 레쉬는 말라리아 치료제 클로로퀸을 합성하는 과정에서 부산물로 날리딕산을 분리하자 약효시험에서 중등도 항박테리아 작용이 발생함을 알게 되었다. 1962년 레쉬가 날리딕산을 신장 감염증에 적용한 이후, 다른 곳에서 수천 종류의 퀴놀론 유도체가 쏟아지기 시작하였다. 이것이 1세대 퀴놀론 항생제이며 2세대는 4-퀴놀론 계열이다. 1960년대 초까지 항생제는 미생물에서 얻거나 반합성 제품이었지만, 퀴놀론 항생제는 합성의약품 시대의 문을 열게 된 것이다. 2세대 항생제는 경구로 투여할 때만 그램 음성에 대하여 항균작용이 있었고 폐렴이나 피부질환과 같은 전신적 치료에는 흡수가 되지 않아 생체이용률이 너무 낮다는 게 단점이었다. 1980년대에는 3세대 퀴놀론 항생제로 반감기도 길고 경구 투여도 괜찮은 불소기가 붙은 플로로퀴놀이 등장하였다. 노르플록사신과 시프로플록사신이 대표적인 의약품인데, 바로 이 시프로플록사신이 팩티브의 모체인 것이다.

시프로는 연구원 조지 레쉬의 집념으로 탄생하였다. 원래 경영진은 연구의 접근 방법에 흥미를 잃고 프로젝트를 끝내라고 하였지만, 레쉬는 상급자 모르게 비밀리에 연구를 수행하면서 시프로를 성공적으로 탄생시켰다. 1980년 이후 10,000종류 이상 플로로퀴놀론이 합성되어 항균 활성 시험이 시행되었고, 그 결과 플로로퀴놀론은 어린 동물에서 관절 독성을 보였다. 시프로는 어린이나 임산부는 사용을 자제하여야 하지만, 높은 항균력과 경구 투여의 장점으로 널리 사용되게 된다. 그 시기에 제약사 다이치세이야쿠는 1993년 일본에서 시프로보다 효능과 생체이용률이 좋은 3세대 퀴놀론인 레보플록사신의 허가를 받아 팔기 시작하였다. 이어 3년 후에는 미국 존슨앤드존슨과 함께 1996년 FDA의 허가를 받아 글로벌 마케팅이 시작되었다. 2009년에 존슨앤드존슨은 혼자서 16억 달러의 매출을 올렸으니, 10년이 지나 2003년에 허가를 받은 팩티브는 블록버스터 의약품 레보플록사신을 넘기 위해서는 레보플록사신보다 효능과 적응증을 포함해서 장점이 있어야만 하였다.

글로벌 신약 팩티브는 과연 어떤 약일까? 4세대 항생제는 독성을 줄이고 균의 내성에 대항하여 만들어졌다. 팩티브도 4세대 퀴놀론 항생제에 속한다고 볼 수 있다. 팩티브가 국내 신약개발 역사상 최초로 FDA 신약승인을 받은 날, 언론은 항생제 팩티브가 미래에 황금알을 낳을 것이라고 장밋빛 기사를 쏟아 냈다. 팩티브는 1991년부터 10년이 넘는 연구·개발을 거쳐 나온 제품이다. 제품화에 이르기까지 3,000억 원에 달하는 연구비가 들었고, 100여 명에 이르는 연구원이 참여하였다. 국내의 어떠한 제약사도 할 수 없었던 공격적인 투자였다. 하지만 실제 회사가 받아 든 성적은 초라하였다. 식품의약품안전처의 '2012~2016년 국내개발신약 생산실적' 자료에 따르면, 이 기간 팩티브 생산액은 188억 원에 그쳤고 연간 생산액은 부침을 거듭하였다. 2012년 30억 원, 2013년 49억 원, 2014년에는 58억 원에 해당하는 약품이 만들어지며 성장세가 이어졌으나 2015년엔 17억 원으로 꼬꾸라졌다. 다음 해인 2016년에는 34억 원 수준으로 회복하였으나 이전 실적에는 한참 못 미치는 수준이었다.

전 세계 1위 제약 시장인 미국에서의 성적도 저조하였다. 우여곡절 끝에 제품을 출시하였으나 실적은 기대치를 크게 밑돌았다. 이와 같은 결과가 나오자 당시 LG생명과학 연구개발(R&D) 책임자 조중명 박사는 "팩티브는 안전성과 항균력에서 상당한 우위의 의약품이었지만, 거대 제약사를 동반자로 끌어들이지 못한 점이 매우 아쉽다."라고 밝혔다.

후에 전문가 그룹이 GSK가 팩티브를 포기한 이유를 몇 가지 들어 설명하였다. 일반적으로 동일 계열 약물 중 최소한 3번째 이내에 들어와야 마케팅 면에서 성공 가능성이 있는데, 팩티브는 3세대 퀴놀론 중 다른 제품군이 이미 있는 상태에서 출시까지 늦어지면서 성공하기 어렵다고 판단한 것으로 보인다. 또한 폐렴과 기관지 감염증에 대해서 뛰어난 약효에도 불구하고 임상 데이터의 부족으로 공식적으로 최초에 승인받은 적응증이 좁은 면이 있었다고 볼 수 있다.

실제로 팩티브는 제품 처방량을 높이기 위해 추진한 적응증 확대에도 실패하였다. 회사는 기존 적응증인 폐렴·기관지염용 항생제에 이어 부비동염 치료제로 적응증을 넓히려고 하였지만, FDA는 유사 약물보다 피부 발진 같은 부작용이 더 많이 발생한다며 이를 거부하였다. 악재는 여기서 그치지 않았다. 2009년엔 팩티브 북미 유통을 맡고 있던 파트너사인 오시언트가 파산하였다. 국내에서 팩티브 200 mg은 주사제 제형으로 변경되었고 적응증은 만성 호흡기 질환의 급성악화, 지역사회감염 폐렴, 부비동염, 중이염 등으로 식품의약품안전처로부터 2013년 4월 29일에 허가를 받았다. FDA는 퀴놀론 계열 항생제의 부작용에 대해 경고하고 사용 제한 조치를 내렸다. 그리고 2016년 7월 26일 플로로퀴놀론 계열 항생제가 호흡기와 요로감염을 일으키는 부작용이 있으므로 다른 치료 대안이 없는 환자에게만 사용하도록 권고하였다. 팩티브도 여기에 포함되는데, 이러한 면에서 팩티브의 사용 범위는 상당히 위축될 수밖에 없었다. 이러한 상황으로 보면 팩티브는 기대에 한참 못 미친 듯이 보인다. 팩티브 실패는 LG생명과학이 LG화학으로 합병되는 데도 결정적인 역할을 하였다.

최근에 눈길을 끄는 기사에 따르면 팩티브가 물질특허 만료를 앞두고 있으나 제네릭을 개발하겠다는 제약사가 전무한 것으로 나타났다. 최초로 미국 시장에 진출한 국산 신약이라는 이름이 무색하게 국내 시장에서조차 상업성을 외면받는 실정이다. 팩티브의 물질특허는 2021년 1월 11일 만료된다. 팩티브 제네릭의 개발이 외면받는 이유는 상업적 가치가 떨어지기 때문이다. 팩티브의 매출은 2019년 기준 22억 원에 그쳤고, 오리지널 약의 시장 규모가 적어서 제네릭의 기대 매출도 저조할 수밖에 없는 상황이다. 시설 투자에 대한 부담도 만만치 않다. 업계 관계자는 "팩티브는 국산신약의 글로벌 진출 가능성을 열었다는 평가를 받지만, 상업적 성공에는 실패하였다."며 "국내에서도 오리지널 약의 매출이 적기 때문에 제네릭 개발에 관심이 없는 것"이라고 말하였다.

세계에서 가장 큰 의약품 시장인 미국에서 FDA 허가를 받는다고 블록버스터가 되는 것이 아니라는 사실을 팩티브의 경우를 통하여 알 수 있다. 세계적인 신약이 되기 위해서는 제품력뿐만 아니라 출시 순서, 적응증, 가격정책, 마케팅력, 유통 능력 등 복합적인 요인 역시 고려되어야 한다.

그럼에도 팩티브가 우리 제약업계에 많은 영향을 끼쳤다는 점을 부정하기는 힘들다. 영국의 GSK가 팩티브를 포기할 때 임상 데이터를 받아 원점에서 분석하면서 신약개발에 기반을 다진 모습은 높이 평가할 만하다. 팩티브를 창제하여 국내 최초로 FDA 의약품 허가로 이끌었던 주역들이 각각 다른 곳으로 자리를 옮기면서, 신약개발의 생태계가 한 단계 끌어올려져 제2, 제3의 글로벌 신약이 나올 수 있게 되었다. 이러한 지식이 바이오의약품으로 옮겨간 것이라고 생각된다.

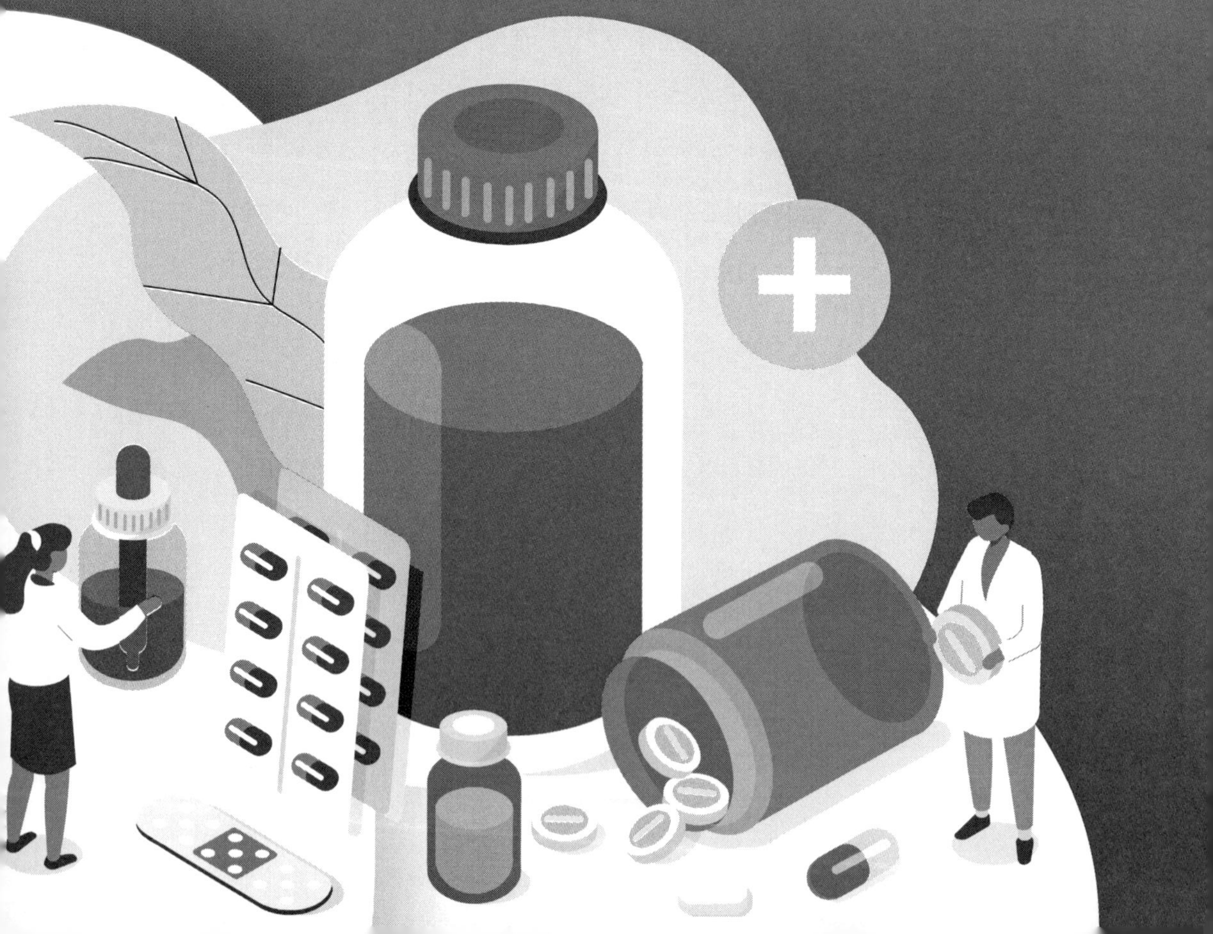

4장

고통에 맞서기 위한 노력, 마취제와 진통제

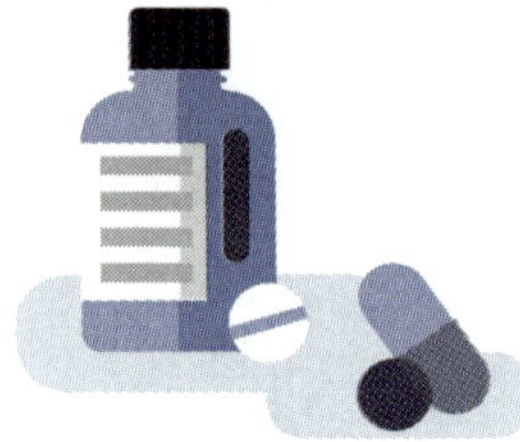

외과수술의 강력한 지원군, 에테르

지금도 작은 수술이건 큰 수술이건 '수술'이라는 단어를 듣는 순간에는 겁이 난다. 사람이 하지 않고 로봇이 수술을 한다 해도 마찬가지이다. 수술을 받는 동안에 전신 마취라도 받는다면 경과가 어떻게 진행되는지를 전혀 알 수가 없다. 모든 과정이 환자의 무의식 상태에서 진행되고, 수술이 끝나서야 경과를 짐작해 볼 수가 있다. 이는 강력한 마취제의 작용 때문이다. 마취제가 없던 시절에 수술을 해야 하는 경우를 상상한다면, 모두 에테르라는 휘발성 기체를 발명하고 활용 목적을 찾아낸 선각자들에게 깊은 감사를 드려야 할 것이다.

1840년 이전의 수술은 대부분 고통에 몸부림치는 환자를 탁자에 묶으면서 시작되었고 환자의 비명과 함께 끝났다. 그래서 대수술은 이를 감당할 수 있는 담력을 지닌 소수의 사람만이 가능한 일이었다. 살기 위해서는 수술 외에 다른 방도가 없었으나, 수술은 사실상 가혹한 고문과 다르지 않았다. 따라서 외과 의사들이 가장 내세우는 수술 기술은 속도였다.

1840년대 이전에는 정제되지 않은 마취제밖에 없었다. 다량의 알코올을 환자에게 투여하는 경우 환자를 무감각하게 만들 수는 있지만 메스꺼움, 구토,

그리고 잦은 급사와 같은 부작용을 감내해야만 하였다. 마취에 실패하는 경우도 빈번하였다. 아편은 통증을 완화할 수는 있었지만, 고통을 막을 수는 없었다. 외과 의사들은 턱을 맹렬하게 주먹으로 치거나 망치로 머리를 강타하기도 하였는데, 이런 방법들은 잔인하였고 신뢰하기도 힘들었다.

1845년 1월 《뉴잉글랜드의학저널》의 창간을 주도한 외과 의사 존 웨렌은 수술용 마취제의 공개 시연에 참여했다. 웨렌이 원형 임상강의실 아래에 대기하고 있을 때, 치과의사 호러스 웰스는 환자들에게 아산화질소[3]의 증기를 흡입하길 권장하였다. 웰스는 일찍이 무대 배우들이 아산화질소를 흡입한 후 관중들 앞에 떨어졌을 때 아무런 통증을 느끼지 못하는 광경을 본 적이 있었다. 그는 자신이 치과를 개업하여 아산화질소 기체를 성공적으로 사용하는 방법을 터득하였고, 이 기체의 사용 영역을 확장해 일반 수술에서도 사용하였다. 웰스는 웨렌을 설득하여 의대생과 의사들 앞에서 마취제를 입증하고자 하였다. 하지만 수술 중에 환자가 고통 속에서 깨어나는 바람에 그의 노력은 실패하게 된다. 아마도 아산화질소의 마취력이 약했기 때문이라고 생각된다. 웰스가 수치스럽게 수술실을 떠나는 동안 청중 속의 학생들과 관중들은 그를 사기꾼이라고 야유했다.

웰스가 아산화질소의 투약에 실패한 데 반해, 27세의 치과 시술자인 윌리엄 모턴은 에테르의 투약에 성공하였다. 보스턴의 의사이자 화학자인 찰스 잭슨

---

3) 아산화질소는 가벼운 방향과 단맛을 지닌다. 흡입할 수는 있으나 호흡을 막지는 않는다. 얼굴 근육을 경련시키고 웃는 표정을 하게 하므로 소기(笑氣)라는 이름이 붙여졌다. 1799년 영국의 상류층 파티에서 즐기기 위한 목적으로 사용되기도 하였다.

과 상의한 끝에 모턴은 수술 중에 일어나는 고통을 없애기 위하여 에테르 증기 사용을 결정하였다. 그 당시에 에테르는 이미 여러 가지 의학적인 용도로 사용되고 있었다. 의사들은 흔히 흥분제 또는 경기와 경련을 완화하기 위하여 소량의 에테르 방울을 복용하게 하였다. 대다수의 의대생과 강사들은 에테르의 흥분작용에 대해서 이미 알고 있었다. 그들은 1830년대와 1840년대 '에테르 유희'라는 사교모임에서 에테르가 채워진 풍선들을 파티용 흥분제로 사용하였다.

모턴은 자신의 실험 시연을 위해서 그의 동료들과 함께 위쪽과 옆쪽에 각각 구멍이 뚫린 유리 저장기를 설계하였다. 모턴의 환자는 유리 저장기의 한쪽 면에 있는 구멍과 연결된 파이프를 통해 위쪽 구멍에서 에테르로 채워진 스펀지까지 이동하는 공기를 흡입하였다. 당초에 회의적이었던 외과 의사들과 의대생들이 다시 보는 동안에 환자인 길버트 애봇은 의식을 잃었다. 첫 공개 시연에서 외과 의사 웨렌은 환자를 마취시키고 턱에서 종양을 제거해낸다. 수술 중에 환자의 의식을 잃게 만드는 에틸에테르의 효능을 성공적으로 보여준 셈이다. 애봇은 장이 뒤틀릴 법했던 끔찍한 수술 중에도 아무런 통증을 느끼지 못했다고 진술하였다. 참관인들은 깊은 감명을 받았고, 웨렌은 수술절차가 끝난 후 참관인들을 향해 "여러분, 이것은 속임수나 사기가 아닙니다."라고 외쳤다.

조지아 주에서 온 외과 의사 크로포드 롱은 1841년 위험이 따르는 수술을 앞둔 사람과 출산의 진통을 겪어야 하는 여자들을 위하여 에테르를 사용했다고 말하였다. 그러나 그는 이러한 기술을 보급하지 않은 채 1849년에야 연구

결과를 발표하였다. 이에 비해 모턴은 더욱 빠르게 움직였다. 1846년 11월 모턴은 레테온이라고 이름 붙인 마취제의 특허를 취득하였고, 자신의 연구 성과로 돈을 벌고자 시도하였다. 공기에 노출될 시 혀나 코를 톡 쏘며 휘발성인 기체가 되는 순수한 에테르는 이미 오랫동안 다른 목적으로 쓰여 왔으므로 특허가 주어질 수 없었다. 그러나 레테온은 에테르 외에 향료와 아편을 함유하고 있었다. 외과 의사들은 모턴이 이런 중요한 특효약을 비밀로 하려는 모습을 비난하였다. 그는 미국 의회가 자신의 특허에 십만 달러를 수여하도록 수년간 시도하였으나, 의회는 이미 오래전에 알려진 물질이라는 이유로 보상하지 않았다. 1868년 그는 무일푼으로 사망하게 된다.

오늘날에는 메스꺼움과 폐 염증 같은 부작용이 적은 새로운 마취약들이 에테르를 대신하고 있다. 그러나 1840년대 후반의 최첨단 방식의 의사들은 에테르를 고통을 극복할 수 있는 특효약으로 여겼다. 로버트 리스톤은 영국 아일즈에서 에테르를 사용한 최초의 스코틀랜드인 외과 의사였다. 그는 통증 없이 환자의 다리를 쉽게 자른 후, "이 미국식의 속임수는 최면술을 쓸모없게 만들었다!"라고 말하였다. 이는 외과 의사들과 환자들에게 새로운 시대를 여는 계기가 되었다.

영국의 외과 의사 존 스노우(1854년 런던의 소호 지구에서 발생한 콜레라의 원인을 규명하여 현대 역학의 시초라고 알려졌음)는 미국에서 건너온 에테르에 관심이 있었다. 그는 에테르의 신뢰도가 낮은 이유가 용량의 문제라는 가설을 세우고 기적의 기체를 다룰 최선의 방법을 알아내기 위하여 실험에 착수하였다. 기체 농도가 온도에 좌우된다는 점과 수술 시 온도에 따라 용량을 달리하여야 수술하는 동안 가능한 마취가 지속되는 점을 파악하여, '에테르 증기의 세기를 계산하는 표'를 완성하였다. 또한 정교한 에테르 흡입기도 개발해낸다.

이후 에테르의 수요가 높아지자 약제사들은 제각기 다른 방법을 이용하여 에테르를 제조하려고 하였다. 그러나 제작한 물질의 순도가 상이하여 환자가 완전히 의식을 잃은 것인지 확인하기가 어려웠다. 에테르는 온도에 의하여 쉽게 영향을 받았는데, 이러한 에테르 제조에 혁신을 가져온 이가 바로 의사인 에드워드 스퀍이었다. 그는 해군에서 군의관을 마치고 의약품 제조에 관심을 보이면서 에테르의 생산 공정을 직화 대신에 코일을 통과하는 증기를 이용하는 방식으로 개선하였다. 표준화된 에테르를 공급할 수 있게 되면서 대형 제약사 스퀍이 만들어지게 된다. 후에 스퀍은 브리스톨마이어와 합병되었고 브리스톨마이어스퀍(BMS)이라는 새로운 제약사가 탄생하게 된다.

에테르 이야기는 유럽으로 전해지면서 스코틀랜드 의사 제임스 심슨의 귀에도 들어가게 된다. 심슨은 분만중에 출산의 고통을 완화하기 위하여 에테르를 사용하였지만 이상적이지 않다는 사실을 깨닫고, 여러 종류의 유기 화합물을 대상으로 직접 흡입하면서 마취 효과를 확인하였다. 그러한 노력으로 클로로포름이 마취제의 주류가 되었다. 앞에서 언급한 인물인 스노우는 1853년 영국 빅토리아 여왕의 여덟째 아이 출산을 위하여 클로로포름을 사용하여 분만을 성공시킨다. 그는 미천한 출신의 외과 의사에서 빅토리아시대 런던 최고의 명의로 신분 상승을 이루었다. 그러나 현재 클로로포름은 발암물질로 분류되어 사용이 자제되고 있다.

우유 주사제 프로포폴

2009년 팝 음악의 황제 마이클 잭슨이 프로포폴의 과다 투여로 사망하였다고 언론에 보도되면서 프로포폴이 세간의 관심을 모으게 되었다. 우리나라에서도 연예인이나 명사들의 프로포폴 과다 투여 기사를 종종 볼 수 있다. 우유와 비슷한 색을 띠어서 일명 '우유주사'로도 불리는 프로포폴은 정맥으로 주사하고 짧은 시간 내에 전신 마취를 유도하는 약품으로 시술 목적으로 병원에서 사용된다.

영국의 수의사인 존 글렌은 프로포폴을 개발한 공로로 미국 알버트-라스커 재단으로부터 라스커 임상의학상을 수상하였다. 그는 수의사 경력을 가지고 영국 ICI사에서 연구를 시작하였는데, ICI사가 아스트라 제네카가 되기 전에 글렌은 프로포폴을 개발하는 데 13년을 투자하였다. 현재 세계에서 가장 널리 사용되는 마취제이자 '기억 상실증'이라고 불리는 프로포폴의 효과는 수술을 앞두고 환자를 마취시켜야 하는 의사들에게 매우 고마운 약물이다.

글렌은 스코틀랜드 남서부 클라이드 만에 있는 섬에 작은 농장에서 어린 시절을 보냈다. 그는 글래스고에서 일하면서 수의학을 공부하고 학생들을 가르치면서 펠리칸의 부리, 고양이와 개, 말, 양, 돼지 등의 동물을 마취하는 일을 빈번히 시도하였다. 특히 사용하던 할로탄은 외과 수술을 받는 동안 사람을 잠들게 하는 것이 가능한 마취제였으나, 환자가 깨어나는 시간이 길며 종종 구역질을 동반하고 회복 시에 몸을 가누기도 어려운 단점이 있었다.

이에 글렌은 개선된 마취제를 찾고자 하였다. 그러던 중 실험쥐를 이용한 동물 실험에서 할로탄만큼의 마취 효과를 지녔으며 깨어날 때 후유증도 없는 프로포폴을 발견하였다. 동물에 대한 초기 테스트는 고무적이었다. 프로포폴이 투여된 실험쥐는 신속하게 잠들었으며, 깨어난 뒤에 좁은 평균대에서도 균형을 잃지 않았다. 완벽하게 의식을 회복한 것이다. 그러나 프로포폴을 사람에게 투여하려면 반드시 식염수에 녹여야 했는데 화합물 자체가 비극성이 높아 불가능하였다. 프로포폴을 용해하기 위해서 크레모퍼[4]를 사용하였는데, 과민반응을 일으켜 포기해야만 하였다. 그 후에 콩기름과 프로포폴 혼합물을 물에 현탁하여 1986년 최종적으로 '디프리밤'이라는 안전하고 효과적인 제제를 개발하였다. 꼬박 10년 이상이 걸린 것이다. 현재 사용하고 있는 제제는 1 % 프로포폴, 10 % 콩기름, 1.2 % 정제 계란 인지질과 pH 조절목적으로 수산화 소듐이 첨가되어 있다. 프로포폴 유화액은 물에 현탁된 150 nm의 작은 기름방울이 빛에 분산되어 하얗고 불투명한 상태를 유지하고 있다.

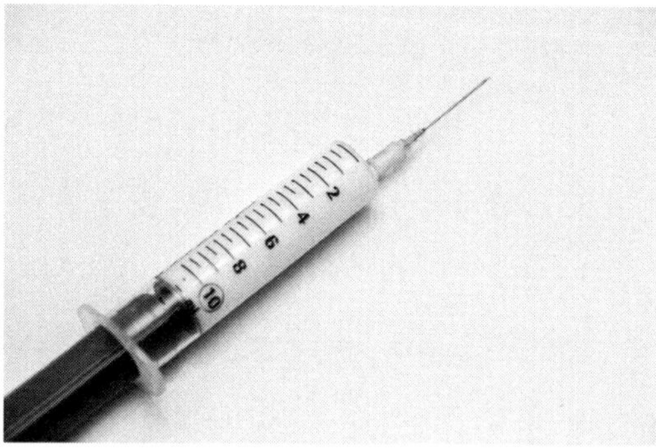

프로포폴 주사제(출처: 셔터스톡/rame 435)

4) 폴리에텔렌 옥사이드와 피마자유와의 화학 반응으로 만든 유화제.

현재 90개국 이상에서 프로포폴을 사용 중이다. 프로포폴 덕분에 사람들은 시술 후 마취에서 회복하는 속도가 빨라졌으며, 일부 환자는 수술 당일임에도 귀가할 수 있게 되었다. 스트레스로 힘든 사람들이 프로포폴을 찾는 이유는 아마도 프로포폴을 통하여 충분한 숙면을 얻을 수 있다고 생각하기 때문일 것이다. 그러나 연구에 의하면 프로포폴 주사는 부족한 잠을 보충하지 못한다고 한다.

2012년 미국에서는 포로의 사형 집행 시 프로포폴을 사용할 수 있도록 승인하였다. 프로포폴은 뇌의 신경이 전달물질인 감마-아미노부틸산(GABA) 수용체와 부분적으로 결합하여 신경이 흥분되는걸 억제함으로써 진정상태를 유지한다. 프로포폴을 개발한 글렌은 라스커상 수상 연설에서 "의약품에 대한 갈망이 끊이지 않으므로 우리는 앞으로 계속 나가게 된다. '의약품 사냥꾼'으로서 달성할 수 있는 목표가 보인다면, 주위의 장애물을 둘러보고 뒤집어 보면서 방법을 찾아야 한다."라고 언급하였다.

타이레놀은 안전한 의약품일까?

우리가 흔히 알고 있는 두통약에는 게보린, 펜잘큐, 판피린 등이 있다. 약학을 공부한 저자도 이 유명한 약들의 성분에 크게 관심을 두지 않았으나, 이 글을 쓰면서 찾아보았더니 역시 모두가 아세트아미노펜을 포함하고 있다.

아세트아미노펜이라는 일반명은 미국, 캐나다, 일본, 남아메리카 등 몇 나라에서 사용하고 국제적(특히 유럽 및 호주)으로는 파라세타몰로 불린다. 우리의 약전에도 아세트아미노펜으로 기재하고 있다. 지난 몇 년간의 국내 매출 통계를 본다면, 상표명 타이레놀을 내세우는 존슨앤드존슨과 자회사인 한국얀센 매출액의 합이 전통의 상표를 유지하고 있던 제품군의 매출액을 넘본다는 점을 알 수 있다. 세대가 바뀌고, 병원에서의 처방도 타이레놀 또는 타이레놀의 제네릭으로 나오는 경우가 많기 때문이다. 최근 신종 코로나바이러스 감염증을 계기로 WHO에서도 열이 날 때는 아세트아미노펜을 사용할 것을 권하고 있다. 아세트아미노펜은 언제 세상에 나왔을까? 그리고 다른 소염진통제인 아스피린과 비스테로이드성 소염진통제와는 무엇이 다를까?

1878년 미국 존스홉킨스대학의 하몬 모르스가 파라니트로페놀을 주석과 함께 빙초산을 이용하여 합성하였으나, 해열작용이 있다는 사실이 밝혀진 시기는 1887년 본 메링에 의해서였다. 메링은 1880년대 유럽에서 말라리아용 해열제로 쓰이던 키나의 공급이 원활하지 않자 이를 대체할 화합물을 찾기 시작했다. 그렇게 찾은 화합물이 아세트아닐리드와 페나세틴이다. 1886년 독일의 아놀드 칸과 파울 헤프 박사는 나프탈렌을 구충제로 사용하기 위한 연구를 하면서, 나프탈렌이 구충제로서는 효과가 미비했으나 해열작용이 있다는 사실을 발견하였다. 알고 보니 나프탈렌을 구입한 약제상에서 나프탈렌 대신 아세트아닐리드를 주었던 것이다. 그들은 약물을 연구하면서 해열작용뿐만 아니라 진통작용까지 있음을 발견하게 된다. 아래 그림을 보면 세 화합물의 벤젠

5) 3가철 헤모글로빈을 다량으로 포함하여 조직으로 가는 산소가 부족할 수 있다.

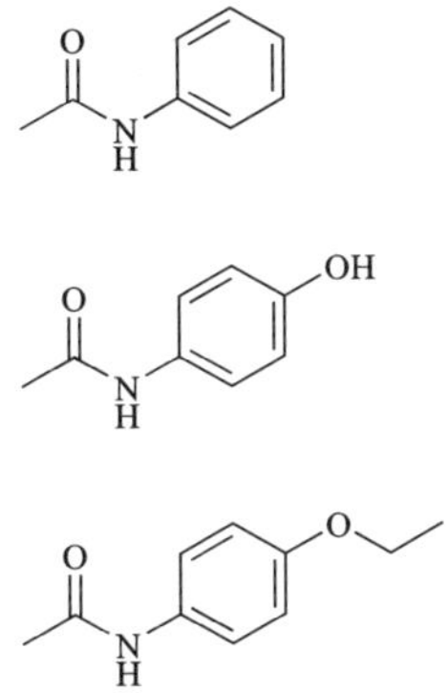

위에서부터 아세트아닐리드, 아세트아미노펜, 페나세틴

환의 왼쪽은 모두 같지만 오른쪽은 구조가 조금씩 다르다. 1889년 독일의 칼 모르너는 아세트아닐리드와 아세트아미노펜의 관계를 확인하였다.

1894년 메링은 페나세틴과 아세트아닐리드의 임상 시험에서 아세트아닐리드가 메트헤모글로빈혈증[5]을 일으킬 가능성이 높다고 발표하였다. 이때부터 아세트아닐리드는 잊히기 시작하였다. 비슷한 시기에 제약사 바이엘의 칼 베르그는 부산물로 나오는 파라아미노페놀의 처리방안을 찾던 중 칸과 헤프의 연구에 흥미를 갖게 되었다. 파라아미노페놀의 아미노기에는 아세틸화, -OH기에는 에틸기를 붙여 페나세틴을 합성하였고, 해열 및 진통작용 목적의 의약품으로 팔면서 큰 수익을 올렸다. 바이엘이 염료회사에서 제약회사로 전환하는 데 큰 역할을 한 계기이다. 1897년 바이엘은 모르핀과 살리실산에 아세틸화를 하여 각각 헤로인과 아세틸살리실산을 만들었다. 이는 페나세틴을 제조하면서 아이디어를 얻은 듯하다.

페나세틴의 진통 효과는 척수의 감각 경로에 영향을 주며 심장에 수축 작용을 일으켜 박동을 감소시키고 뇌에 작용하여 온도를 낮춘다. 페나세틴은 류머티즘성 관절염과 신경통 치료에도 사용되었으나, 1983년 FDA에게서 발암성을 지적받으면서 퇴출당하게 된다.

1948년 아세트아닐리드가 아세트아미노펜으로 대사되고 아세트아미노펜이 해열과 진통작용이 있음이 밝혀지자 1953년 미국의 제약사 위드롭이 파나돌이라고 이름을 붙여 500 mg 정제를 처방약으로 팔기 시작하였다. 특허가 이미 만료되었기 때문에 1955년 제약사 맥닐은 아세트아미노펜에 어린이용 타이레놀 영약(Elixir)이라는 이름을 붙였는데, 이는 아세트아미노펜의 화학명인 'N-ace**TYL**-para-aminoph**ENOL**'에서 유래된 것이다. 맥닐은 의사와 약사에게 아세트아미노펜이 아스피린에 비해 부작용이 없다고 홍보하여 큰 성공을 거두었다. 1958년 존슨앤드존슨은 맥닐을 인수하여 자회사로 편입시키게 된다. 1년 후 타이레놀은 처방 없이 살 수 있는 일반의약품으로 바뀌었고, 미국에서는 25번째로 처방이 많은 의약품에 등극하였다.

아세트아미노펜은 오랫동안 사용되었지만 정확한 작용기전은 알려지지 않았다. 비스테로이드성 소염진통제는 사이클로옥시게나아제 COX-1과 COX-2를 차단하여 항염증 효과를 나타내지만, 아세트아미노펜의 해열 진통 효과의 작용기전은 개를 대상으로 시행된 연구에서 직접 COX-1, COX-2를 차단하지 않는다는 점이 밝혀졌다. 대신 새로 발견된 뇌와 척수의 COX-3를 간접적으로 차단하는 작용에 기인하는 것으로 보인다. 아세트아미노펜의 진통작용은 뇌와 척수에 있는 칸나비노이드 수용체의 결합과 관련이 있다고 알려져 있다.

1982년 9월 29일 아침, 미국 시카고 교외의 한 마을에서 12세 소녀가 감기약을 먹고 갑자기 숨지는 사건이 발생하였다. 이어서 시카고 일대에서는 며칠 사이에 7명이 의문의 죽음을 맞았고, 이들 모두가 숨지기 직전 타이레놀 캡슐을 복용한 사실이 밝혀졌다. 그 캡슐에는 치명적 독극물인 청산가리가 섞여 있었고, 타이레놀 제조업체 맥닐의 모기업이자 약품의 유통을 담당하는 존슨앤드존슨에는 비상이 걸리게 된다. 여러 정황상 제조 과정에서 독극물이 투입되었을 가능성은 사실상 없다고 판단되었다. 그러나 존슨앤드존슨의 최고경영자 제임스 버크는 유례없는 신속하고 솔직한 대처를 보였다.

사건의 진상이 드러나기도 전인 9월 30일부터 존슨앤드존슨은 타이레놀에 대한 광고를 전면 중단하고 사건의 진상을 솔직히 알렸으며 범인 검거에 십만 달러의 현상금을 내걸었다. 전국의 병원과 약국에는 타이레놀을 처방하거나 판매하지 말도록 당부하였으며, 공장은 타이레놀 캡슐 제조를 중단하도록 조치하였다. 경찰과 FDA 등 관계 당국과 연락 채널을 구축해 긴밀히 협력하였음은 물론이다. 지역 경찰은 담당구역을 샅샅이 조사하면서 시민들에게 타이레놀 캡슐을 복용하지 말 것을 알렸다. 신속한 조치 덕분에 독극물이 주입된 타이레놀 병이 몇 개 더 발견되었지만, 사상자는 더 이상 나오지 않았다.

이 사태로 인해 시장에서 부동의 1위였던 타이레놀은 퇴출당하고 100년에 이르는 존슨앤드존슨의 역사도 끝나게 되었을까? 그렇지 않았다. 소비자들은 존슨앤드존슨의 진정성을 신뢰하게 되었으며, 언론도 존슨앤드존슨의 수습대책을 높이 평가하였다. 타이레놀은 이물질 투입이 불가능한 삼중 포장 용기에 담긴 알약 제품으로 2개월여 만에 시장에 복귀하였고 40 %에 가까웠던 시장점유율을 곧 회복하였다. 타이레놀은 '시카고 독극물 사건' 이후 38년이 지난 지금까지도 브랜드명을 유지하고 있는 것은 물론 시장점유율도 옛 수준을 잃지 않고 있다. FBI는 범인 검거를 위해 집중적인 수사를 벌였으나 사건은 미해결 살인사건으로 남아 있다.

타이레놀의 독극물 첨가 사건 후에 모방 범죄가 발생하였다. 이에 1983년 미국 의회는 '타이레놀 법안'을 제정하고 식품 및 의약품 제조 과정에서 안전성 관리를 강화하였으며 형량 역시 늘렸다. 제형은 오염되기 쉬운 캡슐에서 타원형의 당의정 제형으로의 변화하였다. 이로써 모방 범죄도 눈에 띄게 줄어들게 된다.

아세트아미노펜 복용 시 주의해야 할 점은 간독성 위험의 증가이다. 아세트아미노펜은 대부분 간에서 글루타싸이온과 결합하여 독성이 없는 대사체로 전환되지만, 약 4 %는 독성물질로 바뀌게 된다. 흔히 독성물질은 독성이 없는 물질로 전환되지만 평소 술을 많이 마시거나 지방간 등 간질환이 있는 사람이 아세트아미노펜을 다량 복용할 경우, 간독성이 있는 물질이 대량으로 만들어져 심각한 간손상을 유발할 수 있다. 간독성에 관한 논란이 남아있지만 정해진 용법만 준수한다면, 아세트아미노펜은 비스테로이드 항염증제와 달리 공복에 복용해도 된다는 장점이 있다. 또한 아세트아미노펜의 큰 장점은 심혈관질환이나 관절염 치료 약물 간에 상호작용 위험이 적다는 점이다. 실제로 심혈관질환이나 고혈압 약물을 복용 중일 때는 상호작용 위험이 적은 아세트아미노펜 진통제를 사용한다. 식품의약품안전처에서 권고하는 다음 3가지 사항을 지키면 타이레놀을 안전하게 복용할 수 있다. 첫째, 한 번에 최대 2정씩

24시간 동안 6정 이하(4000 mg)로 적정한 용량을 지킨다. 둘째, 8시간 간격을 지키면서 복용하여야 된다. 셋째, 씹거나 녹여 먹지 말고 충분한 물과 함께 복용한다. 모든 약은 부작용이 있기 마련이지만 복용법만 지킨다면 그만큼 안전하고 효과적으로 복용할 수 있는 의약품이 아세트아미노펜 진통제라고 확신할 수 있다.

모르핀보다 강한 마약성 진통제

2019년 8월 27일 미국 오클라호마주 법원은 존슨앤드존슨이 마약성 진통제 복용으로 피해당한 사람들에게 5억 7200만 달러(한화 6937억 원)를 배상하라고 판결하였다. 오피오이드 복용 피해자들에 대한 첫 배상 판결이다. 재판부는 존슨앤드존슨의 자회사인 얀센이 오피오이드 성분 진통제인 듀라제식과 뉴신타 등의 약품을 판매하면서 "모든 고통을 안전하고 효과적으로 줄인다고 선전하면서 중독성이 강하다는 사실은 감췄다."라고 지적하였다. 듀라제식은 펜타닐이 주성분인 패치제이며, 뉴신타는 같은 회사 제품으로 타펜타돌이 주성분인 서서히 방출되는 서방형 제제이다.

펜타닐은 오피오이드계 마약성 진통제로 효과는 오피오이드계 모르핀보다 50에서 100배 이상 강하다. 호흡 억제작용이 약하여 마취 보조제나 진통제로 사용되며, 약효는 한두 시간이다. 현재 국내에서는 패치제로 많이 사용된다. 이 패치가 성공한 이유는 펜타닐의 분자량이 적고 지용성이 커서 피부에 잘

흡수되고 뇌혈관 장벽을 빠르게 통과하는 덕분이다. 펜타닐은 1960년에 벨기에의 제약사 얀센의 설립자인 파울 얀센에 의해 처음으로 합성되었다. 얀센은 1939년에 독일이 제2차 세계대전 때 개발한 메페리딘의 구조를 토대로 진통 작용을 갖는 화합물들을 만들었는데 그중 하나가 펜타닐이다.

펜타닐은 모르핀과 마찬가지로 특히 수술 후 심한 통증이 있는 환자를 치료하는 데 사용되고 있다. 때로는 다른 오피오이드에 내성이 있는 만성 통증 환자를 치료하는 데도 사용된다. 펜타닐은 모르핀 마취에 의한 부분 기억상실증과 히스타민 관련 반응, 외과 수술 도중과 수술 후의 호흡 기능의 저하 등의 문제를 해결한 의약품이다.

서블리메이즈는 펜타닐의 정맥 주사제로 전신과 국소마취, 그리고 수술 중이나 수술 후에 모두 사용되며 주사 시 즉각적으로 효과가 나타난다. 또 다른 펜타닐 구연산염인 악티크는 딸기 맛의 막대사탕 형태를 하고 있는데 아편에 내성을 가진 암환자들의 고통을 줄여주는 데 효과가 있다. 또한 암의 고통뿐 아니라 허리나 목의 통증 같은 다른 일반적인 증상에도 처방될 수 있다.

또 다른 유사품인 카펜타닐은 펜타닐의 유도체이며 1974년 얀센 제약에서 합성되었다. 효능이 모르핀의 1만 배나 되어 수의사들이 큰 동물을 움직이지 못하게 할 때 사용되며, 1986년 와일드닐이라는 상표로 발매되었다. 2003년에 생산은 중단되었으나 2016년 불법적인 과량 투약으로 인해 많은 사망자가 발생하였다.

이 약품은 현재 미국에서 약물 과다 복용 사망과 관련된 가장 밀접한 약물로서 주로 멕시코와 중국에서 불법으로 만들어져서 미국 본토로 흘러들어오고 있다. 2017년 오피오이드 관련 사망자의 59.8 %가 펜타닐과 관련이 있으며, 이는 2010년의 14.3 %와 비교해 4배 이상 증가한 수치이다.

불법으로 사용된 펜타닐은 아파치, 차이나 걸, 차이나 화이트, 댄스 열풍, 잭팟 등 여러 가지 은어로 불리고 있다. 미국 트럼프 대통령은 중국 시진핑 주석에게 중국에서 불법적으로 들어오는 펜타닐로 많은 미국인이 죽어가고 있다며 불법 생산을 근절하라고 요구할 정도로 그 심각성이 큰 상태이다.

미국 법무부의 마약 단속국(Drug Enforcement Administration, DEA)에 따르면 펜타닐 구연산염의 처방이 1994년 500,000건에서 2003년 570,000건으로 늘어났다고 한다.

DEA는 1970년대 중반 의료전문가들 사이에서 펜타닐이 남용되기 시작하였다고 말한다. 오늘날에도 의약품 규격의 펜타닐과 불법 업자가 생산하는 유사품이 암시장에서 나도는 실정이다. 때로는 차이나 화이트로 둔갑하여 불법적으로 유통되기도 한다. 중독자들은 주사하는 방법 이외에도 펜타닐을 피우거나 흡입하기도 한다. 모르핀 유도체인 옥시코돈에 헤로인과 펜타닐이 함께 섞여 은밀히 거래되면서, 이 약물에 중독되어 젊은 나이에 사망하는 경우가 북아메리카의 커다란 사회 문제로 떠오르고 있다. DEA에 따르면 12종류 이상의 다양한 펜타닐 유사 약물이 비밀리에 만들어져 미국 시장에서 불법적으로 거래되고 있다. 또한 약국에서 절도나 거짓 처방, 환자들에 의해 불법적으로 유통되어 거리에 퍼져나가기도 한다. 창업자 얀센은 아마 펜타닐이 이런 목적으로 사용되리라곤 상상하지 못하였을 것이다. 국내에서는 헤로인은 물론이고 펜타닐, 암페타민 등이 향정신약물로 묶여 엄격하게 관리되고 있다.

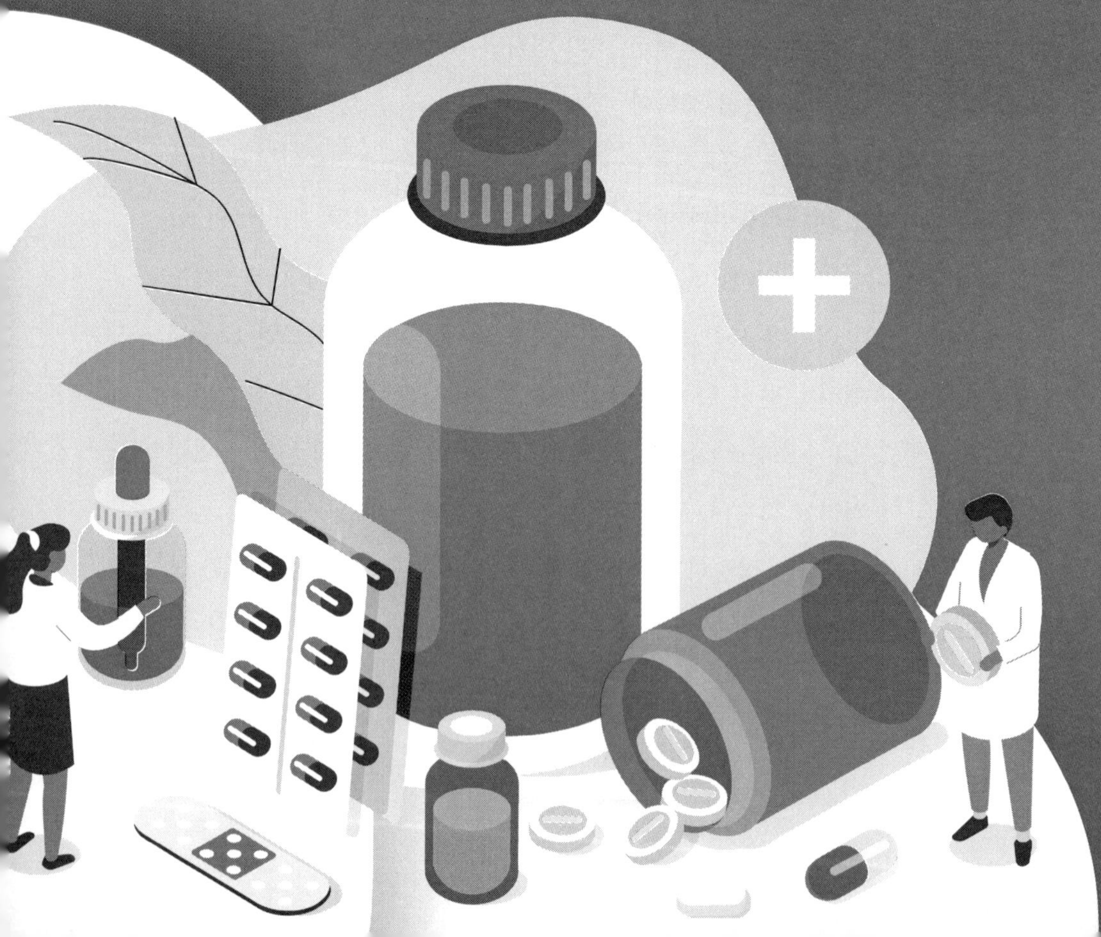

5장

마음을 치료하다, 정신질환 치료제

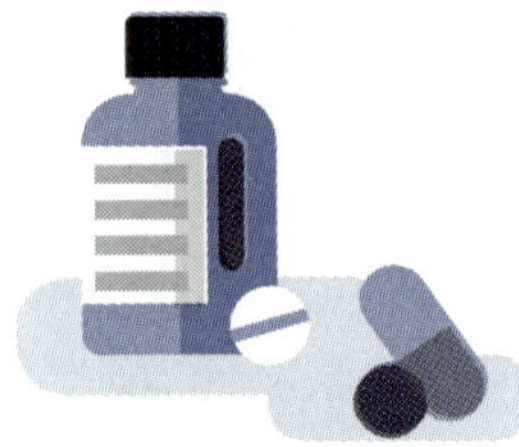

조현병 치료제, 클로르프로마진

최근 들어 국내에서 조현병, 즉 정신분열증 이력을 지닌 사람들에 의한 사회 문제가 종종 대두되곤 한다. 국내 법규상 개인정보 보호 측면에서 약물치료의 연속성 관리가 어렵기에 심각한 문제가 발생하고 있다.

역사적으로 조현병은 서양에서도 마땅한 해결책이 없어 정신질환 환자를 가두어 놓고 인간 이하의 생활을 강요하는 경우도 많았다. 또한 현재 정신과에서 사용하고 있는 치료제가 개발되기 이전에는 대부분의 정신과 환자들이 쇠사슬에 묶인 채 고통스러운 치료를 받아야만 하였다. 그리스 로마 시대에는 혈액, 검은 담즙, 황색 담즙, 타액의 불균형으로 인해 정신질환이 발생한다고 여겨 머리에서 혈액을 빼는 치료가 성행하였다. 중세 이전에는 창자에 독성물질이 가득했기 때문이라고 판단하여 설사 유도제를 처방하였고, 중세에는 정신병을 신벌(神罰) 혹은 악령이 깃든 것으로 생각하여 고문과 화형에 처하기도 하였다. 19세기에 들어와 수면치료, 물치료, 혼수치료, 경련치료, 열치료, 뇌 절제술 등 다양한 치료법이 시행되었다. 특히 두 번의 큰 전쟁 이후 정신질환에 대한 관심도가 높아지면서 뇌의 신경계가 전기회로와 같다고 여겨 회로를 수정하고자 수술요법, 쇼크, 물리적 충격 등을 가하기도 하였다. 지그문트 프로이트의 정신분석학도 치료의 한 축을 담당하였으나 한계가 뚜렷하였다. 2002년 개봉된 영화 〈뷰티풀 마인드〉(론 하워드, 2001)에는 주인공 존 내쉬[6]가 정신질환을 치료하기 위하여 인슐린 쇼크 주사를 맞는 장면이 나온다. 내쉬는 실제로 조현병을 앓았고 병원에서 10년 이상 치료를 받았다.

이런 사회적 문제가 풀리기 시작한 계기는 용감한 군의관의 대담한 가설과 주의 깊은 관찰력 덕분이었다. 정신병이 뇌 내부의 화학물질 간의 불균형으로 인해 발생한다는 단서를 제공하였다는 점에서 의약품의 위대함에 관하여 논하지 않을 수가 없다. 1940년 프랑스의 제약사 롱프랑은 항히스타민제를 개발하기 위하여 이미 같은 목적으로 사용하고 있었던 베나드릴에서 페노티아진 아민류를 합성하는 과정을 통하여 프로메타진을 발견하였고, 그 후 구토 방지 효과를 가지는 동시에 바르비탈염(진통 · 최면제)의 효과를 강화하는 클로르프로마진을 합성하였다.

1949년 프랑스 해군의 외과 의사인 앙리 라보리는 혈압이 낮은 쇼크 상태의 환자를 치료할 방법을 조사하고 있었다. 라보리는 1951년에 수술 전 환자의 체온을 떨어뜨리면 수술 후의 쇼크를 줄일 수 있다고 가정하였고 항히스타민제가 온도를 낮출 수 있으리라고 생각하면서 프로메타진을 환자에게 투여하였다. 그런데 마취를 하기도 전에 프로메타진이 환자들을 무의식의 상태로

6) 게임이론과 미분기하학, 편미분 방정식 등의 분야를 연구한 미국의 수학자이자 노벨경제학상 수상자, 2015년 5월 23일 수학의 노벨상인 아벨상을 수상하고 귀국길에 케네디 공항에서 택시를 타고 귀가하던 중 부부가 함께 교통사고로 사망하였다.

만든다는 점을 발견하게 된다. 그는 약이 뇌의 기능을 단절시켰고 이로 인하여 정신적 능력이 저하되거나 의식이 흐려지지 않은 채 고요함에 이를 수 있다고 생각하였다. 그 후 실험쥐를 이용하여 프로메타진보다 개선된 클로르프로마진으로 실험을 진행하게 되는데, 쥐는 종소리를 들어도 움직이지 않은 채 그대로 있었다. 이 소식을 접한 프랑스의 정신과 의사인 장 들레와 피에르 드니케르는 천여 명 이상의 조현병 환자들에 대한 결과를 발표하면서 클로르프로마진의 효과를 열렬히 칭찬하였다. 그러나 당시에도 클로르프로마진이 어떻게 작용하는지는 전혀 알지 못하였다. 1963년 신경전달물질의 작용을 방해한다는 사실이 밝혀지면서 조현병 환자의 근본적 문제를 뇌의 화학적 변화 때문이라고 추론하게 된다. 그러나 어째서 신경전달물질의 불균형을 초래하는지는 여전히 알 수 없었다. 클로르프로마진이 항정신병 치료제로 인정을 받게 되면서 라보리와 드니케르, 레만은 알버트 라스카상을 수여하였다. 같은 해에 항히스타민제인 클로르프로마진의 전구화합물 베나드릴을 만든 다니엘 보베는 노벨생리의학상을 받게 된다.

1952년이 되던 해 미국의 제약사 스미스클라인-프렌치(SK&F)는 롱 플랑으로부터 클로르프로마진에 대한 권리를 사들였고, 이 약은 1954년 미국 FDA의 승인을 받아 미국에서 토라진이라는 상표명으로 발매된다. 즉 클로르프로마진은 최초의 정신병 치료약으로 허가를 받았고 탈시설화 운동[7]에 큰 역할을 한 것이다. 당시의 조현병 환자들에 대한 치료법으로 클로르프로마진이 전

---

7) 1960년에서 1970년경 미국의 정신병원에 구금되어 있던 수천 명의 정신병자를 풀어 주고자 하였던 연방 정책이다.

도유망한 대안 물질로 떠오른 점은 확실하였다.

1940년대와 1950년대 초의 정신병 치료법으로는 대뇌의 백질 절제술, 전기 충격, 인슐린에 의한 혼수상태 유발 등의 방법이 쓰이고 있었다. 환자들이 보는 환영이나 환각 그리고 과격한 행동들을 진압하기 위해 고안된 세 가지 방법들은 안정적이지 못하였을 뿐 아니라 돌이킬 수 없는 부작용을 불러일으키곤 하였다. 쉽게 투여할 수 있는 약이 발견되고 비로소 뇌 절제 수술 같은 침윤적 방법으로부터 벗어날 수 있게 된다. 1954년 클로르프로마진은 미국에 소개된 이후 정신병원에서 없어선 안 될 약으로 자리 잡는다. 주립 정신병원은 저렴하게 질병을 치료하길 희망하는 환자들로 북적이게 된다. 하지만 얼마 지나지 않아 클로르프로마진은 정신병원에서 사용되는 약물을 넘어 정신병자들을 사회로 돌려보낼 수 있는 치료약으로 널리 쓰이게 되었다. 감옥에 비유되었던 미국 내 주립 병원들의 필요성은 사라지게 되었고, 마을 공동체 내의 진료소만으로 그 역할을 대체할 수 있게 되었다. 클로르프로마진이 조현병의 환각과 망상을 사라지게 한다는 연구 보고를 통해 연방 정부는 탈시설화 운동의 필요성을 깨우치게 된 셈이다.

1963년 《뉴욕타임즈》는 '대통령의 정신병 감소를 위한 예산 요구'라는 제목의 기사를 내보내게 되는데, 기사에 따르면 케네디 대통령은 새로운 약과 지식으로 인해 "정신병자들이 공동체 내에서 신속하고 성공적으로 치료를 받고 사회 구성원으로 복귀할 수 있었다."라고 주장하였다. 1953년에 높게는 560,000명을 기록하던 정신병 환자 수가 1975년에는 193,000명으로 감소한 점을 보면, 미국의 정신건강 시스템은 매우 극적으로 변화한 셈이다.

그러나 불행하게도 이러한 숫자가 성공적인 치료와 조현병 환자에 대한 사회 복귀를 대변해주지는 않았다. 클로르프로마진의 조현병 치료 효과에 대한 희망은 심각한 부작용이 대두되면서 빛을 잃게 된다. 클로르프로마진의 부작용 중에 가장 눈에 띄는 것은 만성 운동장애이다. 비정상적이고 목적 없는 움직임을 유발하는 만성 운동장애는 파킨슨병에서 발견되는 특성과 매우 유사하다. 클로르프로마진이 파킨슨병과 유사한 증상을 불러일으킨다는 초기의 지적은 긍정적인 효과에 의해 가려져 있었다. 그러나 1970년대 클로르프로마진의 부작용이 조명되면서, 약의 명성은 실추되었고 사용은 현저하게 감소되었다. 하지만 클로르프로마진이 뇌의 도파민 D2 수용체를 막는다는 사실이 밝혀지면서, 조현병을 치료하기 위해 부작용이 낮은 향정신성 약물을 찾게 되었다. 클로르프로마진이 현재까지도 사용되기는 하나 아주 소량으로만 투여되고 있다. 그러나 클로르프로마진 덕분에 지금의 정신과 치료 방식이 약물요법으로 전환될 수 있었다.

항불안제, 벤조디아제핀

뇌질환이나 향정신성 질환 치료에 사용하는 상당수의 약물이 우연을 기회로 바꾸고자 노력한 과학자들 덕택에 탄생하였다. 만약 이들의 노력이 없었다면 뇌는 여전히 블랙박스와 같았을 것이다. 1세대 정신질환에 관여하는 대부분의 의약품은 우연히 발견되어 후에 작용기전이 설명되는 방식으로 개발되었다.

다른 질환과 달리 견고한 바이오마커에 작용하는 약물은 번번히 부작용을 초래하여서 그만큼 개발이 어려웠고 그렇기에 더욱 우연에 기댈 수 밖에 없었다.

삶의 고통을 견디는 방법을 찾고자 하는 인간의 노력은 꽤 오래되었다. 알코올이나 아편, 1800년대 중반에는 포타슘브로마이드(KBr)와 클로랄하이드레이트, 1930년대에는 바비튜레이트가 진정제나 수면제로 사용되었다. 그러나 효능 면에서 미미하거나 심각한 부작용이 있었다. 1950년대 메프로바메이트의 등장은 우울증 치료에서 획기적인 사건이었다. 이 약물은 1950년 미국으로 이주한 체코의 프랭크 버거가 합성하였다. 그는 미국으로 오기 전, 영국 요크셔에 있는 한 연구실에서 페니실린에 대한 방부제를 찾는 중에 메페니신이라는 화합물이 실험동물에게 진정 효과가 있음을 발견하였다. 1946년 영국 약리학 잡지에 진정작용에 대해 언급하며 "불안은 사람에게 흔히 있는 증상이자 언제든 생겼다가 사라질 수 있다."라고 언급하면서 불안은 질환이라기보다는 별로 중요하지 않은 일에 흥분하는 경향이라고 생각하였다. 버거는 미국 뉴저지주에 제약사 월러스의 연구소장으로 일하면서 메프로바메이트 화합물 합성을 통해 근육 이완, 항경련, 진정작용의 세 가지 약리학적 특성을 활용해 항우울제를 개발하였다. 1955년 FDA는 이 약물을 처음으로 항우울제에 효능이 있는 약물로 허가하게 된다. 재미있는 점은 상표명이 버거가 정착한 뉴저지의 도시 이름인 밀타운(Miltown)이란 점이다. 많은 산모가 출산 후 우울증을 극복하기 위하여 이 도시로 이주하였다니, 도시의 홍보가 톡톡히 된 셈이다. 사람들은 밀타운을 감정을 치료하는 아스피린쯤으로 여기면서 자신들의 정신적인 문제를 완벽히 사라지게 해줄 것이라고 신봉하였다. 그러나 시간이 지나면서 밀타운은 적정 투여 용량에서도 졸림, 약물의 내성, 남용, 치사량, 의존성 증의 문제가 나타나는 등 항우울제로의 역할을 하지 못하면서 매출이 급감하였다.

그러나 완벽한 진정제를 찾고자 하는 노력은 계속되었다. 1960년 제약사 호프만 라 로슈에서 리브리움을 발견하여 밀타운 시장을 차지하게 된다. 벤조디아제핀류라고 불리는 항불안약의 첫 번째는 리브리움이고 3년 후 보다 효과적인 발륨이 등장하며 이후 10여 개 이상의 유사체가 현대 정신 약리 분야에서 우울증 치료제로서 큰 역할을 하게 된다. 리브리움의 발견에는 약간의 운도 따랐다. 로슈의 연구원인 레오 스턴바흐는 1950년 중독성이 매우 높은 바비튜레이트를 대치하기 위하여 새로운 의약품을 찾고 있었다. 그는 벤조헵토스디아진 화합물 종류의 유도체를 시험한 적이 있었는데, 그가 사용했던 화합물은 단지 육원자 고리 화합물이었을 뿐 칠원자 고리 화합물은 아니었다. 40여 종의 유도체는 어떠한 약리작용도 보이지 않았다. 그는 메틸아민으로 유도체를 처리하였고, 그 결과 얻게 된 하얀 결정형의 분말을 실험실 선반에 그냥 방치하였다. 수년 후 그는 다른 소용없는 화합물들과 함께 폐기되었을지도 모를 이 화합물을 가지고 다시 실험을 시도하였다. 그 결과 탄생한 것이 칠원자 고리 화합물인 클로로디아제폭사이드이며, 이는 생물학적으로 강한 중추신경계 억제제였다. FDA는 불안 해소, 불면증과 근육의 경련 치료, 알코올 중독증 치료, 발작 예방목적으로 리브리움을 허가하였다.

1963년 리브리움 이후 잇달아 나온 발륨은 매우 성공적인 의약품이었다. 1970년 한 해에 28억 개의 정제가 제조되었고 1981년 발륨보다 더욱 효능이 우수한 자낙스가 뒤를 잇게 된다. 자낙스 역시 블록버스터 의약품으로 등극한다. 현재 수십 개의 벤조디아제핀 계열의 의약품이 시장에 나와 있으며 각각 다른 조건과 다른 강도에 따라 처방되고 있다.

벤조디아제핀류의 작용 기전은 완전히 밝혀져 있지 않다. 분명한 사실은 뇌에서 신경전달물질과 감마-아미노부틸산(GABA)의 영향을 줌으로써 작용한다는 점이다. 벤조디아제핀은 GABA 결합 부위 근처의 수용체에 결합하여 GABA에 대한 결합 부위의 친화력을 증가시킨다. 이처럼 더 적은 양의 흥분성 신경전달물질을 떨어트림으로써 뇌의 작용을 느리게 한다. 부작용으로 인하여 정서를 약하게 만들고 근육을 이완시키며, 기억력 장애를 초래한다.

리브리움과 유도체의 엄청난 성공도 몇몇 심각한 부작용이 나타나면서 문제가 발생하게 된다. 이 의약품은 빠르게 기분 전환용 의약품 대열에 등극하면서 알코올 중독자들과 불법 의약품 사용자들의 90 %가 남용하고 있다고 추산된다.

그러나 더 큰 문제는 벤조디아제핀류가 지닌 중독성이었다. 벤조디아제핀류는 단기간에 불안을 잠재울 수 있을지라도 오래 사용하면 내성을 일으키고 강한 중독성을 유발한다. 즉 사용을 중단하게 되면 발작, 경련, 구토, 땀을 흘림과 같은 금단 현상을 발생시키게 된다. 이 의약품은 많은 사람을 중독시켜 소설과 영화, 그리고 궁극적으로 의회 청문회에도 거론되게 된다. 리브리움과 발륨 등 다른 벤조디아제핀류가 여전히 사용되고 있으나 인기는 많이 감소한 상황이다. 벤조디아제핀류는 1999년 미국에서 약 1억 건이 처방되었고 후에 프로작과 같은 새로운 세로토닌 재흡수 저해제에 의하여 대체되게 된다. 벤조디아제핀류는 효과적인 의약품이나 신중하고 조심스럽게 처방되어야 할 것이다.

우울증 치료제의 대명사, 프로작

우울증은 기분장애의 일종이며 기운이 없어지고 기분이 침체되는 정신질환의 한 종류이다. 우울증의 특징은 우울한 기분, 의욕 · 관심 · 정신 활동의 저하, 초조, 식욕 저하, 불면증, 지속적인 슬픔 · 불안 등이다. 감정을 조절하는 뇌의 기능에 이상이 생겨 '부정적인 감정'이 나타나는 병이며, 전 세계적으로 1억 명 이상이 앓고 있는 질환이기도 하다. 영미권에서는 '파란색' 또는 '쓰레기장에 던져지는 기분'으로 묘사된다. 스스로가 세상에서 가장 비참한 사람이 되는 셈이다.

1994년 미국의 칼럼니스트이자 변호사였으며 2020년 1월 유방암으로 세상을 떠난 엘리자베스 워첼은 자신의 저서 『프로작 네이션』(김유미 옮김, 민음인, 2011)에서 어릴 때부터 앓아왔던 우울증과 약물 중독에 관하여 자신의 감정을 세밀하게 그려내고 있다. 저자는 우울증을 '가장 외로운 병'이라고 지칭하고 있다. 책의 제목으로도 쓰인 '프로작'은 미국에서 1980년대 후반에서 1990년대에 걸쳐 가장 많이 처방되었던 의약품의 상표명이다. 최근 국내에서도 청소년, 연예인, 정치인에 이르기까지 많은 직종의 사람들이 이 질환으로 고생을 하고 있으며, 병을 견디다 못해 자살하게 되는 경우도 많다. 자살은 국내에서 5번째 순위의 사망원인이며, 특히 10대부터 30대 사이에서는 가장 높은 순위이다.

보건복지부에서 분석한 자료에 의하면 정신질환이 자살 원인의 50 %를 넘고 있으며, 그중에서도 우울증이 90 %이니 우울증은 그 어떤 병보다 심각한 질병인 셈이다. 한 사람이 젊은 나이에 꽃도 못 다핀 채 자살로 생을 마감한다는 것은 개인을 넘어 사회의 커다란 손실이다.

처음으로 우울증에 효과를 보인 약물 계통은 모노아민 산화효소 억제제였다. 이것은 협죽도과 '인도사목'이라는 식물에서 우연히 발견된 것으로, 이후 우울증에 대한 효능이 세상에 알려지게 되었다. 인도에서는 우는 아기를 달래거나 불면증을 치료하는 용도로 '인도사목'의 뿌리를 오랫동안 사용하여왔다. 지금의 제약사 노바티스의 전신인 시바는 이 식물에서 분리한 알칼로이드인 레제르핀을 혈압약으로 개발하기도 하였다.

정신과 의사인 나단 클라인은 레제르핀이 700명의 조현병 환자를 치료하는 데 효능이 있다는《뉴욕타임즈》의 기사를 읽었다. 이후 클라인은 레제르핀을 정신병 환자들에게 시험하여 보았고 레제르핀이 지닌 놀라운 치료 효과를 확인한 후 94,000명의 환자를 치료하였다. 그러나 남용으로 인해 간독성, 영구적인 움직임 장애 등 심각한 부작용들이 나타나 약의 사용을 중단하게 되었다. 이러한 시도를 통하여 클라인은 정신병 환자를 치료하는 기전을 연구하였고 그 과정에서 중요한 발견을 하게 되었다. 바로 레제르핀이 신경 말단 시냅스 상에서 세 개의 주요 모노아민인 세로토닌, 도파민, 노르에피네프린의 재

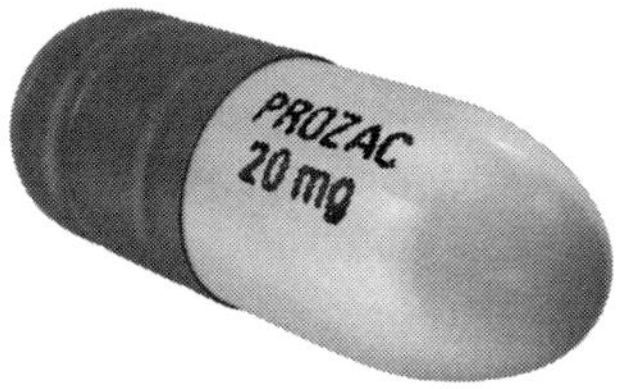

프로작 알약(출처: 셔터스톡/Pixel Squited)

흡수가 일어나는 것을 막음으로써, 모노아민의 양을 유지하고 정신병 환자를 진정시키는 효과를 나타낸다는 것이다. 그러나 레제르핀의 부작용으로 우울증이 유발된다는 사실이 밝혀지면서 모노아민이 사람의 기분과 상당히 연관되어 있다는 가설이 정설로 굳어져 갔다. 모노아민의 분해를 억제함으로써 우울증을 치료할 수 있다는 사실을 깨닫게 된 셈이다. 처음 우울증 치료 목적으로 처방된 모노아민 산화효소 억제제는 이프로니아지드였다. 이것은 원래 결핵치료약이지만 결핵치료약을 처방받은 환자의 기분이 상승하는 모습을 보고 적응증 외 용도(off-label use)로 사용되기 시작하였다. 우울증의 치료 효과가 모노아민 산화효소의 억제 때문이라는 것이 알려진 이후, 선택적 모노아민 산화효소 B 억제제인 페넬진, 트라닐시프로민, 셀레길린 등이 개발되었다.

이후 등장한 항우울제 계열은 삼환계 화합물이었다. 스위스 정신과 의사 롤랜드 쿤은 클로르프로마진의 유도체인 삼환계 항히스타민 물질들을 시험하다가 이 물질들이 최면 작용이 있으며, 이러한 작용이 신경전달물질의 재흡수를 억제함으로써 일어난다는 사실을 알게 되었다. 삼환계 항우울제는 실제로 수많은 부작용이 있었고 치료 농도 범위가 좁아 사용하기에 문제가 많았다. 뒤이어 나온 노르트리프틸린 등의 2세대 삼환계 항우울제들은 노르에피네프린의 재흡수를 선택적으로 억제하여 부작용이 좀 더 줄어들었다. 그러나 여전히 안전하고 효과가 좋은 항우울제는 등장하지 못하고 있었다.

스코틀랜드 출신 연구원 브라이언 몰로이는 박사 후 연구과정을 미국에서 마친 후 제약사 일라이릴리에 고용되었다. 그는 아세틸콜린을 연구한 경험을 살려 항우울제 연구로 진행하게 되었다. "원래 가지고 있던 것에서 시작하라."

는 제임스 블랙(「최초의 약물설계 위장약, 시메티딘」 참조)의 격언처럼 몰로이는 베나드릴이라는 오래된 항히스타민제부터 연구를 시작하였다. 조현병 치료제인 클로르프로마진도 항히스타민제인 베나드릴로부터 페노티아진 아민류를 합성하는 과정에서 탄생한 것이다. 몰로이는 베나드릴의 N-메틸 에틸 아민기가 약물특이분자단이라는 것을 알게 되었고, 이를 변형하는 여러 과정 끝에 세로토닌의 재흡수를 선택적으로 억제하여 세로토닌의 농도를 높이는 플루옥세틴(상표명 프로작)을 개발하였다. 플루옥세틴은 삼환계 항우울제보다 부작용이 훨씬 적고 안전하며, 우울증 치료에 더욱 효과적이었다. 1974년에 공식발표가 되었으며 임상시험을 거쳐 1987년에는 FDA 승인을 받게 된다. 2000년에는 처방이 가장 많았던 항우울제였으며, 정신과 이외에서도 이 약을 많이 처방하였다. 특허가 만료된 뒤에는 처방 수가 급감하였고 이어서 프로작을 개선한 여러 후속 약물들이 개발되었다. 프로작은 반응 시작 시간이 항불안제에 비해 오래 걸린다는 단점이 있었다. 화이자에서 개발한 졸로프트는 프로작의 단점을 개선하여 반응이 시작되는 시간이 줄어들었다. GSK에서 개발된 팍실은 나이에 따라서 반응이 다른데 9~17세의 청소년들에게는 프로작을 처방하는 게 더 낫다고 알려져 있다.

프로작과 같은 선택적 세로토닌 재흡수 억제제(Selective Serotonin Reuptake Inhibitor, SSRI)는 1988년 FDA에 승인된 이후 90개 이상의 국가에서도 승인되어 전 세계 5억 4천 명의 사람들이 사용하고 있었다. 그러나 사용량이 늘어나고 시간이 지나면서 점차 SSRI 계열 약물 사용에 대한 비판이 생겨났다. 상대적으로 부작용이 작아서 과다 처방될 수 있으며, 이로 인하여 성격 변화를 유발할 수 있다는 것이다. 또한 10대에게는 폭력 및 자살 충동을 일으킬 수 있다고 하여 일라이릴리는 수많은 소송에 휩싸이게 된다.

이렇게 여러 물의가 빚어지자 FDA는 SSRI와 자살 충동의 연관성을 연구하기 시작하였다. FDA 의약안전과 보고서에 따르면, 9가지 SSRI계 항우울제로 4,250명의 어린이를 대상으로 한 22개 연구 결과에서 항우울제 복용집단(2,298명 중 74명 자살시도)이 가짜약 복용집단(1,952명 중 34명 자살시도)보다 2배나 높은 자살 행동 경향을 보이는 것으로 나타났다. 이에 따라 2004년 9월 14일, FDA 자문위원회는 프로작의 자살 충동 유발 가능성을 공식적으로 인정하고 SSRI 계열 약에 위험성을 알리는 경고문 부착을 의무화하였다.

SSRI가 자살 충동을 일으키는 이유는 무엇일까? 아직 정설은 아니지만 추정되는 가설은 있다. 항우울제는 세로토닌의 농도를 상승시키고 약물복용 중이던 우리 몸은 높아진 세로토닌 농도에 적응하게 된다. 이때 약물복용이 갑자기 중단된다면 세로토닌 농도가 낮아지면서 자살 충동이 발생한다는 것이다. 어른들은 어린이와 청소년들보다는 비교적 안전하며, 오히려 우울증이 개선되면서 자살률이 꾸준히 감소하는 경향을 보인다. 최근 연구에 의하면 남자와 여자에게 동일한 빈도로 우울증이 발생하여도 여자는 남자보다 2배 이상 과치료를 받는다. SSRI는 중독 증상이 없지만, 갑작스럽게 복용을 중단한다면 불안감을 느끼고, 메스꺼움, 현기증, 무기력, 감기에 걸린 듯한 증상이 나타나므로 정신과 전문의와 상담을 통하여 신중히 복용을 결정하여야 한다.

리튬의 놀라운 변신

정신과에서는 조울증이라고 알려진 마음의 병을 양극성 장애라는 병명으로 부른다. 양극성 장애는 기분, 에너지, 생각과 행동에 극단적인 변화가 일어나는 증상이 특징이며 치료가 가능한 병이다. 양극성 장애를 조울증이라고 하는 이유는 조증과 우울증의 양 극단 사이에서 기분이 변화하는 특징 때문이다. 이러한 기분 변화는 수시간, 수주 또는 수개월 간 지속되기도 한다. 우울증처럼 흔하지는 않지만, 전 세계 인구의 1 % 정도는 평생에 한 번은 양극성 장애를 앓는 것으로 알려져 있다. 충동 조절에 문제가 있어 본인이나 타인에게 해를 끼치기도 하며 종교적, 정치적, 경제적, 성적 및 피해 사고에 과도하게 집착하기도 하고 복잡한 망상으로 발전하기도 한다.

조울증은 대개 청소년기 말에 우울증의 모습을 띠는 경우가 많은데 아동기나 노년기에도 나타날 수 있다. 남자와 여자의 조울증 발생률은 차이가 거의 없으나 남자는 주로 조증의 형태로, 여자는 주로 우울증의 형태로 나타나는 게 특징이다. 우울증 환자의 자살률이 높은 이유도 조울중으로 인한 것으로 생각된다.

프랑스에서 클로르프로마진의 조현병 치료 효과에 대한 연구가 시작되었을 때, 지구 남쪽에서는 한 정신과 의사가 조울증 환자를 대상으로 임상시험을 하고 있었다. 호주의 존 케이드가 바로 주인공이다. 케이드는 제2차 세계대전 중 전쟁 포로가 되어 말레이시아 포로수용소에 3년간 지내면서 조울증이 화학물질의 중독에 의해 발생한다고 생각하게 된다. 전쟁 후 그는 호주 빅토리아 정신병원에 근무하면서 독성이 있는 물질에 중독된 것이라면 소변을 통하여 원인을 찾을 수 있다는 가설을 세웠다. 그는 소변을 농축하여 기니피그에 주사하였지만 기니피그가 모두 죽는 바람에 별 소득을 거두지 못했다. 조울증 환자의 오줌이 가장 독성이 높았는데, 케이드는 소변의 성분을 조사하면서 검출된 독성과 요산에 주목하게 된다. 그는 요산이 물에 녹지 않는다는 사실에 관심을 가지면서 물에 녹을 수 있는 리튬 염을 만들어 주사하여 조울증 환자를 안정시켰다. 케이드는 본인에게도 직접 투여하여 아무런 해가 없다는 사실을 확인하였고, 리튬만을 가지고 임상시험을 하였다. 현재처럼 임상시험이 까다롭지 않았기에 가능하였던 일이라 생각한다. 19명의 환자에게 투여하자 울증 환자에는 별 효과가 없었으나 조현병 환자에게는 경미한 효과가 나타났으며, 조증 환자에게는 상당한 효과가 나타나게 된다. 케이드는 1949년 호주에서 발간되는 학술잡지에 리튬 탄산염이 조증에 효과가 있다는 결과를 발표하였지만, 이에 관심을 가지는 연구자나 의사는 없었다. 케이드의 연구 결과는 1960년대 멀리 떨어진 덴마크의 모겐스 쇼우팀에 의하여 입증되게 되었으며 조증의 정신병 환자나 재발하는 우울증 환자에게 커다란 도움을 주게된다. 리튬염은 양극성 질환 치료에 도움이 되었음에도 약으로서 병원에서의 사용 빈도가 낮았다. 제약사에서 볼 때 특허성이 없고 무기 의약품으로 가격이 저렴한 점이 이유이다. 활용 사례가 증가하면서 리튬은 1970년도 FDA에서 조증약으로 허가를 받았고, 4년 후 조울증의 예방약으로 쓰임이 확장되었다. 기원을 거슬러 오르면 리튬이 정신질환 치료 약물의 서광을 비춘 셈이다.

한때 코카콜라 안에 의약품 성분인 코카인이 사용되었던 사실과 마찬가지로

리튬도 음료수에 포함된 적이 있었다. 미국 세인트루이스에 본사를 둔 하우디는 1929년 레몬 라임 청량 음료를 출시하였는데, 기분을 안정시킬 목적으로 인기 있던 의약품인 리튬 구연산염을 첨가하였다. 후에 음료의 이름을 '7 Up'으로 변경하였는데, 기존에 '7 Up'에 들어 있던 리튬은 1948년 독성이 있다고 밝혀져 음료에서 제외된다.

약학사 관점에서 리튬의 역사적인 배경은 꽤 오래되었다. 케이드가 직관적으로 리튬을 선택하였기보다는 오래 전부터 리튬이 정신성 질환에 활용되었다는 기록이 있었기 때문일 것이라고 월터 브라운이 저술한 『리튬: 의사, 약, 혁신(Lithium: A Doctor, a Drug, and a Breakthrough)』(w w Norton & Co Inc, 2020)에서 언급을 하고 있다. 그러나 케이드의 호기심과 모험심이 없었다면 의약품으로 탄생하기가 어려웠을 것이다.

기호식품과 각성제

경쟁 사회 속에서 살아가는 우리들은 매 순간 긴장의 끈을 놓지 못한다. 청소년들도 좋은 시험 점수를 위해 노력하며 특히 시험 기간에는 밤을 새는 일조차 빈번하다. 이때 주로 사용하는 것이 커피나 드링크류, 또는 약물이다.

커피의 주요 성분은 카페인과 폴리페놀이다. 카페인은 커피와 녹차에 들어 있으며, 차는 중국의 고대 의학서적인 『신농본초경』에도 실려 있을 정도로 오랜 역사를 지니고 있다. 내려오는 이야기에 의하면 신농 황제가 지방을 시찰하면서 잠시 쉬는 동안 그의 몸종이 물을 끓이기 위하여 차나무 가지를 잘라 불을 피우는 사이 찻잎이 물 위에 떨어졌다고 한다. 그런데 그 물을 마신 황제는 기분이 좋아지고 몸이 가뿐해져서 항상 찻잎을 사용해 음료를 만들라고 지시하였다고 한다. 그 후 황제는 100종류에 이르는 식물의 맛을 음미하면서 약초의 가능성을 시험하였는데 빈번히 독초를 삼키기도 하였다. 이때마다 그는 찻잎을 씹으면서 독을 제거하였다고 한다. 신농 황제는 100년 이상을 살았다고 전해지며, 차는 중국 문화의 일부로 자리 잡게 된다. 그 후 차는 당나라뿐만 아니라 다른 아시아 국가와 중동에도 퍼지게 되었다. 영국을 포함한 유럽에는 1600년경에 도입되었는데, 특히 찻잎이 배를 통해 중국에서 영국으로 가는 동안 발효되어 홍차로 변했다는 사실은 유명한 일화이다.

커피의 유래도 전설이 있다. 에티오피아의 양치기인 칼디는 염소들이 언덕 위 숲속에서 자는 식물의 열매를 먹으니 활동적으로 변하는 모습을 보고는 자신도 열매를 씹었더니 잠과 피로감이 사라지는 점을 느끼게 되었다. 주위에 있던 수도승이 소년의 경험을 듣고 열매를 끓여서 먹었고 밤새도록 기도를 드릴 수 있게 되었다고 한다. 이후 이 사실이 널리 알려지면서 커피는 아프리카와 중동에서 기호 음료가 되었고, 1600년대와 1700년대에는 유럽에서도 기호식품으로 인정을 받게 되었다. 그 이후 커피는 전 세계에서 가장 사랑받는 기호 식품으로 정착하였다.

1820년 독일의 화학자인 프리들리프 룽게는 괴테의 요청으로 커피 열매에서 알칼로이드를 분리하고, 이를 커피에 있는 성분이라고 하여 카페인이라고 이름 붙였다. 커피를 마시면 잠이 오지 않는 이유는 카페인 때문이다. 뇌에 있는 아데노신 수용체에 카페인이 아데노신과 경쟁적으로 결합함으로써 아데노신이 수면을 유도하는 작용을 막아 졸림을 방해한다. 다른 화합물처럼 카페인을 많이 복용하면 신장, 방광, 췌장암, 유선섬유낭포증, 골다공증이 야기될 수 있다고 하지만 확실하게 입증된 바는 없다. 프랑스나 덴마크에서는 카페인 함량이 높은 레드불 음료를 퇴출시켰다.

카페인과 유사하게 각성 작용을 촉진시키는 약은 무엇이 있을까? 우리나라나 일본은 암페타민을 포함하여 어떠한 유도체, 제제도 법적으로 처방을 하거나 판매할 수 없다. 넷플릭스의 영화 〈슈퍼맨 각성제〉(앨리슨 클레이먼, 2018)를 보면서 애더럴을 미국의 청소년들과 성인들이 상당히 많이 복용하고 있음을 알게 되었는데, 애더럴은 암페타민의 4가지 염을 함유한 복합제이다. 미국에서는 '주의력 결핍 과다 행동 장애(ADHD)'의 처방약으로 사용하고 있다. 그러나 대다수의 처방이 목적 외 용도를 위해서 이루어지는데, 집중도를 높여 시험에서 좋은 점수를 받기 위하여 또는 직장에서 능률을 목적으로 하루에 몇 정씩 복용되고 있다고 한다. 우리가 여러 잔의 블랙커피를 마실 때, 미국의 청소년과 직장인들은 강도가 센 약을 복용하고 있었던 셈이다.

암페타민이 만들어진 배경을 거슬러 올라가다 보면 중국 한나라 시대(BC 206~AD 220)부터 천식의 치료나 각성제 목적으로 사용해 왔던 '마황'이라는 약재에 도달하게 된다. '마황'은 잎이 없는 덤불 형태의 식물로 혈압 강하나 기관지 염증 치료에 주로 이용된다. '마황'의 주성분은 에페드린과 슈도에페드린으로서 구조 내에 질소 화합물을 가지고 있는 알칼로이드이다. 화학적으로 생체 신경전달물질인 에피네프린(아드레날린), 노르에피네프린(노르아드레날린), 도파민

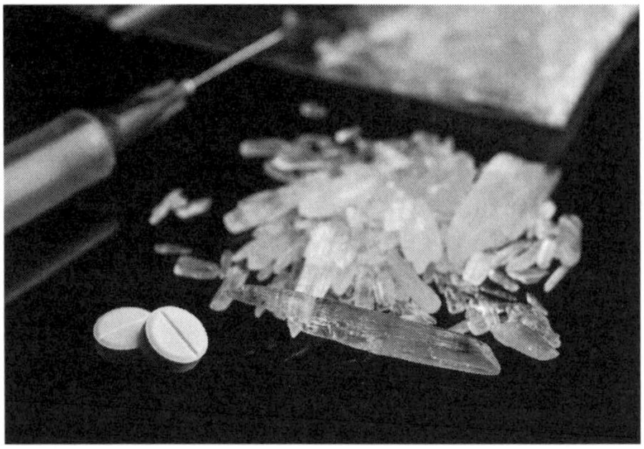

메스암페타민(출처: 셔터스톡/Dima Sobko)

과 유사하다. 암페타민의 효능은 1927년 미국 캘리포니아대학 로스앤젤레스 캠퍼스의 알레스 고르돈이 에페드린으로부터 암페타민을 값싸게 합성하면서 밝혀지게 된다. 암페타민은 제약사 스미스클라인-프렌치(SK&F)가 1933년 후반 암페타민의 탄산염을 벤제드린이라는 상표를 붙여 흡입제로 판매한 일이 시초이다. 특히 벤제드린 황산염은 정제로 기면증, 비만, 저혈압, 성욕 저하, 만성 통증 등의 병적 상태를 치료하는 데 사용되었다. 제2차 세계대전 동안 연합군과 추축국(나치독일, 이탈리아 왕국, 일본 제국)은 암페타민과 메틸 유도체인 메스암페타민을 전쟁 능력 향상을 목적으로 광범위하게 사용하였다. 약물의 중독성 특성이 알려지면서 각국 정부는 암페타민 판매를 엄격히 통제하기 시작하였다. 예를 들어 미국에서는 1970년대 초반, 암페타민은 규제약물법에 따라 스케줄 II 관리 약물[8)]에 포함시켰다. 그러나 엄격한 정부의 통제에도 불구하고, 암페타민은 소설가, 음악가, 수학자, 운동선수 등 다양한 직군의 사람들에게 불법적으로 사용되었다. 후에 애더럴은 주의력 결핍 과잉 행동 장애 및 기면증의 치료 처방약으로 미국, 캐나다를 포함해 유럽 몇몇의 국가에서 사용하고 있다. 또한 운동 능력을 향상시키거나 최음제 및 행복감을 위해서도 불법적으로 사용되고 있다.

암페타민보다 효능이 높으나 탐닉성이 강한 메스암페타민, 일명 히로뽕(필로폰)이 사회 문제로 떠오른 지 50년이 넘었다. 메스암페타민은 오늘날에도 실험실에서 불법적으로 합성되어 비밀리에 판매되고 있다. 흥미로운 사실은 '마황'의 또 다른 성분인 슈도에페드린의 수산기를 환원하여 쉽게 메스암페타민을 만들 수 있다는 점이다. 식품의약품안전처에서는 에페드린 및 슈도에페드린도 엄격히 규제하고 있어, 연구목적을 위한 구입조차 거의 불가능하다. 슈도에페드린은 기관지 해소용 의약품에 주로 사용되어, 기관지 해소 의약품을 구매해 암페타민으로 만드는 경우도 있다. 이 때문에 2004년 제약사 화이자는 슈도에페드린의 벤젠환 대신 수산기가 붙어 있는 페닐기와 암페타민의 곁사슬 결합으로 만들어진 페닐에페드린을 진해거담제의 주성분으로 활용하였다. 슈도에페드린처럼 사슬의 수산기는 금속 촉매를 이용하여 쉽게 환원이 가능하지만 육각환에 붙어 있는 수산기를 떼어내는 작업에는 고도의 화학적 지식이 필요하여, 이제는 진해거담제로부터 슈도에페드린을 추출하여 메스암페타민을 제조하기가 어렵게 되었다.

암페타민은 신경 말단 내부의 액포에서 도파민과 노르에피네프린 농도를

8) 남용 가능성이 높고 의존성이 있으며 미국에서 치료 및 의학용으로 허가 받아 처방전이 있어야 구입이 가능한 약물이다.

증가시켜 세포질로 내보낸다. 이 전달물질들은 도파민 수용체를 통해 농도를 유지하면서 시냅스 말단 밖으로 이동하여 행복감과 운동 자극 효과를 느끼게 만든다.

1944년 스위스의 화학자 리안드로 파니존은 테니스를 즐기는 부인 마가리트의 운동력을 늘리고 체중을 줄이고자 암페타민을 만들었다. 이 과정에서 메틸페니데이트라는 화합물을 합성하고 부인의 애칭인 '리타'와 '린'을 붙여 '리탈린'이라고 이름을 붙였다. 스위스의 제약사 시바는 끝에 e를 빼고 Ritalin(리탈린)이라는 상표명으로 1954년 각성제로 시장에 내놓았다. 처음에는 라세미체[9]였지만 이성체인 트레오 리탈린이 주류를 이루었다.

메틸페니데이트는 수면제인 바비튜레이트 유발 혼수, 기면증 및 우울증을 완화하는데 사용되었고 나중에는 노인의 기억력 결핍을 치료하는 데도 사용되었다. 1960년대부터 미국 정신과 의사 찰스 브래들리는 벤제드린(암페타민의 상표명)과 같은 정신 자극제 사용에 대한 초기 연구를 바탕으로 ADHD 아동을 치료하였다. ADHD 진단이 의료 및 정신건강 공동체 내에서 이해되고 수긍됨에 따라 메틸페니데이트의 생산 및 처방은 1990년대, 특히 미국에서 큰 폭으로 증가하였다.

현재 국내에서도 ADHD 질환에 대해 저용량의 제네릭 메틸페니데이트가 처방약으로 사용되고 있다. 그러나 일부에서 일명 '공부 잘하는 약'으로 변질되어 남용되는 사례가 종종 발생하기도 한다. 메틸페니데이트(리탈린)는 비교적 암페

9) 오른손잡이 광학이성질체와 왼손잡이성 광학이성질체가 동일한 분량으로 섞여 있는 혼합물이다.

타민보다 높은 안전성 때문에 향정신성 약물이지만 의사의 처방이 가능하다.

2019년 국정감사에서 최근 5년간(2014년~2019년 상반기) 이와 관련된 논란이 있었다. 메틸페니데이트 처방 인원은 46만 명, 청구 건수는 320만 건을 기록하였고 진료비 청구 금액은 약 970억 원에 달하는 것으로 확인되었다. 같은 기간 연령대별 처방 현황을 보면, 19세 미만이 235만 4천여 건으로 전체의 73.6 %를 차지하였고 진료비는 약 829억 원(85.5 %)에 달하는 것으로 집계되었다. 성인의 경우 20대(28만 6천 건)가 제일 많았으며 30대(14만 7천 건)가 그 뒤를 이었다. 문제는 20·30대의 메틸페니데이트 처방 건수가 무서운 속도로 늘고 있다는 점이다. 건강보험심사평가원에 따르면 2016년 2월, 2만 2천여 명이던 ADHD 환자는 꾸준히 늘어 같은 해 11월, 2만 5천 명으로 약 3,000명이 증가하였다. 다음 해인 2017년 1월엔 22,500명으로 소폭 줄었다가 그해 11월 다시 5,000명이 늘어나 27,500명이 되었다. 학업에 대한 집중도를 증가시키기 위해서 처방을 받고 있기 때문에 이러한 결과가 나온 것으로 추측된다. 이런 종류의 약은 도파민이나 노르에피네프린을 유지하여 주기 때문에 식욕감소를 유발시켜 비만 치료를 위해 사용되기도 한다. 그러나 의존성이 있어 사용에 대한 논란이 많다.

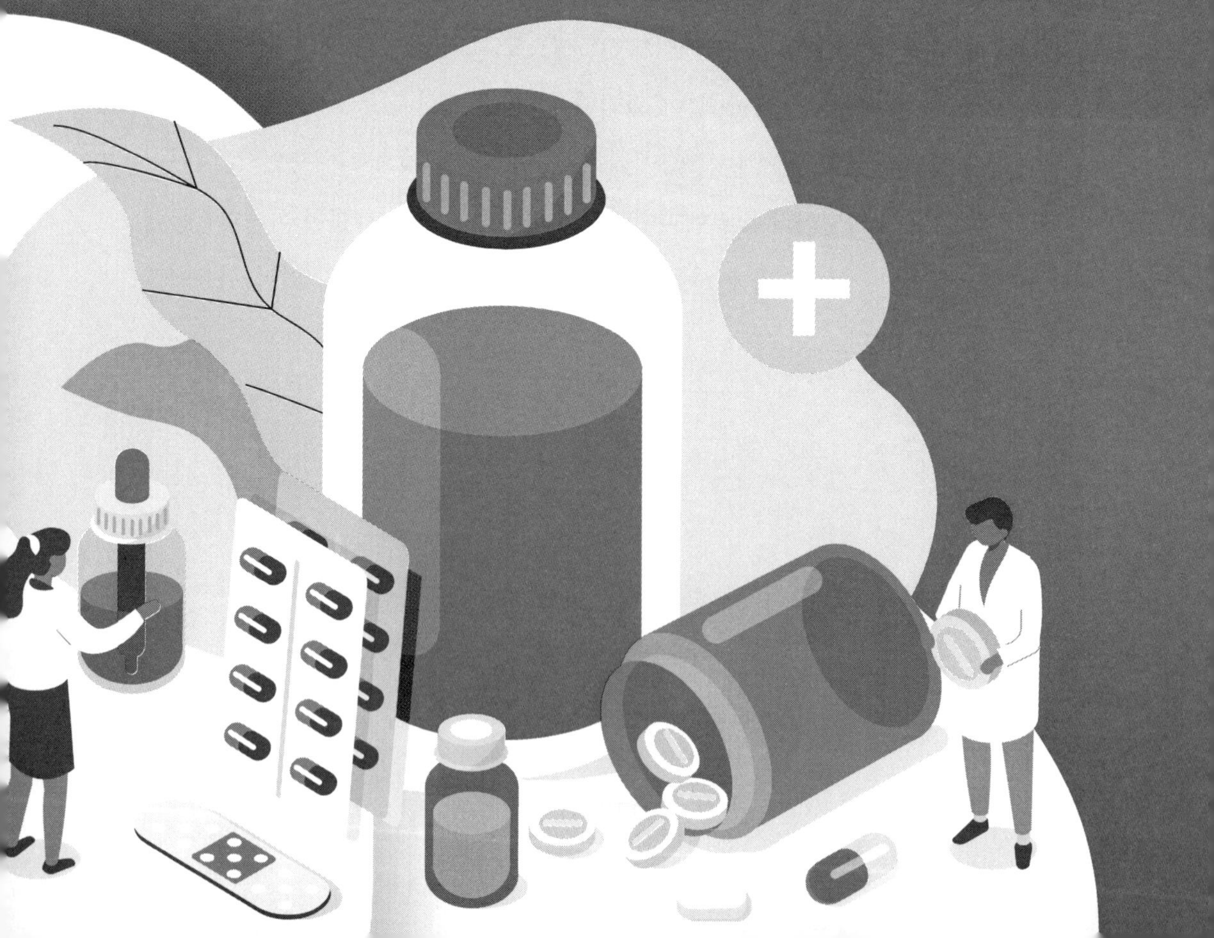

6장

우리 몸의 길을 닦다,
심혈관 치료제

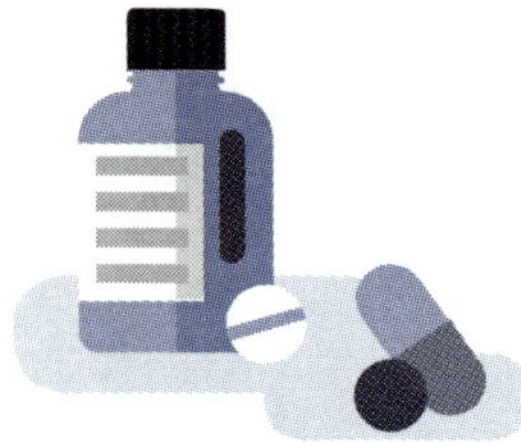

간에서 발견한 항응고제, 헤파린

현대 의약품의 역사는 지금으로부터 150년이 채 되지 않는다. 1800년도에는 오래전부터 사용해 왔던 식물로부터 유용한 화합물을 분리하고자 하였는데, 1900년대에 이르러 과학이 발전하면서 사람의 생리작용에 눈을 돌리게 되고 비타민과 호르몬에 대한 연구가 붐을 이루었다.

존스홉킨스 의과대학의 윌리엄 하웰 교수는 그중에서 출혈 시 혈액을 응고시키는 물질에 대하여 연구하고 있었다. 1916년 하웰은 의과대학 2년생인 제이 맥린에게 소간에서 혈액 응고 성분을 찾으라고 지시하였는데, 맥린은 반대로 혈액의 응고를 막는 지용성 인지질 계열의 물질을 분리하게 된다. 하웰은 이 결과를 믿지 않았고, 맥린은 단독으로 논문을 발표하였다. 그 후 1918년 하웰도 역시 같은 작용을 하는 물질을 확인하게 되고 이 물질을 헤파린이라고 명명하였다. 헤파린에서 헤파는 간이라는 의미이고 단어 끝에 -in을 붙였다. 1920년도 초에 하웰은 지용성 물질을 정제하면서 수용성 다당체인 항응고제를 분리하는 데 성공하였고, 전에 분리한 지용성 물질과는 다르지만 이 역시 헤파린이라고 명명하였다. 맥린의 결과가 옳았음을 인정한 셈이다.

이처럼 발견 초기에 하웰은 맥린의 기여를 인정하였으나, 시간이 지나도 하웰이 맥린의 존재를 밝히지 않자 맥린은 이에 반발하게 된다. 맥린은 하웰 교수가 세상을 떠난 후 자신의 명예를 회복하고자 노력하였고, 결국 헤파린 연구를 처음으로 시작한 존스홉킨스대학에서는 이 사실을 받아들여 맥린의 흉상을 캠퍼스 내에 세우게 된다.

1930년대 스웨덴의 에릭 조르프스는 헤파린의 구조에 대해 발표하였다. 스웨덴 회사 비트룸 뮤는 정맥 주사용으로 세계에서 첫 번째로 헤파린을 발매하였다. 1933년에서 1936년 사이, 캐나다의 코노트 메디칼연구소는 치료 목적으로 독성이 없으며 환자에게 투여할 수 있는 헤파린 주사제를 생산할 수 있는 기술을 확보하였다. 그리고 1935년에 비로소 임상시험이 처음으로 실시되어 항응고제 의약품이 탄생하게 되었다.

코노트 메디칼연구소는 1920년대에 처음으로 돼지의 췌장에서 인슐린을 정제하였다. 임상시험을 거친 인슐린은 현재도 당뇨병 치료제로서 사용되고 있으며, 현재는 생물공학적인 방법으로 생산되고 있다. 이에 비하여 헤파린은 화학구조가 매우 복잡한 다당체이고 다른 화합물이나 단백질 의약품과 달리 단일 구조도 아니다. 또한 평균 분자량이 12,000~15,000달톤인 고분자여서 생합성 과정이 복잡하다. 따라서 미생물이나 세포 배양을 통하여 생체 내에서 분리한 헤파린과 같은 다당체를 대량 생산하기가 어렵다. 현재 임상에서 사용되는 헤파린은 돼지의 내장 점막에서 추출한 것인데, 전 세계에서 돼지의 사육 수가 가장 많은 중국이 시장에서 필요한 헤파린의 60 % 이상을 제조하고 있다. 2008년 전염병으로 중국의 돼지의 사육 수가 급격히 감소하자, 중국의 제조 회사는 헤파린의 항응고작용을 측정하는 과정에서 콘드로이틴황산에 화학적으로 황산기를 도입하여 만든 과황산화콘드이틴을 임의로 넣게 된다. 그리고 약전에서 요구하는 항응고 활성을 맞춘 후 미국을 비롯한 여러 나라에 수출하였다. 그런데 미국의 병원에서 노인 환자들에게 이를 투여하자 쇼크로 수십 명이 사망하는 일이 일어나 FDA가 발칵 뒤집히는 사건이 발생하였다. 그 후에 헤파린은 의약품으로서의 규격에 항응고 활성뿐만 아니라 화학적으로 동등성을 갖는 사실을 검증하는 생화학적 방법을 새롭게 도입하였다.

최근에 아프리카열병이 중국의 돼지를 감염시켜 돼지의 사육 수가 급격히 감소한 바가 있어 일각에서는 2008년과 같은 헤파린 파동이 다시 일지 않을까 우려하기도 한다. 2008년 이후 중국에서는 우수의약품관리기준(Good Manufacturing Practice, GMP)을 정확히 준수하여 헤파린을 제조하고 있으며 불순물의 유입을 최소화하고 있다고 알려져 있다. 전 세계에서 주사용 의약품 수준에서 kg당 원료 가격을 300~400달러 가격으로 맞출 수 있는 곳은 현재까지는 중국이 유일하다. 실제로 2019년도 헤파린 원료 가격이 급등하였다.

헤파린의 항응고작용 기전에 대한 연구는 1980년도 초에 활발히 진행되었다. 혈장 단백질인 안티트롬빈 III와 결합하기 위해서는 헤파린이 이듀론산과 글루코사민이 결합된 최소 5당류의 구조를 유지하여야 하며, 특히 가운데 있는 5당류 내에 글루코사민은 3번 위치 $-OH$기에 $-SO_4$기가 치환되어야 한다. 그래야만 헤파린과 안티트롬빈 III의 결합체가 혈액응고인자 Xa와 IIa(트롬빈)와 다시 결합하여 응고작용을 억제할 수 있다. 이러한 연구 결과를 바탕으로 저분자량 헤파린과 오당류 합성 헤파리노이드가 새롭게 등장하여 임상에 사용되게 되었다.

그렇다면 헤파린은 왜 생체 조직에 존재할까? 그리고 생체 내에서의 역할은 무엇일까? 헤파린은 조직의 비만세포에서 조직이 손상되었을 때 혈관 내로 분비된다. 생체 내에서는 혈액 응고에 관여한다기보다 외부에서 박테리아나 다른 이물질이 침입하였을 때 방어 목적으로 작용하고 있다. 혈액 응고와 관계없는 많은 무척추동물에서도 헤파린과 유사한 물질이 발견되기 때문이다. 헤파린은 생체 내에 존재하는 물질 중에서 가장 높은 음이온 전하를 띠고 있다. 척추동물에서는 혈관 내피세포에 존재하는 헤파란황산이 혈액이 응고되는 것을 막기도 하고 염증이나 알레르기에도 관여하는 것으로도 알려져 있으나 명확하지는 않다. 진화 과정에서 무척추동물에 있는 헤파린 유사물질이 척추동물에 구성원으로 존재하게 되었고, 결국 인류의 혈액응고를 막는 의약품으로 발전된 것이다. 헤파린은 임상에서 심장 수술, 심방 세동, 심부정맥혈전증 등의 치료제로 사용되고 있으며, 신장 투석 시 헤파린으로 코팅한 투석관을 사용하여 혈액의 응고를 막기도 한다.

살서제에서 항응고제로, 와파린

많은 의약품이 뜻하지 않은 기회를 꽉 붙잡고 놓치지 않은 과정에서 개발되었는데, 그중에서 빼놓을 수 없는 의약품이 바로 혈액이 잘 흐를 수 있게 해주는 와파린이다. 우리나라 통계청의 2018년 사망원인 통계 자료에 따르면 순환기 계통과 뇌혈관질환이 서양과 마찬가지로 주요 원인으로 분류되고 있음을 알 수 있다. 혈액순환이 제대로 이루어지지 않는 경우가 빈번하다는 사실을 의미한다. 그렇기에 혈액 응고를 조절하는 약물은 매우 중요하다.

앞에서 소개한 헤파린이 학생 연구원으로 일하던 맥린이 발견한 대표적인 항응고제라면, 와파린은 젖소를 키우던 농부가 특별한 이유 없이 소들이 죽는 모습에 눈보라를 뚫고서 대학연구실을 방문하면서 발견된 의약품이다. 원인은 부패한 사료때문이었고 연구원들이 그 원인물질을 찾아낸 것이다.

그런데 소에게 이러한 출혈이 확인된 사실은 이보다 약 30년 전, 캐나다 온타리오대학의 프랭크 스코필드 박사를 통해 알려진 사실이었다. 1920년대 초 미국 북부와 캐나다에서 사소한 시술을 받은 소가 출혈을 일으키면서 죽어 나가는 질병이 발생하였다. 22마리 소 중 21마리가 뿔을 낸 후에 죽었고, 25마리 황소 중 12마리는 거세 후에 피가 멈추지 않아 죽게 되었다.

1921년에 캐나다의 수의학 병리학자인 스코필드는 소가 부패된 전동싸리를 먹은 후에 병이 발생한 것을 보고, 오염된 곰팡이가 강력한 출혈을 일으킨다고 판단하였다. 스코필드는 신선한 싸리와 오염된 싸리의 건초를 각각 다른 토끼에게 먹였다. 신선한 건초를 섭취한 토끼는 살았지만, 오염된 건초를 먹은 토끼는 출혈성 질환으로 사망하였다. 1929년 노스다코타주의 수의사 리엠 로데릭은 이러한 현상이 프로트롬빈의 부족으로 인한 것이라고 설명하였다. 그러나 원인물질의 규명은 풀리지 않았다. 당시 토론토에 있던 온타리오 수의과대학 학장은 스코필드에게 연구를 중단하고 교육에 전념하라고 지시하였다. 스코필드 박사는 1916년 봄, 세브란스 의학전문학교 교장이었던 올리버

에비슨으로부터 일제강점기의 한국으로 와 달라는 권유 서신을 받고 11월에 아내와 함께 한국으로 오게 된다. 그는 세브란스 의학전문학교에서 세균학과 위생학을 강의하며, 후에 3·1 독립운동에도 적극적으로 참여하여 일본의 부당성을 세계에 알렸다. 이후 캐나다로 귀국하였다가 1958년에 한국으로 다시 돌아와 서울대학교 수의과대학 교수로 임용되어 정착하였고 주위의 도움으로 스코필드 재단을 설립하였다. 그는 한국의 독립운동에 기여한 업적을 인정받아 국립서울현충원에 안장되었다(애국지사묘역 96호). 매년 스코필드 박사의 추모 기념식이 서울대학과 국립현충원에서 열리고 있다.

10년 후 위스콘신주의 농부 칼슨은 내부 출혈로 죽은 젖소를 싣고 위스콘신 대학 농과대학으로 가서 칼 링크 교수의 연구실을 찾아갔다. 링크 교수는 연구 방향을 180도 전환하여 출혈 원인을 규명하는 데 온 힘을 기울였다. 드디어 연구팀은 5년을 투자하여 오염된 건초에서 출혈을 일으키는 물질을 분리하였고, 구조를 규명하는데 성공하게 된다. 다음으로 약 4개월 만에 대규모 추출로 순수한 물질 1.8그램을 분리하여 항응고작용을 증명하였다. 특히 오염된 곰팡이의 대사과정에서 생성된 대사체인 쿠마린 유도체가 원인물질임을 확인하였으며 이를 디쿠마롤이라고 명명하였다. 연구팀은 디쿠마롤을 합성하고 1940년 그것이 부패한 사료에서 분리한 물질과 동일하다는 점을 증명해 낸다.

디쿠마롤은 식물에서 흔히 발견되는 쿠마린의 곰팡이 대사산물이다. 쿠마린은 갓 자른 풀이나 건초, 달콤한 풀과 같은 식물에서 달콤한 냄새를 나게 하며, 전동싸리의 경우 쿠마린 함량이 높아 '달콤한 클로버'라고도 불린다. 쿠마린 자체는 응고작용에 영향을 미치지 않지만, 항응고작용을 갖기 위해서는 먼저 곰팡이에 의해 4-히드록시 쿠마린과 같은 화합물로 대사된 다음 디쿠마롤로 변해야 한다. 디쿠마롤은 발효곰팡이에 의해 생전환된 곰팡이 독소의 일종으로 간주되고 있다.

향후 링크 연구팀은 몇 년 동안 유사한 유도체를 만들어냈고 그 중 최초로 상용화된 약물이 바로 디쿠마롤이다. 디쿠마롤은 1941년에 특허를 받았고 이후 의약품으로 사용 허가를 받게 된다. 링크는 설치류에 대한 독으로 사용하기 위해 강력한 쿠마린 기반 항응고제를 지속적으로 개발하여 1948년 와파린을 합성하였다. 와파린이라는 이름은 연구비를 지원한 위스콘신대학 동문 연구재단(**W**isconsin **A**lumni **R**esearch **F**oundation)의 약어인 WARF에서 유래하였으며, 쿠마린(ccoumarin)과 연관성을 지니고 있다는 의미에서 warf에 -arin을 붙여 warfarin이라 부르게 되었다. 와파린은 1948년 미국에서 설치류에 대해 살서제로 등록되어 인기를 얻었다.

1951년 미군에 입대한 신병이 와파린을 복용하여 자살을 시도하였지만, 해독제로 알려진 비타민 K로 치료 후 완전히 회복된 사례가 있었다. 이 사건 이후 와파린이 항응고제로서 디쿠마롤보다 우수한 것으로 밝혀졌으며, 1954년

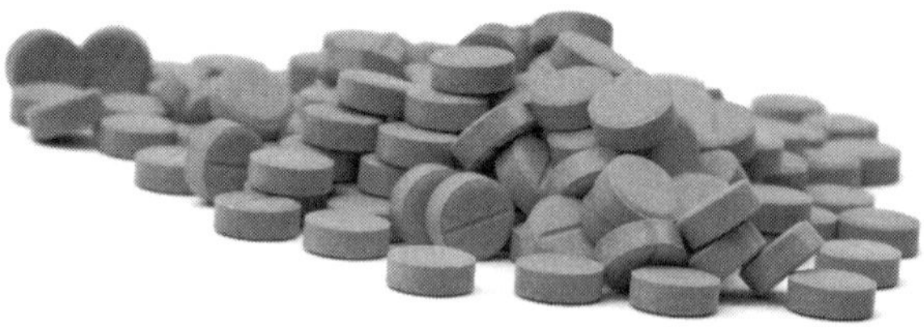

와파린 알약(출처: 셔터스톡/Fahroni)

에는 사람에게도 사용이 승인되었다. 와파린의 초기 수혜자는 미국 대통령 아이젠하워인데, 그는 1955년 심장마비로 인해 와파린 약을 처방받게 된다.

1978년 와파린이 효소 에폭사이드 환원 효소를 억제하여 비타민 K 대사를 방해한다는 것이 입증될 때까지 정확한 작용기전은 알려지지 않았다. 와파린은 혈액응고인자 Ⅱ, Ⅶ, Ⅸ, Ⅹ의 합성에 필요한 비타민 K를 활성화하는 작용에 관련하는 두 가지 효소를 방해한다. 그러나 새로운 응고인자의 합성을 방해할 뿐, 이미 혈액 속에 순환하고 있는 응고인자에는 영향을 주지 않는다. 결과적으로 응고작용을 늦추고 출혈 시간을 증가시키는 셈이다. 헤파린과 와파린은 항응고제로서 기능이 유사하지만, 헤파린은 생체 내에 존재하는 음이온화의 다당체이고 와파린은 식물 성분인 쿠마린 유도체이다. 따라서 헤파린은 주사로만 투여할 수 있고 와파린은 경구로도 사용할 수 있다. 헤파린은 응급상황에서 우선적으로 투여되며, 와파린은 헤파린 처치 후 혈전이 재응고되지 않도록 오랫동안 투여한다. 헤파린과 와파린은 우연히 발견한 사실을 놓치지 않은 집념 덕분에 필수의약품으로 개발된 사례이다.

소염제가 항혈소판제로, 플라빅스

살다 보면 갑자기 응급실로 실려 가는 경우가 있다. 그런 사태를 일으키는 주된 원인으로 뇌경색과 심근경색이라는 질병이 있다. 이런 질병이 발생하는 원인은 혈관 내에 혈소판이 활성화되면서 혈전으로 발전하게 되어 혈류가 제대로 순환하지 못해 관상동맥이 막히기 때문이다.

혈소판은 말초 혈액 내에 존재하는 혈구의 일종으로, 혈관이 손상된 부위에 유착과 응집을 통해서 일차 지혈 기전을 담당하는 역할이다. 혈전은 혈관 내피의 손상이나 염증, 동맥경화에 의한 이상, 혈액의 정체 등 응고성이 높아진 경우에 그 국소에서 생기게 된다. 혈전은 혈소판과 함께 피브린, 적혈구, 백혈구로 이루어졌으며 혈소판은 혈전이 생기면 그 부분의 혈관을 좁히거나 막아서 혈류의 흐름을 방해하거나 완전히 멈추게 한다. 심장의 관상동맥에 혈전이 발생하면 심근경색, 뇌혈관에 생기면 뇌경색이다. 특히 심근경색 환자에게 스텐트를 이용한 관상동맥 중재 시술 후, 2차 치료에서 혈전의 재형성을 막기 위하여 최소 1년 반 동안 항혈소판약인 아스피린과 클로피도그렐을 사용한다. 지금부터 항혈소판 치료제인 클로피도그렐, 즉 상표명 플라빅스에 관하여 이야기 해보고자 한다.

사노피는 다른 다국적 제약사와 달리 1973년 프랑스의 가장 큰 정유회사에서 분리되어 출발하였다. 사노피가 여러 작은 회사를 합병하면서 장 마프랑이라는 화학자가 합류하게 되어 1974년 티에노피리딘 계열의 많은 화합물을 합성할 수 있게 된다. 그중의 하나가 항혈소판 치료제 티클로피딘이었다.

티에노피리딘 계열의 화합물은 파울 얀센이 피페리딘 계열의 화합물, 즉 할로페리돌이나 펜타닐을 만들어 대형 의약품으로 발전시킨 적이 있었다. 일본의 제약사 요시토미에서도 피페리딘을 토대로 티에노피리딘 계열을 만들어 소염제로 팔고 있었던 것이 티노리딘 유도체였다.

마프랑 연구팀은 자신들이 만든 유도체를 염증 동물 모델에 투여하였더니 소염작용을 보이지 않고 일부가 항혈소판 작용과 항혈전작용을 보인다는 점에 주목하였다. 당시에는 혈소판 응집과 혈전이 심혈관 질환에 대하여 관련이 있는지 확실치가 않았던 시절이었다. 점차 혈소판이 심근경색이나 허혈성 뇌경색에 중요한 역할을 한다는 사실이 알려지면서 연구팀은 혈소판 응집 억제제로 연구의 방향을 틀었고, 5년 동안 합성과 약리 활성을 시험하여 티클로피딘을 찾아내게 된다. 티클로피딘은 1977년 특허를 출원하였으며 1978년 프랑스에서 허가를 받았다. 그러나 발매 후에 '혈전성 혈소판 감소성 자반병'[10]이 나타나면서 FDA는 1991년 '생명을 위협하는 혈액 질환을 일으킬 수 있다.'는 경고문을 부착하는 조건으로 발매를 허가하였다. 이런 이유로 티클로피딘의 매출은 미미하였다.

사노피는 티클로피딘의 유도체를 수없이 만들며 효능이 우수하고 독성이 낮은 화합물을 찾고자 노력하였고, 드디어 1980년 PCR4099 라세미 화합물에 도달하게 된다. 유감스럽게도 효능은 우수하였으나 동물시험에서 높은 용량에 발작을 보였고, 30여 종류 키랄 산에서 염을 만들어 라세미체를 재결정하였다. 그 결과 오른손 이성체를 얻을 수 있었고 고용량에서도 발작을 보이지 않게 되었다. 이것이 바로 클로피도그렐이다. 임상 3상시험에는 막대한 비용이 들어가 미국의 제약사 브리스톨마이어스큅(BMS)과 공동 개발을 하게 된다. 세계에서 의약품 시장이 가장 큰 미국은 BMS가 권리를 갖고, 미국을 제외한 곳은 사노피가 권리를 갖는 조건이었다. 드디어 1997년, 클로피도그렐은 전

10) 용혈성 빈혈, 혈소판 감소, 정신신경 증상이 3대 증후인 원인불명의 질병이다.

무후무한 항혈소판제로 FDA에서 허가를 받아 플라빅스라는 상표로 발매되었고 유럽에서는 1년 후 허가를 받게 된다. FDA의 허가를 받을 수 있었던 결정적인 이유는 19,185명의 환자에 대한 임상시험 결과를 제출한 덕분이었다. 시험은 최근의 허혈성 뇌졸중이나 심근경색, 말초동맥질환이 발생한 환자를 대상으로 아스피린과 비교한 내용이었다. 클로피도그렐 중아황산염은 전체 환자에서 3분의 1의 심근경색, 뇌졸중, 혈관 질환으로 인한 사망을 예방하였다. 이에 반해 아스피린은 4분의 1 수준에 그쳤다. 또한 클로피도그렐염은 아스피린보다 위장 출혈이 훨씬 낮았다. 플라빅스는 FDA 승인을 받자마자 혈관 성형술[11]에 널리 사용되었다. 외과에서도 아스피린보다 플라빅스가 효과는 더 좋고 부작용은 덜하다는 사실을 알게 되었다. 클로피도그렐은 세계적 블록버스터 의약품으로 순풍에 날개 돋은 듯이 팔려나갔다. 플라빅스는 110여개에 이르는 국가에서 허가를 받았고, 2007년 기준 세계에서 두 번째로 많이 팔린 의약품에 등극한다. 이후 매년 판매량이 20 % 이상 증가하여 미국에서는 2008년에 전 세계 매출 38억 달러, 2010년에는 90억 달러 이상을 기록하였다. 1982년에 합성되어 1998년 승인된 항혈소판 치료제 플라빅스의 2018년까지 매출은 906억 달러에 이르렀다. 한편 1999년 승인된 죽상경화 치료제인 리피토는 2018년까지의 매출액이 1644억 달러를 기록하였다. 그러나 이러한 문전성시도 2012년 5월 17일 미국에서 특허가 만료되고 플라빅스 제네릭이 출시되면서 막을 내리게 된다. 제약사 다이이찌산쿄에서는 플라빅스와 유사한 구

11) 혈관 안에 가는 관을 넣고 조영제를 주사하여 혈관의 좁아진 부위를 찾고 이를 넓혀주는 시술이다.

조의 제3세대 티에노피리딘 항혈소판제가 출시되었다. 출혈 위험이 있어 처방 시 신경을 써야 하는 단점이 있지만, 효능이 우수하고 신속하게 나타나 매출액이 꾸준히 증가하고 있다.

고혈압과 죽상경화치료제를 거쳐 현재 항혈소판제와 항응고제 시장에서 다국적 제약사 간에 새로운 의약품을 출시하기 위한 경쟁이 치열하다. 심혈관질환제는 항암제 시장에 다음가는 블루오션임이 틀림없다.

뱀독에서 찾은 고혈압 치료제

1965년 옥스퍼드대학의 박사 후 연구원인 세르지오 페레이라는 박사과정 논문의 결실인 살무사과 브라질 독사의 맹독 추출물을 존 베인 교수의 연구실로 가지고 왔다. 당시 이 독사의 독은 물린 사람의 혈압을 낮춘다고 알려져 있었다. 1967년 베인은 동료이던 믹 배클을 설득해 페레이라의 맹독 추출물을 안지오텐신 전환 효소(angiotensin-converting enzyme, ACE)에 시험하여 이것이 강력한 억제제로 작용할 수 있는지를 확인해 보고자 하였다. 물론 독사의 독은 사람에게 치명적이므로, 맹독을 그 자체로 활용할 수는 없었다. 제약사 스큅의 고문이었던 베인은 스큅에 뱀의 맹독을 시험해 볼 것을 제안하였다. 그러나 스큅 마케팅 직원들은 제안에 호응하지 않았다. 펩타이드로 이루어진 독사 맹독은 경구로는 효과를 볼 수 없는데, 소화기관인 위에서 펩타이드가 아미노산으로 분해되기 때문이었다. 주사제로만 주입해야 하는 불편함으로 그리 큰 시장을 형성하지 못할 것이 분명하였다.

생화학자 데이브 쿠시먼과 유기화학자 미겔 온데티가 독사의 독에 흥미를 보인 건 행운이었다. 그들은 독사의 독에서 9개의 아미노산으로 이루어진 펩타이드를 분리하였고 그것을 테프로타이드라고 불렀다. 스킙은 1킬로그램의 테프로타이드를 대략 5만 달러에 합성하였는데 그 당시로는 꽤 많은 돈을 들인 셈이다. 그리고 테프로타이드를 주입한 지원자들에게서 혈압이 내려가는 모습을 확인하였다. 이로써 사람에 대한 ACE 억제제의 역할이 증명된 셈이다. 두 사람은 성격이 판이하지만 효율적인 협력 관계를 이루어냈다. 테프로타이드는 분자량이 1,100달톤 정도의 펩타이드이기 때문에 구강으로 섭취 시에는 효과가 없었다. 쿠시먼과 온데티는 뛰어난 통찰력을 바탕으로 테프로타이드를 더 작은 화합물로 잘라보았고, 위산에서도 견딜 수 있는 화합물을 합성하기로 하였다. 의약품 설계를 위해 맹목적인 시행착오를 거치는 대신 화학, 생화학, 생리학 지식을 이용하여 짧은 시간 안에 최소한의 비용을 가지고 경구로도 활성이 좋은 물질을 합성해낸 것이다.

가장 결정적인 순간은 그들이 카복실산 그룹을 싸이올(-SH)기로 대체하였을 때였는데, ACE 억제 효과가 2,000배로 증가하게 된다. 이 약은 첫 경구 ACE 억제제인 캡토프릴이 되었고, 스큅은 이것에 카포텐이란 상표명을 붙여서 1978년부터 판매를 시작하였다. 스큅은 이전에 ACE 억제제를 찾기 위해 화합물 라이브러리에서 2,000개 이상의 화합물을 시험하였지만, ACE 억제제를 하나도 찾지 못하였다. 그러나 논리적으로 합성되고 시험한 화합물로 연구하였을 때, 캡토프릴에 이르기까지 단 60개의 화합물만 거칠 수 있었다. 캡토프릴의 개발자인 쿠시먼과 온데티는 의약품을 개발하는 방법의 혁신적인 개척자가 되었다는 점에서도 의약화학 분야에 크게 이바지하였다고 볼 수 있다. 그들은 경구로도 활성이 좋은 약을 디자인하기 위해 단백질의 3차 구조를 이용하였다. 그들의 작업은 구조-기반 의약품 설계라는 새로운 기술을 탄생시켰고, 이것은 제약산업 전반에 걸쳐 현재도 사용되고 있다.

이런 만족스러운 결과에도 스큅의 경영진은 임상시험을 실시하기 주저하였다. 도날드 커시는 그 이유를 당시 스큅의 효자 상품이던 고혈압 베타 차단제 나돌롤의 매출 감소를 우려하였기 때문이라고 자신과 오기 오가스의 저서인 『의약품 사냥꾼(Drug Hunters)』(Arcade Publishing, 2018)에서 기술하고 있다.

이어진 임상시험에서 캡토프릴은 환상적이고 안전한 고혈압 치료제라는 사실을 입증하였다. 1981년 FDA는 캡토프릴을 고혈압 치료제로 승인하였다. 시판 첫 해에만 10억 달러가 넘는 매출을 올렸으니, 황금알을 낳는 거위가 따로 없었다. 뱀독으로부터의 경험이 신약개발의 서막을 올린 셈이다.

캡토프릴은 15~30분이라는 빠른 작용 발현시간에도 불구하고 반감기가 2시간밖에 되지 않는 불편함이 있었다. 이를 지켜보던 다른 제약사들은 가만히 있지 않았다. 캡토프릴을 개선하여 더 나은 ACE 억제제를 만들기 위해 제약사 머크의 과학자들은 싸이올기를 다시 카복실산으로 대체하기 시작하였다. 카복실산으로 인하여 효능이 떨어지는 증상은 분자의 다른 구조를 치환함으로써 보완되었다. 이렇게 만들어진 분자가 에날라프릴랏이었는데, 이것은 경구 투여 시 활성이 만족스럽지 못했다. 이에 따라 연구자들은 단순히 싸이올기에 상응하는 에틸에스테르로 바꾸어 에날라프릴을 얻었는데 경구 투여 시의 활성이 상당히 좋았다. 에날라프릴은 전구약물, 즉 프로드럭으로 소화관

내에 들어가면 가수분해되어 활성약인 에날라프릴랏으로 바뀐다. 에날라프릴은 캡토프릴의 미투(me-too) 의약품이나 위에서의 흡수율은 더욱 뛰어났다. 전구물질의 특징은 발현시간이 지연된다는 점인데 에날라프릴은 혈압을 조절하는 데도 더 뛰어났다. 또한 지속 시간도 길어 하루에 한 번만 먹어도 충분하였다. 게다가 이 약은 싸이올기로 인한 골수 억제, 피부 발진, 입맛 감소의 부작용도 전혀 없었다. 1981년 머크는 성공적으로 임상시험을 마치고 허가를 받았으며, 상표명 바소텍으로 판매를 시작하였다. 그리고 바소텍은 1988년 그들의 첫 10억 달러 매출 의약품이 되었다. 이 외에도 캡토프릴의 또 다른 미투 의약품인 새로운 ACE 억제제들이 계속 만들어졌다.

ACE 억제제는 매우 효과적인 고혈압 치료약이었으나 일부 환자들에게서 마른기침의 부작용이 나타났다. 이를 개선한 것이 듀퐁이 개발한 안지오텐신 II 수용체 억제제이며, 듀퐁은 머크와 합작하여 로자탄(상표명 코자르)이라는 유명한 의약품을 개발하였다. 이외에도 많은 안지오텐신 II 수용체 억제제들이 연이어 개발되었는데, 노바티스의 최다 매출 의약품인 발사르탄, 사노피-신테라보의 이르베사르탄, 아스트라-제네카의 칸데사르탄 등이 있다. 국내 보령제약의 카나브도 같은 계열의 의약품으로 매출액이 700억을 넘는 효자 의약품이다.

칼슘의 흐름을 막는 고혈압 치료제

많은 무기 이온-구리, 철, 코발트, 마그네슘, 아연, 칼슘 등-이 생체 내 기관의 기능과 대사 조절을 조절하는 데 중요한 역할을 하고 있다. 이 중에서 칼슘은 생명체 내에 가장 많이 존재하는 금속 원소이며, 사람과 동물에게 필수적이다. 뼈와 이의 성장과 유지에 필요할 뿐만 아니라 혈액의 응고와 근육의 수축 또한 돕는다.

140년 전, 영국의 생리학자 시드니 링거(1882년 최초의 생리적 염류 용액 링거액을 만들었다)는 칼슘이 심장의 수축작용을 유지하는데 필요하다는 사실을 밝혀냈다. 칼슘이 혈관의 평활근 세포 안에 과잉으로 유입되면 가슴이 조여오고 고혈압으로 인한 혈관경련수축이 발생한다. 반대로 심장수축이 이완되면 칼슘을 넣어주어 수축을 되살린다. 다른 근육도 같은 이론으로 설명될 수 있다. 혈압을 조절하는 일은 심장에서 펌핑되어 나오는 혈액의 흐름에 좌우되므로, 심장의 수축이 원활하지 않다면 혈압에 적신호가 발생할 수 있다. 이러한 이론적 배경은 이미 잘 알려져 있었지만 칼슘채널차단제가 나오기 전에는 니트로글리세린과 베타차단제가 협심증 치료제로 사용되어 왔다.

1963년 11월 독일의 제약사 크놀과 훽스트는 신규화합물 수십 종을 합성한 후 혈관 평활근의 이완과 수축과 같은 일반약리시험을 수행하였다. 그 결과 프레닐아민과 베라파밀 화합물이 심장 기능 억제 부작용을 가지고 있음을 확인하게 된다. 이러한 발견을 토대로 두 회사는 프라이부르크대학의 생리학 교수인 알브레히트 플레켄스타인에게 원인을 규명해 달라고 요청하였다. 플레켄스타인 연구팀은 두 화합물이 심장의 관상동맥 이완뿐만 아니라 감소 수축력을 보인다는 사실을 알게 되었다. 정말 우연히 칼슘이 심장의 감소 수축력을 상쇄시키는 점을 발견한 것이다. 연구팀은 직관적으로 이들 화합물이 심장 박동을 유발하는 칼슘 유입을 차단하므로 감소 수축력이 일어난다고 확신하였다. 1966년 플레켄스타인은 이러한 화합물을 칼슘길항제라고 이름을 붙였고, 1967년 프레닐아민과 베라파밀에 작용기전에 관한 심포지엄에서 칼슘 의존성 심장 박동과 수축에 두 화합물이 영향을 준다는 사실을 발표하였다. 그러나 다른 학자들은 이에 냉담한 반응을 보였고, 이 이론은 결국 발표 후 20년이 지나서야 받아들여지게 된다. 독일의 제약사 바이엘 역시 칼슘채널차단제를 합성하여 플레켄스타인에게 기전 규명을 의뢰하였다. 결과적으로 전에 나왔던 프레닐아민이나 베라파밀보다 차단 효과가 더욱 강하였는데, 이것이 1,4-디하이드로피리딘 구조를 가진 칼슘채널차단제로 명성을 갖게 된 의약품이다.

바이엘은 어떻게 1, 4-디하이드로피리딘 구조를 찾아냈을까? 이는 산형과 식물에서 많이 발견되는 이소쿠마린 계열의 켈린 화합물에서 유래된 것이다. 켈린은 오래전부터 혈관의 이완과 경련 억제 목적으로 사용되었으나 부작용이 있어 바로 사용하기는 어려웠다. 독일의 연구팀들은 구조를 변형하여 안전한 치료제로 의약품을 만들었던 것이다.

현재 24종류의 칼슘채널차단제가 알려져 있으며, 이들을 화학구조로 분류하면 총 4종류이다. 그중에서 대다수는 1,4-디하이드로피리딘 계열이며, 디하드로피리딘 계열에서 처음으로 발매된 것은 바이엘에서 합성한 니페디핀이고 상표명은 아달라트이다. 니페디핀은 반감기가 짧다는 단점이 있어 하루에 3~4회 복용하여야 한다.

같은 계열의 미투 의약품으로 제약사 화이자에서 출시한 암로디핀 베실레이트염(상표명 노바스크)은 2005년 매출액이 47억 달러로, 많은 종류의 고혈압 치료제에서도 특허가 만료되기 전까지 단연 선두를 유지하였다. 암로디핀은 반감기가 30~50시간으로 니페디핀보다 길며 하루에 1회만 복용하면 충분하여, 장기간 치료 목적으로 복용이 필요한 고혈압 환자들에게는 구세주 같은 역할을 하였다. 또한 동맥벽의 평활근을 이완시키며 말초혈관의 저항을 줄여 혈압을 낮추고, 협심증에 대해서 심근으로 흐르는 혈류를 증가시킨다. 국내에서도 암로디핀의 2001년 매출액이 1000억 원을 넘었는데 치료약으로는 최초이다. 노바스크의 특허가 2007년 만료되면서 많은 종류의 제네릭이 출시되었다.

한미약품은 캄실산 암로디핀이라는 세계 최초의 암로디핀 개량신약, 아모디핀으로 세계 시장 경쟁에 참여하였다. 노바스크와 비교하면 약효와 안전성은 동등하면서도 제품의 안정성이 탁월하여, 노바스크의 대체 약물로 충분한 경쟁력을 확보하였다. 특히 아모디핀의 주성분인 캄실산 암로디핀은 노바스크의 주성분인 베실산 암로디핀의 단점으로 지적되었던 빛에 대한 안정성을 획기적으로 개선하여 국내외에서 주목을 받았다. 베실산 암로디핀의 경우 36시간 정도 햇빛에 노출되면 노랗게 변색되는 등 빛에 약하며 순도도 5 % 정도 떨어지는 반면, 캄실산 아모디핀은 순도가 1~2 % 정도만 낮아져 안정성 또한 개선된 셈이다. 제약사에게는 이러한 개량신약도 하나의 돌파구라고 볼 수 있다.

몇 년 전에 중국의 태슬리 제약사에서 심적환(단삼+삼칠+용뇌)을 만성 협심증 환자를 대상으로 글로벌 임상시험을 진행하여 FDA 허가를 받을 예정이라고 발표한 적이 있다. 주성분이 단삼이었기 때문에 단삼에 관한 논문을 읽어보고 학술대회에서 발표도 유심히 들었던 적이 있다. 중국의 한약제제가 FDA에서 허가를 받게 된다면 우리에게도 긍정적으로 작용할 수 있기 때문이다. 단삼은 중국에서 심혈관질환에 많이 사용하고 있는 약재로 주성분은 지용성으로 탄시논 계열과 수용성의 살비아놀산 계열로 나누어진다. 이 중에서 탄시논은 디테르펜 계열의 화합물로 다양한 활성을 보인다. 심장 박동과 혈류의 흐름에 관련이 있는 협심증 치료에 탄시논의 역할은 바로 칼슘채널차단제로 작용한다는 점이 있다. 한약재가 지닌 칼슘채널차단제로서의 기능은 신약개발에서 전통의약을 간과해서는 안된다는 사실을 일깨워주고 있다. 임상시험 결과를 통해 이후 FDA로부터 신약으로 허가를 받을 수 있을지 기대가 된다.

곰팡이에서 찾은 죽상동맥경화 치료제

프레밍햄이라는 도시는 보스톤에서 서쪽으로 30킬로미터 떨어져 있는 작은 노동자 마을이다. 1948년 이곳에서 5,209명의 심장병 전력이 없는 사람들을 대상으로 당시 사망률이 가장 높았던 심혈관계 질환에 관한 위험 요소를 확인하는 역학조사가 실시되었다. 역학조사는 20년간 진행되었고 그 후 참여한 사람들의 후손까지도 이어지고 있으며, 현재는 4차 연구가 진행되고 있다. 그리고 여기서 몇 가지 중요한 인자들이 선별되게 된다.

지금은 당연한 사실 같지만 연구 결과 초기인 1960년대에 이르러서야 높은 혈중 콜레스테롤 수치와 혈압이 심혈관질환의 위험인자라는 것이 알려졌으며, 1980년대에 들어와서야 높은 수치의 고밀도 리포단백질 콜레스테롤이 심혈관질환의 위험을 낮춘다는 점이 밝혀졌다. 혈압이 높은 경우 뇌졸중의 위험이 있다는 사실도 역학조사에서 밝혀진 사실이다. 전체 콜레스테롤 수치와 저밀도 리포단백질을 10 % 감소시키면 13 % 심혈관질환을 낮출 수 있다.

심장병은 성장에 문제를 일으킬 뿐 아니라 주요한 사망 원인이다. 미국에서는 약 3천만 명에 달하는 사람들이 심혈관계 질병에 대한 치료를 받고 있고, 해마다 심장마비로 2백만 명의 미국인들이 사망한다. 경제 발전이 빠른 인도나 중국 같은 나라에서도 점점 서구화되는 식단과 앉아서 생활하는 양식, 스트레스 등이 증가함에 따라 심장병이 흔한 질병이 되고 있다. 2017년 통계청 자료에 의하면 국내에서는 순환기 질환으로 십만 명당 120명꼴로 사망하게 된다고 나타난다. 인구를 오천만 명으로 간주한다면 60,000여 명에 이르는 숫자이다. 이 중에서 심장 질환으로 사망하는 경우 십만 명당 60명으로, 10년 전보다 30 % 정도나 증가한 수치이다. 이러한 심장병은 주로 동맥경화로 인하여 발생한다. 죽상동맥경화증은 동맥의 탄력이 떨어지고 혈전이 생기거나 하는 등의 이유로 동맥이 좁아지는 질병이다. 뇌혈관에 생기면 뇌졸중, 심장에 생기면 심근경색증이나 협심증이 생기고, 동맥이 완전히 막히면 혈액을 공급받는 신체 부위가 괴사하는 치명적인 질병이다. 위험 인자가 있는 경우에는 심장병이나 뇌질환을 예방하기 위해 동맥경화 치료약을 평생 먹을 수밖에 없다.

일본의 아키라 엔도는 미국에서 박사 후 연구원으로 일할 때 종종 거주지에서 응급차가 사람을 싣는 모습을 목격하였다. 바로 심장에 이상이 있어 응급실로 실려 가는 모습이었다. 엔도는 1971년 일본으로 돌아와 콜레스테롤 합성에서 3-하이드록시-3-메틸글루타릴 코에이를 메발로네이트로 변환시키는 HMG-CoA 환원효소를 차단하는 저해제를 미생물 균주에서 찾고자 하였다. 연구팀은 2년간 6,000여 미생물 균주를 스크리닝하면서 페니실리움 시트리눔(*Penicillium citrinum*)이라는 곰팡이로부터 메바스타틴을 발견하였다. 이 물질을 실험쥐에 투여하였을 때는 효과가 없었으나, 콜레스테롤 수치가 높은 암탉에 투여하자 50 %의 콜레스테롤이 감소하는 결과를 얻었다. 그는 이 결과를 1976년에 발표하였으나 독성시험 중 개에서 메바스타틴으로 인한 종양이 발견되자, 메바스타틴에 대한 연구는 중단되고 말았다. 엔도 박사는 이 점에 대해 "메바스타틴은 사람에게는 0.2 mg/kg이나 그 이하에서 효능이 있는데, 독성 연구를 위해 개에게 사람의 유효 투여량의 100배를 투여하였더니 종양이 발견되는 믿기 힘든 결과를 얻었다"라고 말하였다. 1981년 임상시험에서 특별한 부작용이 나타나지는 않았지만, 회사의 방침으로 메바스타틴의 연구를 중단시키게 된다.

엔도가 찾은 메바스타틴의 화학구조를 보면 HMG(3-히드록시-3-메틸글루타릴)의 구조와 상당한 유사성을 보인다. 엔도는 미생물을 활용하여 HMG와 유사한 구조를 찾아낸 셈이며, 유사한 구조가 효소의 활성을 경쟁적으로 억제하는 역할을 한 것이었다. 이는 모래 속에서 바늘을 찾아내는 일보다 어려운 일이다.

이후 미국의 제약사 머크에서 일본 연구진의 결과에 관심을 가지며 그들의 발자취를 추적하게 된다. 연구진은 1979년 아스페르길루스 테레우스(*Aspergillus terreus*)라는 곰팡이의 발효액에서 로바스타틴을 분리해 내는 데 성공하였다. 이는 메바스타틴에 메틸기 하나만 더 붙인 구조였다. 로바스타틴은 1987년에 출시되었고, 이것이 스타틴 약품 제1호인 메바코가 되었다.

스타틴에는 두 가지 종류가 있다. 로바스타틴은 곰팡이의 발효액로부터 유래된 스타틴이고, 아토르바스타틴은 합성 스타틴이다. 아토르바스타틴(상표명 리피토)은 1985년, 제약사 파크 데이비스에서 개발하고 화이자가 공동으로 판매한 의약품이다. 리피토는 5번째로 나온 스타틴 의약품으로서, 늦게 나오는 바람에 처음에는 큰 수익을 못 올렸으나 놀라운 효능 때문에 곧 세계 최대의 블록버스터 의약품으로 도약하였다.

스타틴 간 효능 비교 연구에서, 리피토로 치료한 심근 경색 환자들에서는 심근 경색의 재발 위험이 유의미하게 감소하였고, 조코는 같은 효과를 보여 주는 데 실패하였다. 이러한 사실은 모든 스타틴류가 같은 효과를 지니고 있지 않다는 점을 보여준다.

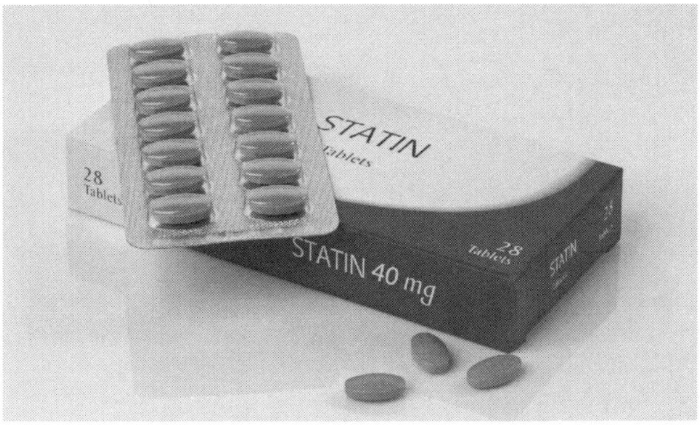

스타틴 알약(출처: 셔터스톡/roger ashford)

콜레스테롤을 낮춰주는 스타틴 계열의 약물은 매우 거대한 산업 시장을 형성하고 있다. 화이자의 리피토는 한 해 10조 이상의 매출을 올린 세계 최고의 블록버스터 의약품이다. 글로벌 헬스케어 데이터 통계분석 회사인 IMS 헬스에 따르면, 콜레스테롤과 트리글리세리드를 낮춰주는 약은 20조 원이 넘는 매출을 올려 2004년에 최고의 수익성을 올린 의약품으로 등극하였다고 한다.

우리는 주로 콜레스테롤의 부정적인 측면에만 집중하나 콜레스테롤은 사실 몸속 세포들의 세포막을 구성하는 필수 요소이다. 스타틴 의약품을 비판하는 이들은 콜레스테롤은 몸에 필수적이므로 혈액에서의 콜레스테롤 농도를 인위적으로 바꾸는 일은 위험하다고 주장한다. 실제로 스타틴 의약품은 소수의 환자에서 근육염이나 횡문근융해증과 같은 근육 질환을 비롯한 여러 가지 부작용을 일으키기도 한다. 근육염은 근육통에 못 미치는 통증을 유발하지만, 횡문근융해증의 경우 근육이 심하게 손상되는 형태이므로 치명적일 수 있다. 스타틴을 완전히 이해하기 위해서는 아직도 오랜 시간과 대규모 임상 연구가 진행되어야만 할 것이다.

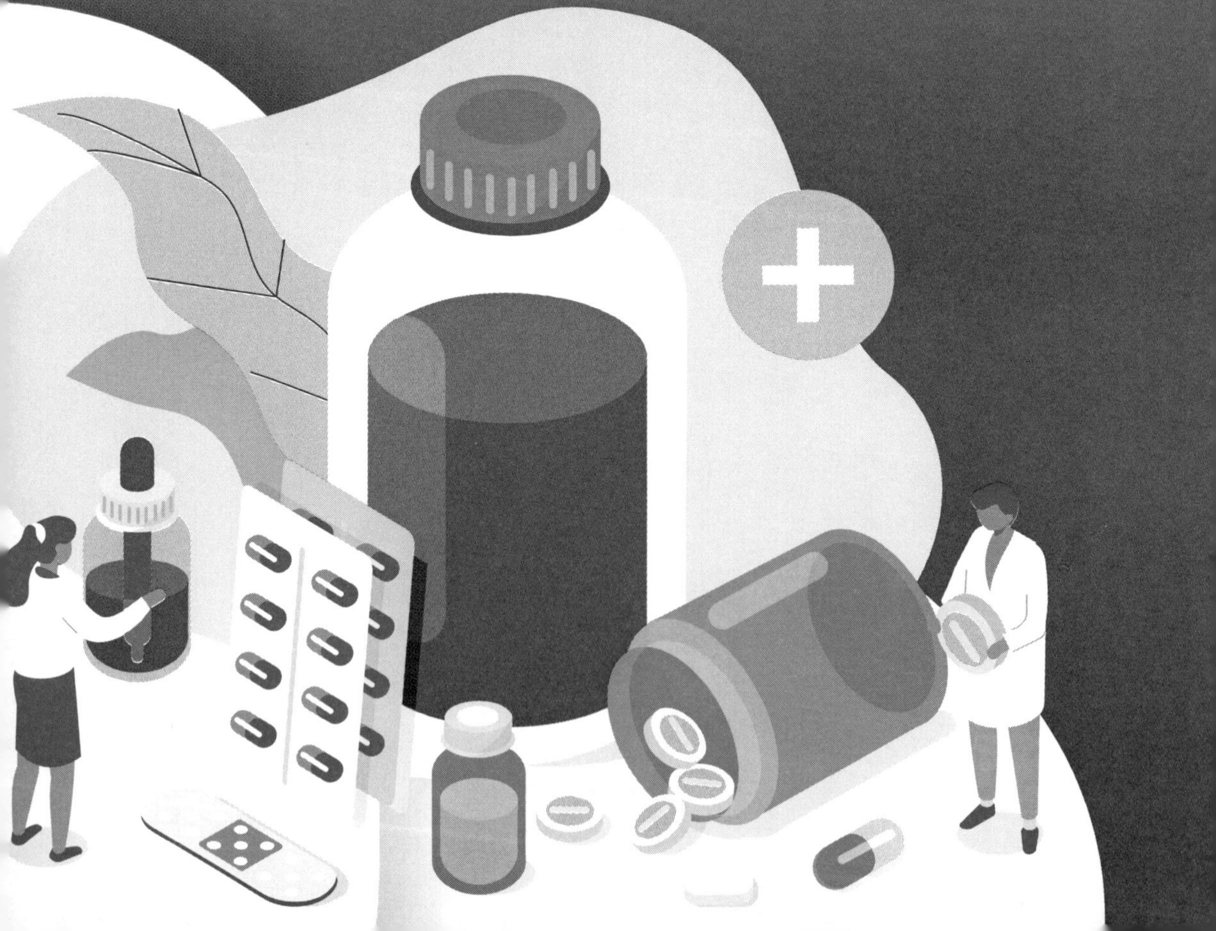

7장

신비의 약,
호르몬 의약품

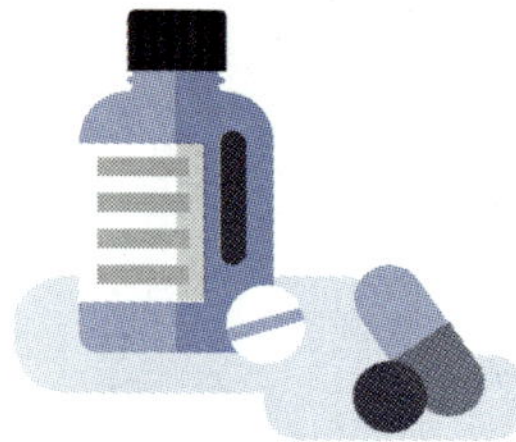

팔방미인, 코르티손

수삼을 가공한 홍삼에 대한 논문이나 자료를 읽다 보면 '아! 이렇게 많은 효능이 있구나.'라는 생각이 든다. 인삼의 성분을 유심히 본다면 흥미로운 점을 많이 발견할 수 있다. 어떻게 보면 사포닌의 구조는 우리 몸의 부신에서 나오는 코르티손과 유사해 보인다. 코르티손은 피부에 발진이 생기고 가려움증이 있을 때 흔히 바르는 연고제에 소량으로 들어 있는 스테로이드이다. 운동하다가 어깨와 팔꿈치에 통증이 오는 경우 흔히 맞는 주사 역시 코르티손 유도체이다. 경구용 코르티손은 특정한 형태의 질병, 예컨대 관절염, 피부, 신장, 눈, 갑상선, 장의 질병, 심각한 알레르기, 천식을 치료하기 위해 처방된다. 또한 코르티손은 백혈병, 림프종, 골수종과 같은 특정한 유형의 암을 치료하는 데 사용되며 기저귀 발진, 곤충에게 물린 것, 알레르기 반응, 습진, 건선과 같이 경증에서부터 중증까지의 염증과 가려움을 치료하기 위해서도 피부에 사용된다. 코르틴손의 사용 범위가 이처럼 넓다 보니 수많은 의약품 중에서도 코르티손을 팔방미인이라고 부른다. 염증을 완화하는 방법의 하나는 감염과 싸우는 백혈구가 부종에 접근하는 것을 막는 것이다. 하지만 이 과정에서 체내의 감염 퇴치 능력이 감소하기도 한다.

인터넷이나 의학서적, 학술잡지에서 스테로이드에 관한 내용을 찾다 보면 작용이 아주 강한 약물이라며 경고하곤 한다. 스테로이드의 부작용은 식욕 증진에서부터 안면 부종, 감정 변화, 비정상적 체중 증가, 발진에 이르기까지 다양하다. 인체는 건강을 유지하기 위해서 코르티손과 비슷한 특정한 호르몬을 생산한다. 만약 인체가 충분한 양을 생산하지 않으면 외부에서 코르티코스테로이드를 보충해주어야 한다. 호르몬으로서 코르티코스테로이드의 효과는 다양하고 광범위하다. 코르티코스테로이드는 탄수화물, 단백질, 지질 합성, 전해질과 수분의 균형, 심혈관계, 신장, 골격근, 신경계, 그 외 기관과 조직의 기능에 영향을 미친다.

코르티손의 역사는 미국 미네소타주 로체스터시에 있는 메이오클리닉에 근무하던 생화학자 켈빈 켄들로부터 시작되어, 내분비 내과 의사인 필립 헨치 박사에 의해 막을 내렸다고 볼 수 있다. 1914년 당시 28세였던 켄들은 갑상선에서 분비되는 호르몬인 티록신을 분리하였지만, 구조 규명의 확인 단계인 전합성이 이루어지지 않아 곤란을 겪고 있었다. 그러던 중에 켄들은 호르몬 결

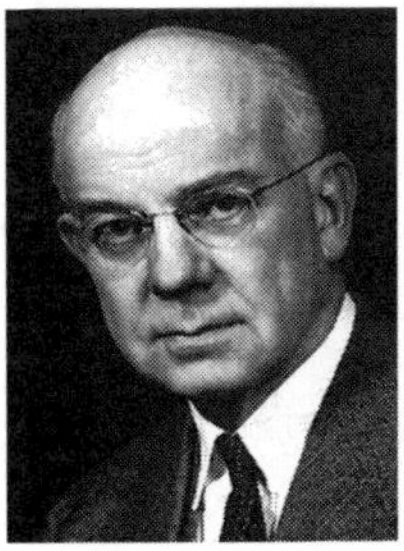

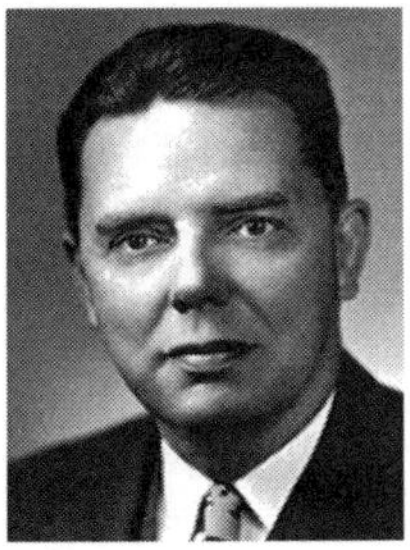

켄들과 헨치(출처: 위키피디아)

핍과 관련된 다른 질병에 대한 관심을 가지게 된다.

부신에 생기는 애디슨병[12] 역시 관심의 대상이었다. 부신은 신장의 윗부분에 얹혀 있는 기관으로 부신이 파괴되면, 점차 쇠약해지고 무기력해진다. 결국 동물의 부신 추출물을 공급받지 못하면 6개월 안에 죽음에 이르게 된다. 미국의 케네디 대통령도 청소년 시절에 애디슨병 치료 때문에 내분비 질환 치료로 명성 있는 메이오클리닉을 방문하곤 하였다.

그러나 부신에서 분비되는 호르몬의 정확한 성질은 알 수 없었다. 1936년에 이르러 그는 다른 연구자들과 함께 화합물 A, B, E, F라고 불리는 몇 가지 종류의 물질을 분리·추출하였다. 스위스의 타데우시 라이히슈타인이 먼저 분리하였으나 그는 용도를 알지 못하였으며 수율 또한 매우 낮았다. 메이오클리닉의 헨치 박사는 임신부 류마티즘성 관절염 환자를 치료하면서 관절염이 일시적으로 호전되는 현상을 보고는 생체 내에서 알지 못하는 호르몬이 증가하여 통증을 완화해준다고 생각하였다. 헨치 박사는 이 화합물을 X라 명명하고 같은 병원의 생화학자 켄들에게 도움을 청하였다. 켄들은 화합물 E가 헨치 박사가 생각하는 화합물 X와 같다고 판단하였고, 그 화합물에 대해 제약사 머크가 연구에 참여하면서 대량 생산의 길이 열리게 되었다. 이 화합물 E가 바로 코르티손이었다. 헨치 박사 팀은 관절염으로 움직이지 못하는 가드너 부인에게 화합물 E를 투여하게 되었고, 부인은 투여 2일 만에 침대 위에서 편하게 몸을 움

12) 신체 내부의 대사를 돕고 조절하며 수분과 혈압, 그리고 염분을 조절하는 코르티코스테로이드 호르몬이 부족하여 발생한다. 병명은 영국의 의사인 토머스 애디슨의 이름에서 유래되었다.

직일 수 있었으며 근육도 훨씬 덜 아프게 되었다. 4일 후에는 3시간 동안 시내로 나가 쇼핑까지 할 수 있었다고 한다. 물론 피곤함을 느끼긴 하였지만, 결코 통증이나 뻣뻣함은 아니었다고 말하였다. 1949년 4월 헨치는 동료 내과 의사들에게 치료 전의 변형된 관절 사진과 치료 후의 환자들을 찍은 컬러 사진을 보여 주었고, 동료 의사들은 기립박수로 그를 환영하였다. 헨치는 환자들의 치료 전과 치료 후의 상태를 병원내 회의에서 공개하였고, 이에 관한 뉴스가 언론을 통해 흘러나가자 코르티손은 '기적의 치료약'으로 소개되었다. 결국 《뉴욕타임즈》의 의학 담당 기자는 "단 며칠의 투약 뒤에 환자들은 침대에서 일어나 주위를 걸었고, 관절이 아프거나 부어오르는 증상도 사라졌다."라고 보도하기에 이른다. 다음 해 헨치와 켄들, 라이히슈타인은 노벨 생리의학상을 수상한다.

그러나 기쁨도, 기적도 잠시였다. 1950년 영국의 류머티즘 학자인 세비지는 메이오클리닉의 헨치를 방문하였을 때 헨치가 "계속 늘어나는 부작용에 대한 보고에 낙담해 있었다."라고 말하였다. 코르티손의 첫 환자였던 가드너 부인도 반복되는 부작용으로 사망하였다. 코르티손의 부작용이 크게 부각되자, 코르티손에 대한 열광적인 반응은 점차 사그라지기 시작하였다. 헨치 박사는 "코르티손은 류머티즘성 관절염을 치료하는 약물이라기보다 류머티즘성 관절염처럼 면역 기능이 항진되어 염증을 수반하는 질병에 대한 면역억제 기능이 있다. 코르티손은 불을 끄는 소방수이지 완전히 마무리하는 목수가 아니다."라고 언급하였다. 헨치는 61세에 은퇴하고 관심 있던 황열에 대한 자료를 정리하는 과정에서 69세에 폐렴으로 사망하였다. 켄들은 65세에 메이요 클리닉에서 은퇴 후 프린스턴대학에서 계속 연구를 수행하였다.

여성해방운동의 시발점, 경구용 피임약

2014년 영국문화원은 인류에게 혁신을 가져다준 발명품 중 의약품 분야의 22위로 경구용 피임약을 선정하였다. 경구용 피임제의 개발에는 기존의 혁신적인 신약에 비하여 다른 점이 몇 가지 있다. 바로 커다란 제약사에서 시작된 것이 아니라 외골수 학자들의 노력이 밑바탕이 되었다는 점이다. 별난 화학자, 생명체를 인공적으로 만들 수 있다고 하여 학계에서 외면당한 생물학자, 가족계획이 여성의 사회 참여에 필수적이라는 70대의 여성 운동가, 가톨릭 신자인 산부인과 의사의 끈질긴 노력과 멕시코에서 창업한 제약사 신텍스의 노력으로 경구용 피임약은 세상에 나오게 되었다.

태고부터 여성은 피임을 위해 허브나 다른 식물, 납, 수은, 구리, 그리고 다양한 동물들의 간 등의 다양한 물질을 섭취하여왔다. 그러던 중 젖소를 인위적으로 임신시킬 수 있던 스위스 축산 농가의 관찰이 임신을 조절할 수 있는 이론적 배경을 제공하게 된다.

1916년 두 명의 비엔나 대학 생물학자는 암컷 쥐의 황체로부터 취한 추출물이 배란을 억제한다는 점을 알았고 이러한 사실을 바탕으로 암컷 쥐가 수태하지 못한다는 사실을 확인하였다. 후에 추출물 내에는 프로게스테론이 있음을 확인하였지만, 이 물질이 이후에 피임제로 쓰일 수 있다는 사실은 아무도 상상하지 못하였다.

황체 내에서 나오는 프로게스테론이 여성의 생식계에 필수적인 역할을 한다는 사실이 분명해짐에 따라 생물학자들은 스테로이드 호르몬 연구에 관심을 가지기 시작하였다. 하지만 프로게스테론의 합성법이 없는 상황에서 수요가 공급을 앞질러 어려움을 겪게 된다.

1930년대에 펜실베이니아 주립 대학의 러셀 마커는 수백 년 동안 멕시코 여성들이 피임을 위해 먹어왔던 야생 참마가 큰 효과가 있다는 사실을 발견하였다. 마커는 참마 속에 디오스게닌 성분이 많이 들어있다고 단정하였는데, 이 화합물은 토끼 몸속에서 배란을 멈추게 하는 것이 실험적으로 증명된 프로게스테론과 화학구조가 유사하다. 마커는 1940년대에 멕시코산 마 50파운드(약 23 kg)를 미국으로 가져와 추출한 디오스게닌을 분해하여 프로게스테론을 얻는데 성공하였다. 그러나 많은 제약업체 관계자들은 이를 신뢰하지 않았고, 그는 스스로 멕시코에 회사를 설립하고 프로게스테론을 생산하기 시작하였다. 마커는 약 2개월간 일하면서 믿을 수 없을 정도로 많은 양인 3킬로그램의 프로게스테론을 제조하였고, 추측건대 세계에서 가장 많은 양의 프로게스테론을 보유하게 되었다. 그러나 그 자체는 경구로 투여할 경우 소화계에서 파괴되기 때문에 화학적 유사물질이 필요하였다. 경구 피임 스테로이드를 처음 화학적으로 합성한 곳은 1951년 멕시코시티에 있는 제약사 신텍스의 칼 제라시 실험실이었다. 신텍스는 마커와 함께 창업한 회사였으나 2년이 안 되어 다른 공동 창업자와 의견이 틀어져 헤어지고, 마커는 모든 주식을 신텍스에 넘긴 채 회사를 떠나 더는 화학에 종사하지 않았다. 이 시기는 코르티손이라는 호르몬이 류머티즘 관절염에 특효약이 될 수 있다는 임상 결과가 발표되어 세계적으로 스테로이드 호르몬에 매우 관심이 높던 시절이었다. 칼 제라시는 2차 세계대전 때 나치를 피해 16세에 어머니와 함께 미국으로 이주한 오스트리아 출신의 유대계 난민이었다. 1949년 위스컨신대학에서 박사 학위를 마치고 멕시코에 있는 신텍스 제약회사에 취업을 하여 피임제 합성에 결정적인 기여를 하였다. 특히, 제라시 연구팀이 합성한 노르에틴드론(노르에티스테론)은 후에 피임제 핵심 성분이 되었다.

그레고리 핀커스는 폴란드에서 이민 온 유대인 가정에서 태어나 하버드대학에서 공부하였으며, 이후 그곳에서 일반 생리학 강사로 일하기 시작하였다. 핀커스는 토끼의 난소를 끄집어내 인공 수정을 완성하였는데, 이 사실이 와전되어 사람의 인공 수정이 가능할 것이라 알려져 윤리적인 문제에 부닥쳤고 결국 하버드대학 교수직을 사퇴하게 되었다.

이후 그는 연구를 지속하기 위하여 실험생물학 우스터 재단을 만들어 혼자 연구를 진행하였으나, 이내 연구비 한계에 부딪히게 된다. 그러던 어느 날 그에게 노력에 대한 보상을 받을 기회가 찾아왔다. 1950년 '미국가족계획연맹'으로부터 이상적인 피임약을 개발해 달라는 제안을 받은 것이다. 이상적인 피임약이란 '남편과 부인 모두에게 해가 없고, 전적으로 믿을 만하며, 간단하고, 실용적이고, 전 세계적에서 윤리적으로 받아들여질 수 있는 만족스러운' 피임약을 의미한다.

당시의 사회적 분위기는 가족계획이라는 단어를 쓰는 일이 윤리적, 법적으로 금기되던 시절이었다. 여성의 권리를 변호하고자 가족계획단체를 설립한 마가렛 생어는 간호사로 일하면서 여성이 의도하지 않은 임신으로 고통을 받는 모습을 보고는 산아제한 클리닉까지 열었을 정도이다. 어머니가 일찍 세상을 떠난 이유도 계획 없는 출산 때문이라고 생각하여 아버지에 대한 원망도 많이 하였다.

생어는 1950년 80세란 고령에도 불구하고 피임약 연구를 위한 모금을 결심하였다. 1953년 그녀는 매사추세츠 공과대학(MIT)의 첫 여성 졸업생 중 한 명이자 많은 유산을 상속받은 친구 캐서린 맥코믹에게 핀커스를 방문해 핀커스의 실험실을 둘러보도록 하였다. 방문 직후 맥코믹은 매년 15만 달러에서 18만 달러를 기부하기 시작하였고, 기부금은 총 2백만 달러에 이르게 된다. 이 과정에서 세 종류의 프로게스틴 유도체에 대한 피임제 연구는 계속되었고, 하버드 대학 종합병원의 산부인과 존 록 교수와 함께 미국령 페루토리코에서 임상시험을 실시하게 된다. 미국 본토 밖에서 임상시험을 한 이유는 당시 미국 대부분의 주에서는 피임 목적으로 의약품을 투여하는 일이 불법이기 때문이었다. 임상시험을 실시한 유도체 중의 하나가 미국 시카고 근처에 있는 제약사 설(Searle)에서 만든 노르에티노드렐이다. 임상시험 결과는 좋았으나, 하혈이 일어나는 부작용이 나타나 1.5 % 에스트로겐을 첨가하였고 그렇게 최초의 피임제 '에노비드'가 승인을 받게 된다. 노르에티노드렐은 제약사 설의 연구원 프랭크 콜튼이 합성한 것으로, 전구체이므로 정맥주사로 투여할 시 활성이 나타나지 않는다. 대신 화합물은 위장에서 산에 의하여 노르에티스테론(노르에틴드론)으로 변한다. 신텍스의 연구원 칼 제라시는 에스트론으로부터 버치 환원반응을 이용하여 노르에티스테론을 만들었다. 핀커스는 설의 오랜 고문으로서 활동하여 노르에티스테론을 가지고 피임제 개발에 대한 연구를 할 수 있었다.

1960년 5월 9일, FDA는 노르에티노드렐을 의약품으로 승인하였지만 경구 피임약의 목적으로 승인한 것은 아니었다. 사회 분위기상 피임에 대한 거부감이 있던 시기였기 때문에 설은 '에노비드'를 부인과 질환 치료제로서 승인을 받아 시장에 발매하였다. 노르에티스테론 역시 같은 목적으로 출시되었다. 1964년 노르에티스테론은 가장 널리 사용되는 경구 피임약의 유효 성분이 되었다. 핀커스가 연구목적으로 맥코믹에게 처음 수표를 받은 지 7년, 마커가 멕시코에서 디오스게닌을 분해하여 프로게스틴을 만든 지 14년 만에 첫 번째 피임제가 탄생한 것이다.

경구 피임약 내의 호르몬들은 몇 가지 활동 메커니즘을 갖고 있다. 호르몬들은 배란을 방해하고, 수란관 안의 점액을 두껍게 만들며, 자궁을 수정된 난자와 착상하지 못하도록 만든다. 경구 피임약은 올바르게 사용하는 여성들에게는 그 효과 정도가 99 %이며, 전체적인 효과 정도는 95 %이다.

에노비드가 시장에 나온 지 2년 후에는 120만 명 1965년에는 500만 명, 1973년에는 약 1,000만 명의 미국 여성들이 경구용 피임제(필, Pill)를 사용하고 있었다. 1993년 영국 주간지 《이코노미스트》에서는 필을 현대사회의 7대 사

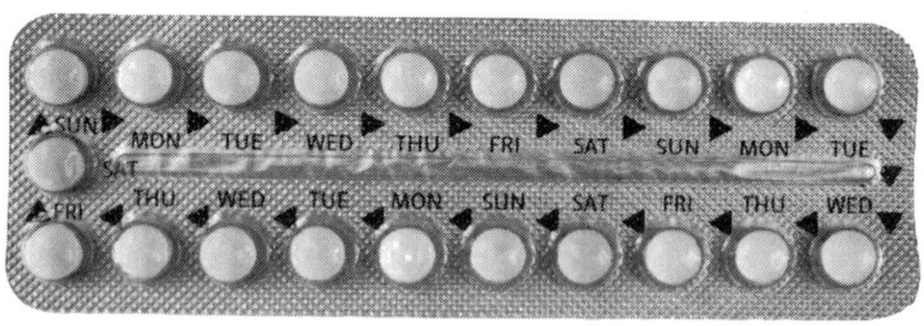

경구용 피임약(출처: 셔터스톡/areeya_ann)

건 중 하나라고 언급하였다. 그것은 1960년대 여성주의의 재탄생에 커다란 영향을 끼친 요소였다. 여성들이 교육과 직업을 선택할 수 있게 된 커다란 진보는 임신과 가족의 규모를 조정할 수 있는 능력 없이는 불가능한 일이기 때문이었다.

1972년 초에는 대학 졸업 후 1, 2년이 지난 뒤 결혼하는 여성의 비율이 급격히 떨어졌으며, 1970년대 중반에는 모든 직업에 있어서 남성에 대한 여성의 비율이 증가하였다. 첫 결혼의 연령대 역시 점진적으로 증가하였다. 경구 피임약은 여성의 경제적, 사회적 지위에 있어서 명백한 변화를 가져왔다. 경구 피임약은 산아를 제한하는 가장 대중적인 방법으로 정착하여 오늘날에는 대략 3억 명의 여성들이 경구 피임약을 사용하고 있다. 또한 전 세계적으로 약 1억 명의 여성이 경구 피임제를 복용 중이며, 성교육이 활발한 벨기에 · 네덜란드 · 독일 등 유럽 선진국은 가임 여성 3명 중 1명이 피임제를 복용할 만큼 보편화되어 있다. 우리나라는 1~2 % 만이 피임제를 복용할 뿐인데, 학교와 사회가 올바른 피임 교육을 위해 더욱 노력할 필요가 있어 보인다.

경구 피임약은 임신과 유산을 감소시킴으로써 여성들의 건강 향상에 도움을 주었다. 그리고 1988년 FDA는 경구 피임약의 잠재적 피임 건강 효과를 인식하게 되었는데, 바로 난소와 자궁내막의 암, 골반염증, 난소 낭포, 양성 유방질병, 철 부족 빈혈과 생리통의 발병률을 줄이는 것이었다. 오늘날 피임약은 호르몬 함량이 높아 몸이 붓는 등 일부 부작용이 유발되었던 과거의 피임약과 달리, 여성호르몬 함량을 5분의 1, 황체호르몬 함량을 10분의 1 수준으로 낮추어 매우 안전하다. 피임 효과 외에도 다양한 건강상의 이점이 있는데, 언급한 장점 이외에도 대장암 발병 위험을 줄여준다는 연구결과 또한 발표되었다. 이와 같은 효과는 피임약의 호르몬 성분 때문이다. 자궁내막을 얇게 하여 생리량을 감소시키므로, 빈혈 예방과 생리통 감소에도 효과가 있다. 현재는 남성용 구강 피임제의 임상시험이 진행 중이다.

당뇨병 치료제 인슐린과 유전자 재조합 의약품

로마자 표기는 'insulin', 영어로는 'island'란 의미인 라틴어 'insula'에서 유래된 '인슐린'은 우리 몸의 물질대사 체계에 중요한 역할을 하는 호르몬 중 하나이다. 췌장의 랑게르한스섬 베타 세포에서 분비되며, 혈액 속의 포도당 수치인 혈당량을 일정하게 유지하는 역할을 한다. 혈당량이 일정 이상으로 높아지면 인슐린이 분비되며, 혈액 내의 포도당을 세포 내로 유입하여 다시 글리코겐의 형태로 저장하는 작용을 촉진한다. 이러한 인슐린 분비에 이상이 있는 사람은 당뇨병에 걸리게 된다. 인슐린이 부족하면 당뇨병이 발생하며, 치료하지 않을 시에는 10대에게 특히나 치명적이다. WHO의 추산에 따르면, 세계의 1억7천7백만 명이 당뇨병을 앓고 있다고 한다. 비록 완벽한 치료법은 아니지만, 1924년 이후 인슐린 주사가 당뇨병에 대한 표준적인 치료법으로 사용되고 있다.

인슐린은 생화학 역사에 있어서 맨 처음 화학구조와 분자량이 결정된 최초의 단백질이다. 1921년 캐나다 토론토대학의 프레더릭 벤팅과 찰스 베스트는 최초로 췌장에서 인슐린의 결정을 채취하였다. 토론토대학의 존 매클라우드 교수의 실험실에서 일하던 프레더릭 벤팅과 찰스 베스트는 폴리펩타이드 호르몬을 분리하여 개를 대상으로 실험을 진행하였다. 1922년 그들은 제임스 콜립과 제약사 동료들의 도움에 힘입어 동물에서 뽑아낸 인슐린을 정제하고 대량으로 생산할 수 있게 되었다. 매클라우드와 벤팅은 1923년 의학 및 생리학 부문에서 노벨상을 받게되어 캐나다 과학자로서 처음 노벨상을 수상하는 영예를 안았으나, 벤팅과 매클라우드의 관계는 발견에 대한 기여도 차이로 인하여 틀어지게 된다.

인슐린처럼 동물 장기로부터 첫 분리 이후 12개월 만에 상품화가 이루어진 의약품은 약학사를 통틀어 없다. 사실 연구팀 내에서 환자들에게 약을 공급할 순서로 알력이 있었지만, 공급을 늘리기 위하여 대학에서는 특허권 사용료 없이 회사에 기술을 허락하였다. 인슐린은 1922년 5월 영국에서 처음 상업화가 이루어졌고 1923년 8월 미국과 캐나다에서도 판매되었다. 1924년에 미국과 영국의 제약 회사들은 전 세계를 대상으로 인슐린을 판매하였다. 인슐린은 미국 제약사 일라이릴리의 주요한 상품이 되었고, 덴마크의 생명공학회사 노보 노르디스크 설립의 발판이 되었다.

그 후 1955년 프레더릭 생어 박사가 처음으로 '생어법'을 사용하여 소의 인슐린 구조를 밝혀냈다. 소의 인슐린의 경우, 21개의 아미노산을 가진 A 사슬과 30개의 아미노산을 가진 B 사슬이 두 개의 이황화 결합으로 연결되어 있다. 인슐린은 종마다 차이가 있어서 인간의 인슐린 구조는 소의 것과 아미노산 3개의 차이가 나며, 돼지의 것과는 하나의 차이가 난다. 결과적으로 구조와 활성에서의 유사성으로 동물 인슐린은 인간에게 꽤 효능이 있었다.

인슐린이 발견되기 전의 당뇨 환자들은 식이요법을 통하여 단지 죽음을 몇 년 정도 미루는 일 밖에 할 수 없었다. 그들에게 주사하자마자 눈에 띄는 의학적 결과가 나타나는 인슐린은 커다란 희망이 되었다. 의사들은 환자들의 삶을 찾아 줄 수 있었고, 인슐린의 생산량은 더욱 높아져야만 했다.

60년 동안 소와 돼지는 인슐린의 공급원이었다. 소와 돼지로부터 얻은 인슐린은 효과가 좋았으나 당뇨병 인구의 증가, 장기간의 공급 문제, 잠재적인 알레르기 반응 등에 대한 우려가 나타났다. 과학자들은 1960년대 인슐린의 화학적 합성에 성공하였지만, 합성한 인슐린은 실용적인 대체품이 되지 못하였다. 1970년대에 유전공학이 밝아오면서, 화학적으로 동일한 인간의 인슐린을 만드는 일에 새로운 제조 방법이 출현하게 된다.

그 방법은 인슐린의 사슬을 각각 따로 만든 후 화학적으로 연결하거나 하나의 사슬로 된 전구체인 인간의 프로인슐린을 만들고, 펩타이드를 연결하고 있는 35개의 아미노산을 잘라내어 만드는 것이었다. 의약품 제조 시 프로인슐린을 생산하는 방법이 선호되는데, 그 이유는 발효와 분리 과정이 한 번이면 충분하기 때문이다.

1978년 생명공학 회사 제넨텍과 시티호프국립의료센터에서는 재조합 DNA 기술로 실험실에서 인간 인슐린을 만들어냈다. 시티호프국립의료센터 과학자들은 단백질의 두 사슬의 유전자를 합성하였고, 그것을 대장균에 주입하였다. 박테리아로부터 재조합 인슐린을 발현시키는 것에서부터 세계 최초의 생명공학 의약품을 내놓기까지 단지 4년 밖에 걸리지 않았다.

1980년부터 임상 연구가 시작되어 1982년 탄생한 릴리의 휴물린은 FDA로부터 승인받은 최초의 유전공학적으로 제조한 의약품이 되었고, 한 달 뒤 영국의 의약품 관리기관에서 의약품으로 허가를 받았다. 같은 해 덴마크의 노보 노르디스크는 효소로 돼지의 인슐린을 전환한 반합성 인간 인슐린을 판매하기 시작하였고, 1987년에 노보 노르디스크 역시 유전자 재조합 생산 방법을 사용하였다.

비록 휴물린의 개발에 4년 밖에 걸리지 않았으나 새 시장을 찾는 일은 개발자와 규제 당국 모두에게 어려운 과제였다. FDA는 새로운 생명공학 상품에 대응하기 위하여 빠르게 유전공학적 전문지식을 확장해 나갔다. 허가가 나는데 대략 2년이란 시간이 걸리던 시기였지만, 논란의 대상이 되던 재조합 인슐린이 빠르게 승인받으면서 새로운 전기가 마련되었다.

재조합 인슐린 자체는 새로운 의학적 성과가 아닐지라도, 유전공학 의약품의 개발, 규제, 상업화, 나아가서 정치적, 사회적인 방향을 잡아가는 데 있어서 중요한 단계였다. 생명공학 회사의 새로운 기술이 다국적 제약사의 기술력과 결합하여 대형 제약사들의 흥미를 자극하고, 투자를 이끌어내고 제품의 수익을 창출하여 생명공학 산업의 부흥에 힘을 실어준다는 원칙을 증명한 사건이었다.

하지만 당뇨병을 예방하거나 치료하는 일은 여전히 해결해야 하는 문제이다. 약물치료에 있어서 인슐린 유도체나 인슐린을 흡입하는 것과 같은 전달 방법에 관한 연구가 계속 진행되고 있으며, 다른 약물을 이용하여 인슐린 생성이나 인슐린에 대한 반응을 증가시켜 제2형 당뇨병 치료도 가능하게 되었다.

적혈구 생성 호르몬, 에리스로포이에틴

내인성 호르몬 기능을 이해하고 병을 치료하기 위해 호르몬을 이용하는 일 역시 현대 의학이 이룬 위대한 업적 중 하나이다. 초대형급의 의약품에 등극한 인간 호르몬 중의 하나가 에리스로포이에틴(erythropoietin, EPO)이다. EPO는 골수에서 적혈구의 생성을 조절하는 인자로서 작용하는 당단백질이다. EPO는 골수의 줄기세포를 적혈구로 분화·촉진하며, 헤모글로빈 합성과 적혈구의 농도를 조절한다. 인간의 EPO는 165개의 아미노산 잔기와 시알산을 포함하고 있으며, 4개의 당사슬을 가진 30,400달톤 분자량의 단백질이다. 유아는 주로 간에서 EPO를 생산하지만, 점차 자라면서 신장에서 EPO를 생산하게 된다. EPO 생성은 신장의 동맥에서 산소가 감소하면서 촉진된다. 순환하는 EPO는 적혈구의 전구세포 표면에 결합하여 적혈구로 자라게 만든다. 정제된 인간의 EPO는 1970년대 처음으로 오줌에서 분리되어 탄생하였다.

20세기 초 생물학자들은 혈액에 산소 공급이 적을 때 적혈구 생성을 촉진하기 위해 EPO와 같은 호르몬이 있어야 한다고 예측하였다. 그러나 1955년까지 아무도 그 존재를 찾지 못하였다. 제2차 세계대전 후 시카고대학에서 조교수로 근무하기 시작한 유진 골드와서는 지도교수인 레온 제이콥슨 박사가 EPO를 정제해 보도록 권유하자 이를 받아들여 단백질을 여러 생체 시료로부터 정제하기 시작하였다. 프로젝트 초기에는 몇 달이면 충분히 끝낼 수 있으리라고 예상하였지만, 평생이 걸리게 될 줄은 생각도 하지 못하였다. 결국 1970년대 일본 구마모토 대학의 내과 의사인 타카지 미야케가 2,550리터의 재생불량성빈혈 환자의 오줌을 말려 골드와서 교수의 연구실에 합류하여 각고 끝에 8 mg의 순수한 인간 유래 EPO 정제를 할 수 있었다. 처음으로 오줌에서 인간의 EPO를 분리하여 이를 정제한 셈이다. 그들은 이 결과를 미국 생화학회지에 발표하는 것으로 만족해야만 하였는데, 학교 당국과 골드와서 교수조차도 특허 출원을 잊어버렸기 때문이었다.

당시 미국에는 생명공학의 발전이 태동하여 제시된 이론들이 서서히 상품화되고 있었으며, 노벨상 수상자들도 생명공학 벤처 회사를 만들기 시작하였다. 보스톤을 중심으로 제네틱인스티튜트가 있었다면, 서부에는 제넨텍과 암젠이 만들어져 성장해나가고 있었다. 로스앤젤레스 근교의 신생기업 암젠은 여러 프로젝트를 기획하는 과정에서 유전자 재조합 EPO의 대량 생산을 최우선 과제로 삼았다. 그 이유로는 기획된 다른 과제와는 달리 EPO는 골드와서 교수가 정제한 단백질을 유일하게 갖고 있었기 때문이었다. 암젠은 골드와서 교수와 접촉하여 어렵게 수 mg의 단백질을 공여받았고, 타이완계 과학자 린후 쿠엔이 단백질의 N-말단의 서열을 분석하게 된다. 그리고 이를 기반으로 상보적 DNA를 제작하여 EPO의 유전자를 찾아 대장균에서 첫 발현을 이루어냈다. 쿠엔은 2년 이상 걸려 166개의 아미노산 서열을 분석하여 EPO 유전자를 분리하는데 성공한 것이다. 수많은 반대에도 불구하고 회사 고위층의 뚝심 있는 지원으로 가능한 일이었다. 암젠은 동물세포에서 대량 생산이 끝나 임상시험을 완료한 후, FDA에서 허가를 받아 팔기 시작하여 블록버스터의 길로 들어섰다.

재조합 EPO는 주로 신부전 환자와 AZT 치료제를 사용하는 에이즈 바이러스 감염자, 화학요법제로 치료하는 암 환자에게서 주로 나타나는 빈혈을 치료하기 위하여 빠르게 상품화되었다. 실제로 EPO의 투여는 정상적인 혈구 수치를 유지하기 위해 주당 1회 또는 여러 번 주사한다. 일반적으로 EPO는 혈액의 산소량이 떨어지고, 수혈에 대한 잠재적 필요성을 제거하기 위한 어느 조건에서도 사용할 수 있다.

암젠은 미국 내 신장투석 환자를 위해서 EPO를 이포젠이라는 의약품으로 판매하였다. 다국적 기업인 존슨앤드존슨은 계열사인 오르토 바이올로직스를 통하여 이포젠을 미국 내 투석환자 이외의 환자에게 프로크리트라는 상품으로 팔 수 있는 권리 협약을 지니고 있었다. 그리고 미국 밖에서는 오르토 바이올로직스에서 제조한 의약품을 어떤 용도로도 이프렉스란 이름으로 얀센-실라그를 통해 팔 수 있었다. 암젠과 존슨앤드존슨의 관계는 두 회사가 EPO 판매권 협약의 위반에 관하여 싸우면서 위태로워진다.

유전자 재조합 EPO는 수백, 수천 명의 삶의 질을 높였음에도 불구하고 어두운 면을 가지고 있다. 사이클, 단거리 육상, 크로스컨트리, 스키와 같은 지구력이 요구되는 운동 경기에서 일부 선수들이 유전자 재조합 EPO를 경기 능력을 높이고자 잘못 사용한 것이다. 임상 결과에 따르면 EPO는 산소 흡수를 향상하며 산소 소비력을 증가시키기 위한 여분의 적혈구를 생산함으로써, 5~15 % 정도 운동 경기 능력을 향상시킨다. 그러나 이러한 목적으로 EPO를 사용하면 몸에 치명적일 수 있다.

필요 이상으로 만들어진 적혈구 세포는 혈액을 걸쭉하게 하며, 특히 운동선수에게 탈수가 일어났을 때 심장마비 혹은 뇌졸중을 일으킬 수 있다. 1980년 이래 수십 명의 엘리트 운동선수, 특히 사이클 선수들의 죽음이 EPO와 관련이 있다. 생체 내에서 EPO의 생산을 증가시키는 자연적인 방법은 장거리 선수들이 흔히 하는 고지대에서의 훈련이다. 운동 생리학자들은 인체가 6000피트 이상에서 희박한 산소에 반응하며 수주 동안 EPO의 농도와 적혈구 용량을 증가시킨다는 점을 알고 있었다. 고환암을 극복하고 세계적 프로 도로 사이클 경기인 투르 드 프랑스(Tour de France)에서 우승을 차지한 에드워드 암스트롱 역시 EPO와 스테로이드 등을 주입한 혐의가 드러나 모든 명예를 박탈당했다.

효소면역측정법을 이용하여 혈청의 EPO 농도를 알 수 있으나 EPO가 원래 생체 내에서 유래된 것인지 혹은 부도덕한 운동선수가 유전자 재조합 EPO를 주입한 것인지는 알 수 없었다. 세계반도핑기구에서는 현재 운동선수의 EPO 남용을 오줌과 혈액 검사로 검출할 수 있도록 개발하였다.

골드와서 교수의 집념이 없었다면 수혈 시에 생기는 문제점으로 인해 수많은 생명이 목숨을 잃었을 것이다. EPO는 신장 투석환자들의 수명연장을 가능하게 만들었지만, 골드와서 교수에게 커다란 부를 안겨 주지는 못하였다. 암젠은 시카고대학이 특허권이 없다는 이유로 그에게 고문료 이외의 판매에 관한 로열티를 전혀 지급하지 않았다. 골드와서는 "EPO 수익의 아주 일부분이라도 받을 수 있었다면 매우 근사한 실험실을 꾸몄을 텐데."라며 회상하였다. 이 일화는 순수과학이 응용과학과 접할 때 엄청난 부를 만들어 낼 수 있지만, 특허가 없는 상태에서는 권리를 보호받지 못한다는 사실을 보여주고 있다. 이 이야기는 언론인 메릴 구즈너가 집필한 『8억 불의 의약품($800 Million Pill)』(Univ of California Pr, 2005)의 1장인 「가장 긴 탐색(The longest search)」에 상세히 기록되어 있다. 골드와서 교수는 2010년 12월에 만 88세로 세상을 떠났다.

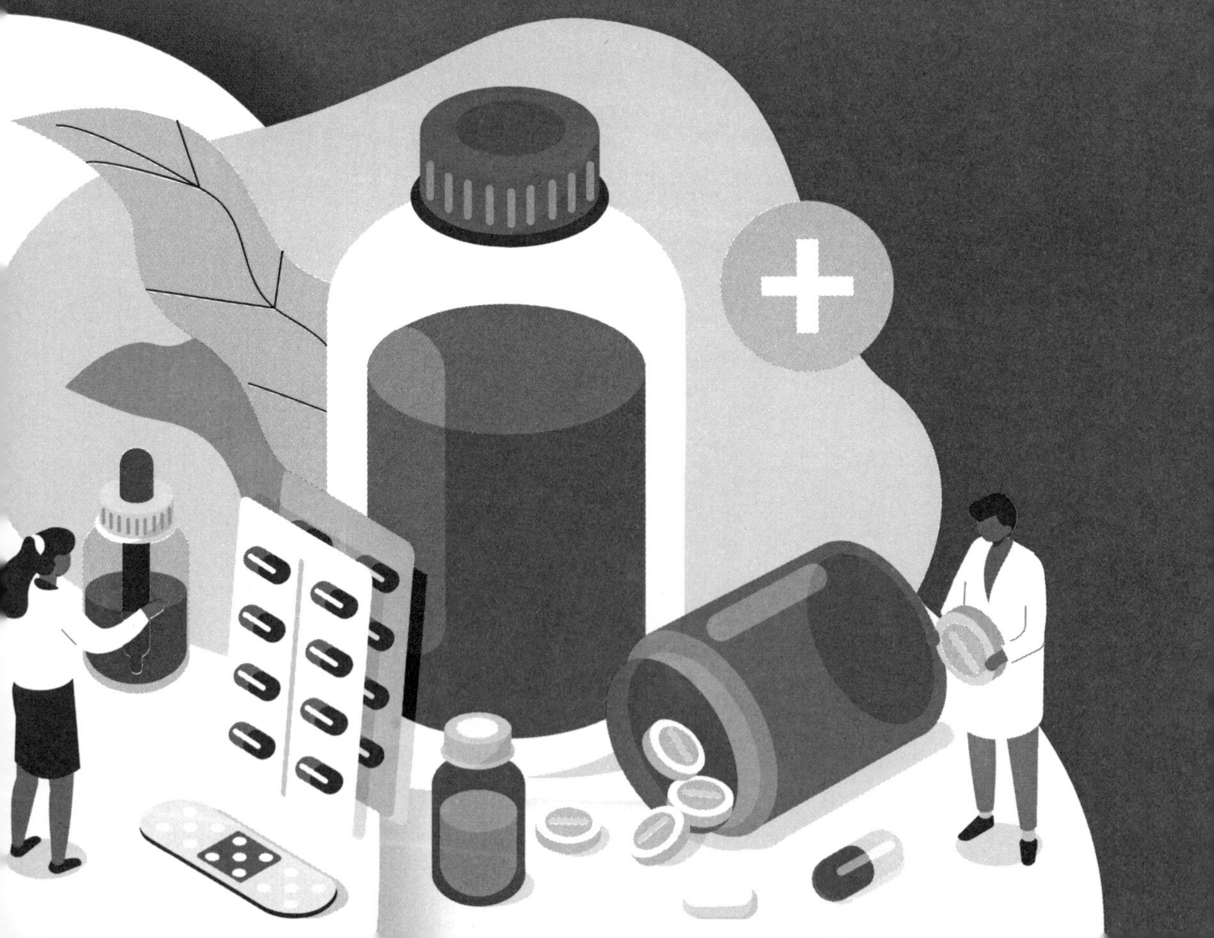

8장

위장약과 궤양

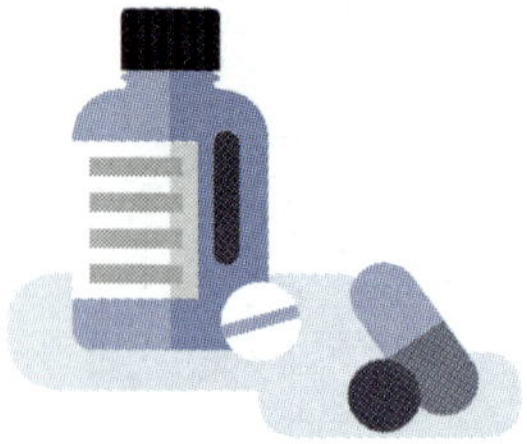

최초의 약물 설계 위장약, 시메티딘

최근 세계 각국의 의약품 규제 기관에서는 위장약인 라니티딘의 유통과 판매를 중지하였다. 라니티딘 성분의 의약품을 수거하여 검사한 결과, N-니트로소디메틸아민(NDMA)이 잠정관리기준에 초과되어 검출되었기 때문이다. NDMA는 WHO 국제암연구소가 사람에게 암을 일으킬 위험이 있다고 인정한 발암 추정 물질이다. 라니티딘의 전신이 바로 시메티딘(상표명 타가메트)이다. 시메티딘은 위와 십이지장궤양과 산의 역류 때문에 위 속에서 분비되는 위산의 양을 줄여야 하는 가슴앓이와 같은 질환 치료에 있어 혁명을 가져왔다. 약이 나오기 이전에는 침대에서 휴식하면서 부드러운 음식을 섭취하고 제산제와 항콜린제를 사용하는 것이 일반적인 소화기궤양의 치료였으며, 궤양이 재발하면 오로지 수술 밖에는 방법이 없었다. 시메티딘은 처음 임상에서 효과를 보인 히스타민 H2 수용체의 길항제로, 영국의 제임스 블랙 박사가 제약사 스미스클라인 프렌치(SK & F)에 합류하면서 연구가 시작되었다. 히스타민은 비만세포에서 만들어지는 화학전달물질로서 히스타민 H1 수용체의 작용을 통하여 알레르기 반응이 일어날 때 유리된다. 일반적인 항히스티민제는 H1 수용체의 길항제로 과도한 면역반응을 조절하는 작용을 한다. 그에 비해 H2 수용체는 주로 위장에 분포되어 있으며 위산 분비와 관련이 있다.

1964년과 1968년 사이에 제임스 블랙 연구팀은 화학적으로 히스타민에 관련된 약 200여 개의 화합물을 합성하여 히스타민의 길항작용을 연구하였다. 연구팀의 목표는 H2 수용체에 결합함에도 히스타민과 구조가 완전히 달라서 위산 분비를 촉진하지 않는 히스타민 유사화합물을 찾는 것이었다. 구아니딘기를 말단으로 알킬 그룹을 가진 히스타민 유사체를 제외한 200여 개의 화합물의 효력을 검사하였지만, 히스타민의 결합 차단 활성을 확인하지는 못하였다. 연구팀은 그 후에 히스타민의 차단에 있어 더욱 효율적이고 긴 사슬을 가진 유사체를 찾고자 하였다. 합성한 화합물들은 작용제와 길항제로 작용하는 양쪽 활성을 가지고 있었고, 강한 염기성의 구아니딘기를 비염기성의 작용기로 치환한 후, 수용액 속에서 중성을 유지하도록 하였다. 결국 길항제로 작용하는 약산성의 싸이오요소(thiourea) 유도체를 발견하게 되어 유도체의 곁사슬 길이를 늘이고 합성한 유사체를 치환시켜 작용제 효과가 전혀 없는 순수한 길항제인 부리마이드의 개발을 이끌었다.

그러나 부리아미드를 구강으로 투여하게 되면 충분한 활성화가 이루어지지 않았고, 주사로 투여할 때만 효능이 나타났다. 부리마이드로부터 다시 설계하여 만든 화합물인 메티아마이드가 10배나 더 효능이 있다는 사실을 알게 되었으나, 임상시험에서 몇몇 환자에게 화합물이 백혈구를 감소시킨다는 결과가 나타났다. 이 독성의 가장 유력한 원인은 구조 내 싸이오요소였으며, 연구팀은 최종적으로 싸이오요소가 없으며 2-시아노구아니딘 화합물을 포함하는 메티아마이드의 유도체를 낙점하였다. 이 화합물이 시메티딘으로 1972년에 합성되어, 1973년에 독성이 평가되었다. 그 후 모든 임상시험을 통과하게 된다.

이 약은 1976년 11월 영국에서 처음 판매되었고, 미국에서는 1977년 8월이었다. 발매 2년 후 전 세계 매출액이 1억 9천만 달러(2000억 원 이상)에 달하였고, 1980년도 초에 3억 8천만 달러를 넘겼다. 1979년 시메티딘은 100개 이상의 국가에서 판매되었고 미국, 캐나다, 그리고 몇몇 다른 국가에서 가장 인기있는 처방 제품이 되었다. H2 수용체 길항제 프로그램의 개시로부터 상용화까지는 12년이 걸렸으며, 블랙은 히스타민의 다른 역할에 주목하여 알레르기 억제와 전혀 다른 위궤양 치료제를 개발한 것이다.

시메티딘을 투여하면 몇 주 안에 위궤양을 치료할 수 있었지만, 중단 후 6개월 이내에 80 %의 환자에게서 병이 재발하였다. 지속적인 임상시험을 통하여 저용량의 시메티딘으로 위궤양을 30 % 미만으로 감소시킬 수 있게 되었다. 초기 치료과정에 반응한 환자는 6~12개월 동안 유지요법으로 이를 따라야 하며, 얼마나 빨리 재발하는지에 따라 추가로 시메티딘을 투여하거나 수술을 고려해야 했다. 장기적인 치료로 위산이 낮아진다면 박테리아가 성장하여 질산염이 아질산염으로 전환되고, 발암성 N-니트로사민이 합성되어 결국 위암을 일으키지 않을까 우려하였으나 다행히 입증되지는 않았다.

시메티딘의 상표명인 타가메트는 연간 10억 달러 이상에 달하는 최초의 블록버스터 위장약이 되었으며 SK & F는 타가메트의 성공으로 제약사 비참과 합병하게 된다. 후에 같은 H2 수용체 길항제이면서 시메티딘의 유도체인 라니티딘(상표명 잔탁)을 만든 글락소와 2000년에 합병하여 현재의 글락소스미스클라인(GSK)이 되었다. 잔탁은 타가메트가 4회 복용하는 것에 비해 2번만 복용하면 같은 효과를 볼 수 있어 시메티딘의 경쟁력을 약화시킬 수 있었다. 또한 재발률과 타 약물과의 상호작용 측면에서도 타가메트보다 우수하였다. 일본의 야마노우치(현 아스테라스 제약)는 파모티딘(상표명 펩시드)을 미투 의약품으로 개발하였다. 네 종류의 H2 수용체 길항제가 같은 시대에 각축을 벌였지만, 프로톤 펌프 저해제(proton pump inhibitor, PPI)로 알려진 새로운 종류의 위궤양 치료제가 등장하면서 점차 시장에서 사그라지게 되었다. PPI제는 위산을 위내로 펌핑하는 데 관여하는 H^+/K^+-ATP 효소를 억제함으로써 작용한다. 현재 위궤양을 치료하는 약은 오메프라졸(후에 넥시움으로 개량)과 같은 PPI제로 대체되고 있다. 오메프라졸(상표명 로젝)은 1989년에 스웨덴의 제약사 아스트라에서 발매되었다.

1997년 11월에 미국화학회와 영국왕립화학회는 시메티딘을 화학사에 획을 그은 사건으로 지정하였다. 이 업적이 약물 발견의 역사에서 이정표였음을 인정한 셈이다. 타가메트는 '길항제(an**Tag**onist)'와 '시메티딘(ci**met**idine)'의 두 단어를 합쳐서 지어낸 이름이다. 연구책임자 블랙은 1988년 H2 수용체 차단제의 발견과 함께 심장병, 고혈압, 심장마비의 치료에 사용하는 베타 차단제의 개발로 노벨 생리의학상을 받았으며 86세에 세상을 떠났다.

역류성 식도염과 프로톤 펌프 억제제

위산은 단백질을 소화하고 칼슘과 철분을 흡수하며 박테리아 감염을 보호하는 등 여러 유익한 기능을 담당하고 있다. 많은 사람이 속 쓰림을 경험한 적이 있을 것이다. 위산이 식도를 역류하면 식도가 강한 산성을 지닌 위산을 견딜 수 없어 통증을 느끼게 된다. 역류성 식도염은 소화 단계의 음식물이나 위산이 위의 가장 상단부인 괄약근을 지나 식도로 넘어와서 발생하며, 음식물과 위액의 혼합물을 위에서 처리하지 못하게 되어 식도가 손상을 입게 되고, 궤양으로까지 발전할 수 있는 질병이다.

국내에서는 2013년 352만 명이었던 역류성 식도염 환자 수가 2017년에는 428만 명으로 약 21 % 증가하였다. 이렇게 환자가 늘어난 주된 원인으로 서구화된 식생활 습관을 들 수 있다.

2014년 미국 소화기 및 장협회에 따르면 미국인 4천만 명이 일주일에 이틀은 위산 역류를 겪으며, 이로 인해 발생하는 비용은 미국 전체에서 연간 100억 달러로 추정된다고 한다. 100억 달러의 비용에는 진료비, 병원비, 약값, 이로 인한 노동시간 감소 등이 포함된다.

속 쓰림과 궤양으로 고생하던 사람들은 H2 수용체 차단제인 타가메트나 잔탁이 나오기 전에 대부분 산을 중화시키기 위한 제산제로 무기염 제제를 사용하였다. 이 약들은 몇 분 내에 위산을 중화시켜 속 쓰림을 완화시켰으나 몇 시간 후에 효과가 사라졌다. 예를 들어 pH가 4.0인 위궤양 환자의 경우 하루에 탄산수소소듐을 60그램씩 먹어야 하고 칼슘을 기본으로 하는 약은 신장 결석에 대한 위험을 감수해야만 하였다. 알루미늄과 마그네슘을 기본으로 사용한 제제들은 신장이 좋지 않은 사람들에게는 위험이 있었다.

타가메트나 잔탁은 궤양 환자에게 무기염 제제보다 약효가 더 강력하고 오래 지속되었으며 부작용도 적었지만, 일부 환자들은 여전히 더 강한 약을 필요로 하였다. H2 수용체 차단제는 위산을 분비하는 세 가지 경로(가스트린, 아세틸콜린, 히스타민) 중 하나를 억제하는 것에 불과하였기 때문에 위산의 과다 분비를 완전히 막을 수는 없었다. 이러한 위장약은 위에서 출혈을 유발하지는 않았지만, 환자들이 자신의 상태를 깨닫지 못하게 하는 문제점이 있었다.

1970년대 미국 버밍햄에 있는 알라바마대학의 작스 교수는 위산의 분비가 산화 환원에 의해 조절된다는 정설이 틀렸다고 반박하면서, 위벽에 있는 H^+/K^+-ATP 분해효소가 프로톤 펌프라고 제시하였다. 초반에는 학계의 인정을 받지 못하였지만, 점차 다른 연구팀에서도 같은 시스템이 발견되면서 분위기가 반전되었다. 작스는 1977년 스웨덴 제약사 헤슬레의 과학자들과 위산을 억제하는 의약품 개발을 위해 공동연구를 수행하였다. 헤슬레는 아스트라(현 아스트라 제네카) 제약사의 연구와 개발을 수행하고 있었다. 특히 국소 마취제인 리도카인이 실험용 개의 위산분비를 억제하는 효과를 보이며, 경구로 사람에 투여하였을 때 역시 위산분비를 줄인다는 점을 확인할 수 있었다.

프로젝트가 시행될 당시에는 신약개발이 초보적 수준이었고, 헤슬레의 과학자들도 화합물을 합성하여 동물에게 시험하는 전통적인 방법으로 연구를 하고 있었다. 처음에 착수한 화합물은 프랑스 제약사 세르비어에서 항바이러스제로 개발한 피리딜 싸이오아세트아마이드(CMN 131)였다. 이 화합물은 위산

억제 기능이 있다고 발표되었으나 심한 간독성을 보였다. 이 때문에 헤슬레 화합물 합성팀은 CMN 131의 구조적 변형을 시도하였다. 그들은 위벽세포 쪽으로 히스타민이 끌린다는 생각에 착안하여 싸이오아민을 이미다졸과 설파이드로 결합하여 아미노산인 히스티딘이 결합된 형태로 만들었다. 그 결과 위산 억제 효능이 높아졌으며 부작용 역시 사라졌다. 그들은 지속해서 화합물의 구조를 바꿔가며 염산의 유리를 줄이는 방법을 택하였다.

연구의 기폭제가 된 물질은 비타민 B_{12}의 구조 내에 있는 벤조 이미다졸기를 이미다졸 대신 사용하여 만든 화합물(H 124/26)이었다. 이것은 독성도 적었고 위산분비를 억제하는 효능도 뛰어나 후보 약물로 선정되었지만, 이미 헝가리에서 결핵약으로 등록되어 있어서 사용할 수가 없었다. 그런데 이 화합물이 생체 내에서 대사를 거쳐 설파이드가 설폭사이드로 바뀌면서 보다 강력한 위산분비 억제 기능이 있음을 알게 된 것이다. 이후 좋은 약리 활성을 보이는 화합물(티모프라졸, 피코프라졸)을 지속해서 발굴하면서 1979년 최초로 비가역적 H^+/K^+-ATP 분해효소 저해제(프로톤 펌프 억제제, PPI)인 오메프라졸을 찾게 되었다. 1988년 오메프라졸은 스웨덴에서 로젝이라는 상표명으로 위궤양 치료제로 승인을 받았다. 1989년 역시 같은 상표명으로 FDA의 허가를 받았는데 이뇨제인 라식스와 발음상의 혼동을 준다고 하여 프리로젝으로 바꾸었으나, 역시 항우울제인 프로작과 발음이 유사하여 혼동을 일으켰다. 로젝은 타가메트, 잔탁 다음에 제2세대 위장약 블록버스터로 등극하였고, 위궤양과 역류성 식도염에 필수적인 약품으로 자리잡는다.

오메프라졸은 위산에 의하여 활성화가 되는 전구 약물로서 구조적으로 의약품이 갖추어야 할 특징을 가지고 있다. 그 특징으로 첫째, 높은 지용성으로 세포막을 통과하기가 쉬우며 둘째, 위벽세포 내에 위산분비 소관에서 약알칼리로 전환되어 밖으로 빠져나가기가 어렵다는 점이다. 더욱이 화학적으로 환을 형성하며, 이 중간체가 H^+/K^+-ATP 분해효소와 공유결합을 하여 비가역적인 효소 저해제로 바뀌게 된다. 오메프라졸은 pH 1에서는 매우 불안정하여 반감기가 2분이지만 pH 7.4에서는 20시간인 독특한 화합물이다.

오메프라졸의 특허가 2001년에 풀리게 되면서 아스트라제네카는 다른 위궤양 치료제를 출시하고자 하였다. 화학 구조상 라세미 화합물인 오메프라졸에서 S-광학이성질체만을 분리하여 특허를 등록하고, 오메프라졸을 에스오메프라졸(상표명 넥시움)로 대치하게 되었다. 넥시움은 체내에서 반감기가 길며 역류성 식도염의 회복시간을 단축하였다. 이러한 사실이 발표되자 다른 쪽에서는 고개를 갸우뚱하였다. '정말로 S-구조가 라세미 화합물인 오메프라졸보다 좋은 것일까?'란 논제를 두고 의견이 분분하였는데, 반감기가 긴 것은 실험쥐에서 나타났으며, 개나 사람에게는 별 차이가 없었기 때문이다. 그러나 넥시움은 미국 시장에서 프리로젝이 특허가 만료되기 전 허가되어 계속 보호를 받을 수 있었다.

현재 국내 PPI 처방액은 2000억 원을 넘었으며, 앞으로도 시장은 성장해나갈 것으로 전망되고 있다. 넥시움의 특허가 2014년 만료되면서 국내는 로젝과 넥시움의 미투와 제네릭 의약품의 춘추전국 시대로 접어들었다. 또한 제형을 바꾼 계량 의약품이 활기를 띠고 있다. 그러나 오리지널 의약품 역시 가격정책이나 위탁판매를 통하여 시장을 쉽사리 포기하지 않고 있다. 이 중에서도 시선을 끄는 PPI계로서 가역적 저해제인 레바프라잔(상표명 레바넥스)이 유한양행에서 개발되어 2005년 국내에서 허가를 받아 발매되었다. 후에 같은 작용 기전을 가진 테고프라잔(상표명 케이캡)이 CJ헬스케어(현재 의약품 부문이 HK 이노엔으로 바뀌었음)에서 출시되어 시장이 매우 복잡해지게 된다. 테고프라잔은 오메프라졸의 약점인 산에 대한 불안정성, 느린 약효발현을 극복해낸 듯이 보인다. 어려운 환경이지만 국내에서도 새로운 PPI제를 만들수 있게 되었고 세계 시장으로 영역을 넓히고 있다는 점에서 더욱 기대가 모일 것으로 생각된다.

위궤양의 주범이 위산이 아니고 박테리아라니!

우리나라 국민들은 원래 한이 많을까? 많은 현대인들이 내적으로 스트레스를 견디면서 살아가는 듯 보인다. 정신적인 고통을 많이 받게 되면 신체적 이상으로 심장이 빠르게 뛰거나 소화가 안 되는 경우가 종종 있다. 소화불량이 발생한 것이다. 소화불량이란 음식을 섭취한 후 일어나는 소화 장애 증세를 총칭하는 것으로, 위와 간-담도계 질환을 비롯한 다양한 원인에 의하여 발생하는 소화기관의 모든 불쾌감과 증상을 말한다. 한 가지 증상만이 아니고 속쓰림, 트림, 구역질, 상복부 불쾌감, 위장의 팽만감 등의 소화기 증세와 더불어 복통까지 동반되어 일어나는 모든 제반 증상을 포함하고 있다.

증상을 일으키는 원인 중 하나로 소화성궤양을 꼽을 수 있다. 소화성궤양은 위나 십이지장 벽의 점막이 손상되어 헐어서 생기는 질병으로 위궤양, 십이지장궤양이 이에 해당한다. 위에서는 음식을 소화하기 위하여 산을 분비하는데 이때 위벽에 손상을 주는 펩신이나 위산이 지나치게 많이 분비되는 등 공격인자가 강하거나, 위 점막을 보호하는 점액질이 파괴되거나, 혈액순환이 잘 안 되거나, 점막세포의 재생력이 떨어지는 등 위산에 대한 위장 점막의 방어인자가 약해지면 위 또는 십이지장에 궤양이 생기게 된다. 스트레스, 술, 담배, 아스피린과 같은 진통소염제, 스테로이드 약물, 자극적인 음식, 영양 결핍, 그리고 헬리코박터 파이로리균의 감염 등이 대표적인 소화성궤양의 원인이다. 특히 헬리코박터균에 감염되면 위산 분비가 증가하고 위와 십이지장 벽의 방어기전이 약해진다. 십이지장궤양을 가진 거의 모든 환자(90 %)와 위궤양을 가진 대부분의 환자(80 %)는 이 균에 감염되어 있다. 앞에서 소개한 H2차단제인 타가메트와 라니티딘은 위산의 과잉 분비를 차단하므로 어느 정도 궤양 증상을 완화하는 데 도움은 되지만, 재발을 막지는 못한다.

위의 환경은 매우 혹독하다. 위산의 pH는 1.0인데, 그러한 조건에서 미생물이 살 수 있다고 생각하는 사람은 드물었다. 그럼에도 채취한 위 조직 내에 나선형의 균이 존재한다고 수년간 거론되었지만, 소화기 분야의 권위자들은 위가 오염되었거나 궤양 주위에 우발적으로 서식하는 것이라고 넘겨버리곤 하였다. 그들의 의견에 반대되는 발견이 변방에서 나왔으니 당시 학계의 주류층이 코웃음을 쳤던 건 당연하지 않았을까?

1979년 병리학자 로빈 워런은 광섬유로 만든 신축성 위내시경으로 만성 위염 환자의 생체조직을 관찰하다가 나선형의 균을 발견하고는 깜짝 놀라게 된다. 또한 균 주위의 위 조직에 손상이 있다는 사실도 확인하게 된다. 워런은 균이 모두 같은 형태인 것을 보고는 '슬쩍 들어온 외부의 침입자'라고 생각하였다.

이 시기에 매우 성격이 독특한 베리 마셜이 등장하게 되는데, 그는 작은 마을에서 성장하여 독립적이고 집념이 강한 인물이었다. 마셜은 워런이 있는 병원에 인턴으로 들어와 6개월간 수련의 과정을 거쳤고 소화기 내과에 배치되었다. 그는 워런이 발견한 균이 위에서 염증을 일으킨다는 사실에 낯설어하였으나 이내 매료되게 된다. 1981년 마셜은 위염 환자를 진료하면서 2주간 테트라사이클린 항생제를 처방하였고 위염이 깨끗이 나은 현상을 확인하였다. 이로 인하여 그는 위염의 원인이 위에 사는 균 때문이라고 결론 내리게 된다. 다음 문제는 실제로 균을 밖에서 배양하는 일이었다. 수개월 간 산소가 있는 배지와 산소가 고갈된 배지에서 각각 균을 키우려고 하였으나 성공하지는 못하였다. 나선형의 균이 캄필로박터 속이기 때문에 이틀 간 배양하고 자라지 않으면 버렸다. 그러던 중 마셜은 낙담한 상태로 균을 어둡고 습기가 많은 조건에 그대로 방치한 채 휴가를 떠나버린다. 그런데 5일 후 돌아와 보니 한천 배지에 균총이 형성되어 있었다. 흥미롭게도 이러한 발견 배경은 페니실린의 푸른곰팡이를 발견한 플레밍의 배경과 유사하다.

이로써 마셜은 습기가 높고 미세량의 산소가 주어진 환경과 영양분이 진한 배지 속에서 5~7일의 시간을 들여야 한다는 균의 배양조건을 확립할 수 있게 되었다. 마셜은 100명의 위장 장애를 앓고 있는 환자들의 조직을 검사하였는데 그 결과, 박테리아는 위염과 밀접하게 관련이 있었으며 위궤양 환자는 80 %, 십이지장궤양 환자는 100 %, 정상인 사람은 50 %가 균을 가지고 있었다. 이러한 실험적 관찰로 워런과 마셜은 '위에 살고 있는 균이 위염과 위궤양에 관련이 있다'라고 확고히 믿게 되었다.

마셜은 실험적 증거를 수집하는 일에 착수하였고 제산제로 흔히 복용하는 비스무트 제제를 사용하였다. 비스무트 제제는 위궤양 치료에 오랫동안 사용된 약물로, 에를리히가 매독균을 없애기 위해 개발한 살바르산 내에 있는 비소와 주기율표가 같은 족에 속해 있는 무기화합물이다. 확실히 비스무트 제제는 위궤양이 재발하는 것을 늦추었으나 비스무트 제제를 중단하면 궤양이 재발한다는 문제점이 있었다. 마셜은 균을 없애기 위하여 비스무트와 항생제를 함께 투여하였고 균을 완전히 박멸하는데 성공한다. 1987년 균을 관찰하는 현미경이 일반 광학현미경에서 고배율의 전자현미경으로 바뀌면서, 그는 균을 분류상 캄필로박터 속이 아닌 다른 종류의 속으로 분류해야 한다고 발표하였다. 마셜은 자신이 전에 실험실에서 균을 배양할 때 2일이 아니고 5~7일이 걸리는 사실도 분류가 잘못되었기 때문이라고 판단하였다.

이후 마셜은 균의 16S rRNA를 분석하여 새로운 균주라는 사실을 밝혀냈고, 헬리코박터 파일로리라고 새롭게 이름을 붙였다. '헬리코박터(*Helicobacter*)'는 나선형이라는 의미를 가진 '헬리칼(helical)'에서 따왔고, '파일로리(*pylori*)'는 '파일로루스(pylorus)'라는 위와 십이지장의 경계인 유문, 즉 입구라는 단어에서 가져왔다.

마셜은 결과를 정리하여 오스트레일리아 위장학회에 초록을 제출하였으나 받아들여지지 않아 발표할 기회를 얻지 못하였다. 이러한 사례는 상당히 드문 일로써, 당시 학계에서 그의 연구를 인정하지 않았기 때문이었다. 그는 다른 사람들의 권유로 브뤼셀에서 열린 세계감염균 학술대회에서 결과를 발표하였다. 그러나 권위자로부터 인정을 받기는커녕 미친 친구라는 이야기를 들었으니, 통념적으로 이미 알려진 사실을 뒤집는 일이 매우 어렵다는 점을 알 수 있다.

그러나 그동안의 결과가 영국의 명성 있는 의학잡지인 《란셋》에 편지 형식으로 연속해서 2편이 실리면서 세간의 주목을 받기 시작하였다. 이제 다음 숙제는 '밖에서 배양한 균이 소화기궤양을 일으키는지'를 증명하는 일이었다. 그는 흰쥐나 돼지의 위에 균을 감염시켜 동물 모델을 만들려고 하였지만 실패하였고, 자신이 직접 균을 마셔 입증하리라고 결심하였다. 마셜은 자신의 위 내에 균이나 염증이 없는 것을 확인한 후 역겨운 냄새가 나는 배양액을 들이켰다. 일주일 후에 구토를 시작하였고 두통이 발생하였으며, 숨을 내쉴 때마다 악취가 났다. 증상이 나타난 지 10일 후 위 내시경과 조직검사를 통해 마셜은 자신이 급성 위염에 걸렸음을 확인하고, 2주째에 비스무트 제제와 항생제를 투여하였다. 급성 위염은 가라앉았으며, 조직검사 결과도 정상으로 나오게 된다. 1988년 마셜과 공동연구자들은 비스무트 제제와 항생제가 H2수용체 차단제보다 위궤양 치료에서 우수하다고 《란셋》에 발표하였다.

그러면 헬리코박터 파일로리균은 어떻게 강산성 조건에서 위의 상피세포와 표면의 뮤신을 통과하는 걸까? 균은 우레아제 효소를 분비하여 아미노산이 분해되어 만들어지는 요소를 암모니아로 분해시켜 주위 환경의 pH를 중성화한다. 상피세포의 표면의 뮤신은 젤 형태에서 물렁물렁해지면서 균이 쉽사리 통과할 수 있게 된다. 오랫동안의 진화 과정에서 얻은 생존 방법인 것이다. 그렇다면 인류는 어째서 위에 헬리코박터 파일로리 균주를 살게 하였을까?

1991년 5000년간 빙하 속에 보존되어 있던 얼음인간 '외치'가 발견되었고(「인류의 출현과 의약품 사냥」 참조), 얼음인간의 위에서도 위궤양을 일으키는 헬리코박터 파일로리가 확인된 바 있다. 『인간은 왜 세균과 공존해야 하는가(Missing Microbes)』(서자영 옮김, 처음북스, 2014)의 저자 블레이저는 여러 근거를 바탕으로 현생 인류의 조상인 호모 사피엔스부터 헬리코박터 파일로리가 공생하였다고 짐작한다. 또한 헬리코박터 파일로리가 위궤양, 나아가 위암의 원인일 수 있으나 특별한 증상이 나타나지 않는 경우가 많았기 때문에 균의 긍정적인 면도 간과해서는 안 된다고 이야기한다. 역류성 식도염의 경우 헬리코박터 파일로리가 적으면 자주 발생할 수 있다고 하므로 균은 불청객일 수도 있으나 건강한 소화기를 위해서는 필요하다는 논리이다.

지난 40년 동안 위장병 치료에서 많은 점들이 바뀌었다. 1982년 이전에는 궤양이 스트레스나 위산에 의해 발생하는 것으로 여겨졌지만, 헬리코박터 파일로리가 주원인이라는 것이 밝혀진 후 그것을 제거하면서 위암 발병률도 떨어지게 되었다. 워런의 우연한 발견과 마셜의 집요함으로 위염, 위궤양, 위암 치료에 대한 세상의 눈은 판이해졌다. 위장병 치료에 대한 새로운 패러다임이 탄생하면서 기존의 학설들은 무대 뒤편으로 사라지게 되었다.

워런과 마셜은 1995년 미국의 임상 라스커상을 받았고 10년 후에 노벨 생리의학상을 받았다. 오스트레일리아는 인구 대비 노벨상을 가장 많이 받은 국가이다. 1945년에 페니실린의 개발 공로로 하워드 플로리가 노벨상을 수상한 이후 생리의학상에 7명의 이름이 올라 있다.

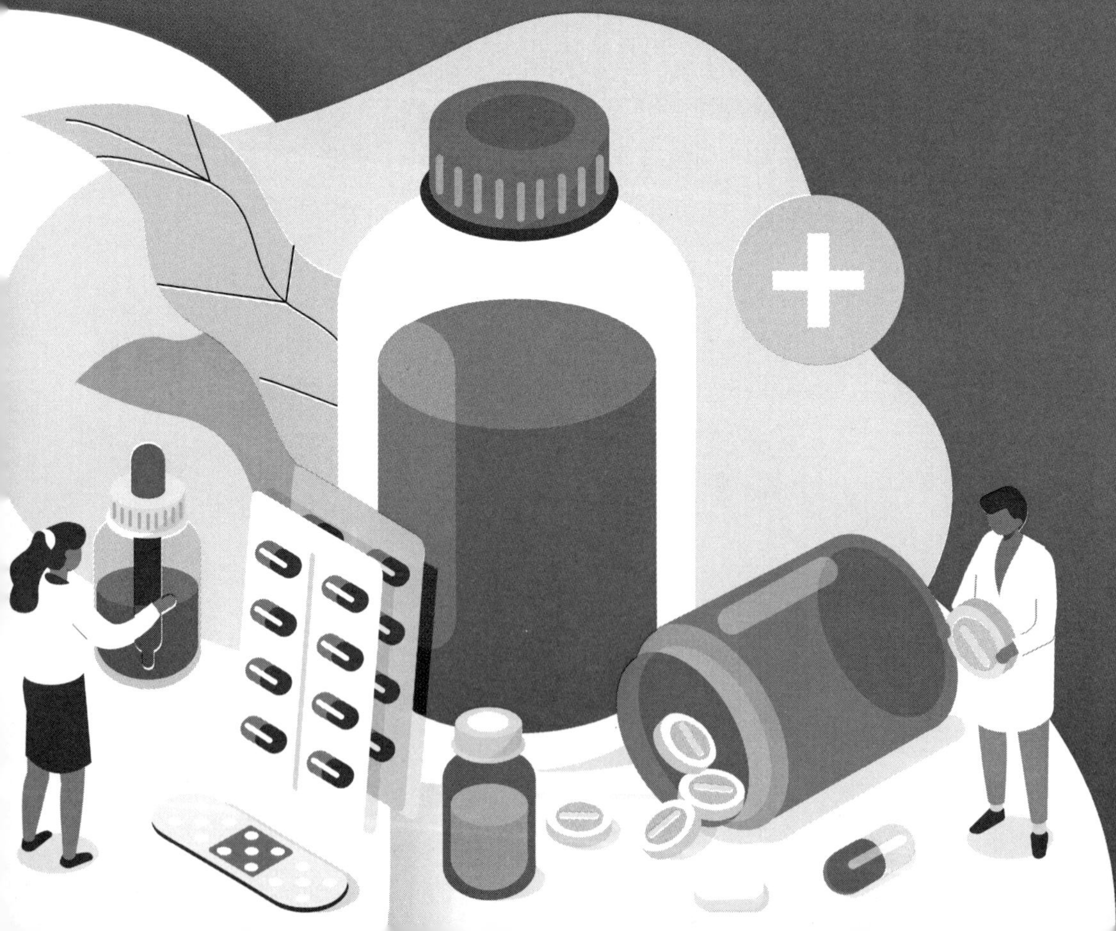

9장

몸의 방어 기능을 조절하는 항염증제

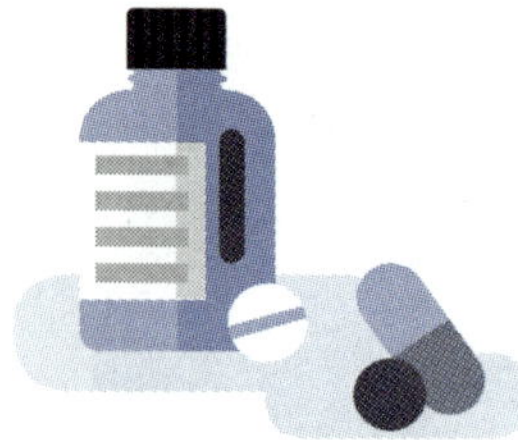

비스테로이드성 소염진통제

지금도 병원에서는 소염진통제를 처방하고 있다. 그중에서도 많이 처방되는 의약품은 이부프로펜일 것이다. 물론 이부프로펜은 처방 없이도 살 수 있는 안전한 의약품이다. 소염진통제는 지금부터 약 50년 전에 발명되었다. 아스피린과 마찬가지로 이부프로펜이 오랫동안 질병을 치료한 목적으로 사용되고 있다는 사실은 의약품의 수명이 얼마나 긴지를 잘 보여 준다. 아스피린을 비롯하여 프로피온산 유도체의 소염진통제를 비스테로이성 소염제(NSAIDs)라고 부른다.

제2차 세계대전이 끝난 후, 아스피린의 막대한 성공에 힘입어 제약사들은 아스피린보다 좋은 효능을 가지고 있으면서도 부작용이 적은 항염증제를 개발하기 시작하였다. 당시 4개의 제약사가 이 분야에 기여하였는데 바로 스위스의 가이기, 미국의 파크 데이비스와 머크, 영국의 부츠 사이다. 그 당시에 동물 모델을 이용한 실험은 점점 더 중요해지고 있었고 과학자 자신이나 사람에 대한 실험은 더는 유효한 방법이 아니었다. 화합물의 수도 기하급수적으로 증가하고 있었다.

1949년 가이기의 약리학자 게르하르트 빌헬미는 새로운 염증 동물 모델을 개발하였다. 그의 방법은 기니피그의 피부에서 털을 밀어버린 후, 자외선을 쪼여 부종의 정도를 측정하는 것이었다. 빌헬미는 1950년에 이 방법을 발표하였고, 가이기는 빌헬미의 자외선으로 홍반 모델을 만들어 페닐부타존을 소염제로 개발하였다. 페닐부타존은 특히 약동력학적으로 우수하며 염증성 류머티즘 통증에 매우 효과가 있는 것으로 밝혀졌다. 페닐부타존의 상업적인 성공을 계기로 스위스의 가이기와 시바는 합병하게 되었고, 후에 시바-가이기가 산도스사와 합병하여 오늘날의 노바티스가 되었다.

미국의 제약사 머크샤프앤돔[13]의 찰스 윈터는 염증으로 인한 통증 모델로 실로 묶어서 육아종을 만드는 시험 방법을 고안해냈다. 머크사는 이 모델을 사용하여 350여 개의 인돌 화합물을 시험하였고, 그중에서 강력한 항염증제인 인도메타신을 발견하였다. 이 화합물은 카라기난[14]으로 유도한 실험쥐의 발바닥 염증 모델에서도 뛰어난 효능을 보여주었다. 인도메타신은 다우케미칼에서 본래 식물 성장 촉진제로 합성하였던 것이다. 인도메타신은 1964년에 발매되어 지금도 소염 효과와 진통 효과가 결합한 우수한 약으로 여겨지고 있지만, 최근에는 부작용으로 비교적 처방이 적은 편이다.

---

13) MSD, 독일 머크에서 분리가 된 후 1953년 샤프앤돔과 합병을 한 후 미국과 캐나다에서는 머크라 불리고 기타 다른 지역에서는 머크샤프앤돔(MSD)이라 불린다. 책에서는 미국 머크라고 표현하였다.

14) 홍조류로부터 열수로 추출하여 얻은 다당체로 주로 갈락토오스 및 황산에스텔의 소듐염, 또는 칼슘 염이다.

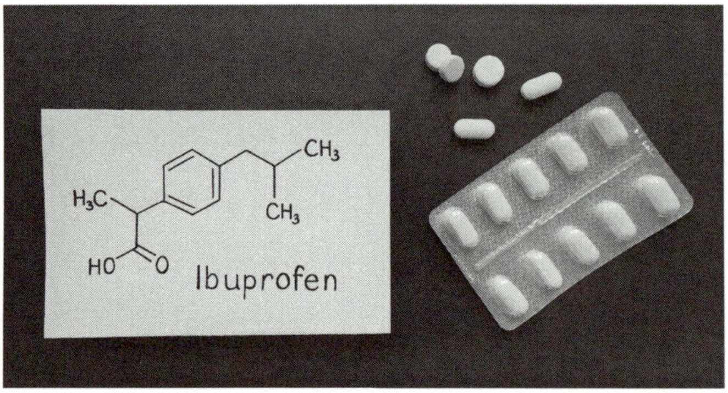

이부프로펜의 화학 구조와 알약(출처: 셔터스톡/Danijela Maksimovic)

1958년 말 미시간주에 위치한 제약사 파크 데비이스의 스티브 윈더는 항염증제를 찾기 위하여 개발한 자외선 홍반 기술을 발표하였다. 윈더의 모델은 빌헬미의 모델과 비슷하였는데, 그는 이 모델을 사용하여 페나메이트 계열의 약들을 성공적으로 개발하였고, 파크 데비이스는 상업적으로 성공을 거두었다.

우연히도 영국 제약사 부츠의 약리학자 스튜어드 아담스도 비슷한 접근 방법을 사용하였다. 빌헬미의 훌륭하고 실용적인 모델에 영향을 받아 아담스는 털을 깎은 기니피그를 사용한 자외선 홍반 모델 형태를 고안하였다. 아담스는 존 니콜슨과 함께 일하였는데, 처음 그들이 발견한 것은 원래 제초제로 개발되었던 페녹실알칸산이었다. 아담스는 기니피그 모델을 사용하여 약 600여 개의 페녹실알칸산 중에서 아스피린보다 10배 더 강력한 BTS8402를 찾아냈지만, 진통 효과는 약했다. 1960년에는 니콜슨이 3급-부틸페닐아세트산을 합성하여 류머티즘 관절염에 효과적인 의약품임을 증명하였다. 그러나 몇몇 환자들이 발진을 일으켜 아쉽게도 중간에 버려지게 되었다. 이와 아주 비슷한 약인 이소부틸페닐아세트산(일반명은 이브페낙)은 발진을 일으키지는 않았으나 장기적으로 사용되자 몇몇 환자에서 간독성이 나타났다.

이브페낙은 영국에서는 시장에서 철수하였으나 일본에서는 꽤 오랫동안 사용하였는데, 일본인에게는 간 손상이 나타나지 않았기 때문이다. 이러한 사실은 약물 부작용의 인종적 차이를 보여주는 놀라운 사례로 꼽힌다. 마침내 이소부틸페닐프로피온산, 즉 이부프로펜이 발견된 것이다. 이부프로펜은 효능이 으뜸이라고 말할 수는 없었으나 안전성은 가장 높았다. 부츠는 이부프로펜을 부루펜이라는 상표명으로 1969년 영국에서 판매하였고 미국의 제약사 업존은 1974년 모트린이라는 상표명으로 미국에서 판매하였다. 와이어스의 애드빌과 비엠에스의 뉴프린 활성 성분명도 모두 이부프로펜이다. 이부프로펜은 오늘날도 널리 사용되고 있으며 일반의약품 진통제의 대명사로 불리고 있다. 더 놀라운 사실은 이부프로펜을 1,600 mg까지 먹었던 수백만 명의 환자들에게서도 위장 장애가 나타나지 않았다는 것이다. 그야말로 '수퍼' 아스피린의 기대에 부응한 소염진통제라고 말할 수 있다. WHO의 필수의약품 목록에 이부프로펜은 건강 유지에 필요한 가장 안전하고 효과적인 의약품으로 등록되어 있는 일반의약품이다.

이부페낙과 이부프로펜의 확연한 안전성의 차이는 약화학적인 관점에서 분자 상의 작은 변화가 얼마나 큰 영향을 줄 수 있는가를 알 수 있는 사례이다. 이부프로펜과 이부페낙의 차이는 오직 한 개의 탄소 원자이다. 이부페낙에 단순히 메틸기 하나 붙인 것이 이부프로펜이 되어 간독성을 사라지게 하는 것이다. 같은 사례로, 나프록센도 이부프로펜과 비슷한 분자구조를 가진 프로피온산이다. 그러나 나프록센은 이부프로펜보다 두 배는 더 강력하고 생체 내 반감기도 훨씬 길어 하루 한 번만 복용하면 된다. 나프록센은 미국에서 1976년에 허가되어 나프록센과 알리브라는 상표명으로 팔리게 된다. 나프록센에 대한 특허는 1993년 12월에 만료되었고, FDA는 1994년에 나프록센 소듐염을 일반의약품으로 판매할 수 있도록 허가하였다.

전체적으로 약 30개의 비스테로이드 항염증제들이 지난 40년 동안 시장에 출시되었으나 모두가 위장관계 부작용을 일으키고 말았다. 미국에서만 약 1만 명에서 2만 명이 위장 천공과 위장 출혈 등 비스테로이드 항염증제와 관련된 독성으로 사망하였다. 위장관계 부작용이 없는 비스테로이드 항염증제의 개발은 여전히 해결되지 않은 숙제이다.

시장에서 철수한 관절염 치료제

앞에서 이야기한 모든 소염진통제는 아스피린의 작용기전이 밝혀지기 전에 동물모델을 이용하여 개발된 것이다. 염증 반응에 있어서 프로스타글란딘은 생체 내 조직에 매우 소량 존재하고 반감기가 매우 짧다. 그러나 강력한 조절물질이며 사이클로옥시게나제(COX)란 효소에 의하여 아라키도산으로부터 엔도퍼옥사이드를 거쳐 만들어진다. 코르티손 역시 세포막에 있는 아라키도산이 유리되는 것을 막는 작용을 지니고 있다. 1970년대 초 비스테로이드성 소염제의 이러한 COX를 억제하는 기전이 밝혀진 이후 두 가지 형태의 효소가 존재한다는 사실이 알려졌다. COX-1은 위장을 비롯한 주요 기관에 늘 존재하고 있으며, 또 COX-2는 환경에 따라서 유도된다. 후자가 염증과 관련이 있으며 COX-1은 위산으로 인한 위장의 점막을 보호하거나 혈관의 이완을 유지하는 생리작용에 관여한다. 이에 따라 'COX-2의 선택적 저해제는 프로스타글란딘의 생성을 억제하지만, 위장에는 그다지 영향을 주지 않을 수 있다'는 추론이 가능하므로 관절염 치료제로 개발될 수 있었다.

1999년 시판된 로페콕시브(상표명 바이옥스)는 COX-2를 특이하게 억제하는 비스테로이드성 소염제로 미국의 제약사 머크가 개발하였다. 바이옥스와 같은 시기에 허가된 다른 골관절염 의약품인 셀레콕시브(상표명 셀리브렉스)와 발데콕시브(상표명 벡스트라) 역시 특이적으로 COX-2의 작용을 차단한다. 이부프로펜과 나프록센과 같은 비스테로이드성 소염제는 COX-1과 COX-2의 작용을 모두 저해하고, 몇몇 환자에게서 위궤양을 일으킨다. FDA는 오랜 기간 사용하던 비스테로이드성 소염제가 매년 위장관에서의 출혈을 일으켜 1만 명에서 2만 명의 사망을 초래한 것으로 추산하였다.

그런데 COX-2 저해제가 시판된 이후 심근경색을 일으킬 수 있다는 결과가 발표되면서 점차 미운 오리 취급을 받기 시작하였다. 바이옥스만큼 논쟁의 시금석이 된 의약품은 전무하다. 바이옥스가 심장마비와 뇌졸증의 위험을 높인다는 증거를 무시한 책임은 의약품이 승인된 후에 FDA가 안전을 감시하는 독립적 위원회를 만들게 한 주된 요인이 되었다. 그리고 2004년 9월 머크가 자발적으로 바이옥스를 회수하면서 FDA가 앞으로 의약품 안전 관리에 더욱 많이 주의하고 신경을 쏟아야 하는 계기를 만들어 주었다. 바이옥스는 비교적

적은 숫자의 환자를 대상으로 한 짧은 기간의 임상시험에서 전망이 매우 높았던 의약품이다. 하지만 약이 수백만 명의 사람들에게 처방된 후에 드러나지 않았던 심각한 문제가 나타난 것이다.

2004년 9월 머크가 바이옥스를 자발적으로 회수하기까지 다음과 같은 일이 있었다. 바이옥스는 시장에서 철수하기 전에 80개의 나라에서 25억 달러의 매출을 올리고 있었다. 머크는 바이옥스 때문에 생긴 건강상의 문제라고 주장하는 수천 개의 법정 소송에서 5천8백만 달러를 지급하는 데 동의하였다. 하지만 몇몇 관절염 환자들은 바이옥스가 궤양을 일으키는 점을 제외하고는 자신들의 고통을 덜어주는 유일한 약이라고 주장하고 있다.

2005년 2월 FDA 자문위원회는 모든 세 가지 특이적 COX-2 억제제인 바이옥스, 벡스트라, 셀리브렉스가 심장마비의 위험성을 증가시키지만, 누군가에게는 위험성을 감수할 만큼 절실하다는 판단을 내렸다. 이에 따라 FDA는 이러한 약들을 추방하는 데 반하는 권고를 내리면서, 심장에 이상이 있는 환자들에 대한 강력한 경고가 세 약에 표시되어야 한다고 결정하였다. 이러한 결정에도 불구하고, 머크는 시장에서 바이옥스를 철수할 아무런 조치도 취하지 않았다. 그리고 2004년 4월 FDA는 벡스트라가 심장마비의 위험을 높이는 것뿐만이 아니라, 일부 환자들의 생명을 위협할 수 있는 피부 반응을 일으킨다는 이유로 화이자에 벡스트라를 철수시키라고 요청하였다.

바이옥스가 승인되기 전에 진행된 연구들이 위에서의 출혈과 궤양을 발생시키지 않고 관절염의 통증을 줄여준다는 점을 증명하였다. 총 5,000여 명을 대상으로 진행된 연구를 포함하여 승인 이전의 약 60개의 연구에서 심장에 대한 위험이나 뇌졸중의 위험이 거의 나타나지 않았다. 바이옥스가 심혈관의 위험을 증가시킬지 모른다는 강력한 암시는 2000년도에 완료된 VIGOR라는 연구에서 나왔다. 그 연구는 나프록센을 먹은 121명의 환자들에 비해 고용량의 바이옥스를 섭취한 56명의 환자들이 위장궤양의 위험이 줄어들었지만, 심장마비 발생 역시 빈번해졌음을 보여주었다. 그럼에도 불구하고 머크는 바이옥스가 심장마비 비율을 증가시킨다는 사실에 대해 결론을 내리지 않았다. 그들은 대신 나프록센이 심장마비 비율을 낮춰주었을 뿐이라고만 말하였다.

하지만 대규모 임상시험에서 바이옥스가 심장마비의 위험을 높인다는 증거들이 드러났다. FDA에 지원한 140만 명 환자들의 소급 분석에서 25밀리그램 이상의 바이옥스를 매일 먹은 사람의 심장 문제 위험이 나프록센과 같은 비스테로이드 소염진통제를 먹은 사람보다 3.6배나 높다는 사실이 증명되었다. 그리고 매일 25밀리그램의 바이옥스를 먹은 환자는 종전의 비스테로이드 소염진통제를 먹은 사람보다 1.5배 높은 심장마비의 위험이 나타났다. 대조적으로 셀레브렉스를 먹은 사람은 예전의 비스테로이드 소염진통제를 먹은 사람과 비교하였을 때 심장마비의 위험이 증가하지 않았다. 많은 의학 전문가들은 FDA가 대중을 위험한 약으로부터 보호하는 데에 있어 무능력하였다며 비난하였다.

머크가 바이옥스를 시장에서 철수하게 된 결정적 계기는 직장에서 대장암의 전 단계인 폴립의 위험성을 낮추고자 한 시험 때문이었다. 18개월 동안 바이옥스를 매일 투여한 환자군에서 심장마비의 발병률이 4배 이상 높았으며 위약군에 비해 뇌졸중 발병률이 높게 나왔다.

그러나 퇴출된 바이옥스는 희귀 질환 치료 약물로 복귀할 수 있는 기회를 잡게 된다. 2017년 11월 제약사 트레모는 혈우병성 관절증(hemophilic arthropathy, HA) 치료제로 로페콕시브(TRM-201)를 시장에 출시할 계획을 발표하였다. FDA가 HA 치료제로 로페콕시브를 승인한 것이다. HA는 관절내 출혈로 인한 재발성의 퇴행성 관절 질환이다. 혈우병 환자들에게는 가장 높은 사망 원인으로 미국에서 승인된 치료 조건이 없었다. 전통적인 비스테로드성 소염제는 혈소판 응집을 억제하기 때문에 출혈을 악화시킬 수 있고 위궤양의 위험도 있기 때문이다. 이러한 점은 퇴출된 탈리도마이드가 다발성 경화증에 사용된 예와 유사해 보인다.

류머티즘 관절염과 바이오 의약품

지난 20년간 생명공학이 발전하면서 혁신적인 바이오 의약품들이 개발되었다. 항염증제 영역에서도 바이오 치료제는 류머티즘 관절염, 크론병, 그리고 건선 치료에 폭넓게 사용되었다. 가장 주요한 세 개의 바이오치료제는 에타너셉트, 인플릭시맙, 그리고 아달리무맙이다. 세 개의 의약품들은 모두 종양괴사인자(tumor necrosis factor-α, TNF) 단백질이라는 수용성의 사이토카인 수용체에 붙어 작용한다.

1975년 뉴욕 메모리얼 슬로언 케터링 암센터의 로이드 올드와 그의 동료들은 쥐에서 세균 감염의 과정에서 만들어져 섬유성육종을 죽이는 한 단백질을 분리하였고 이것을 종양괴사인자라 명명하였다. TNF는 항암 활성 때문에 많은 관심을 받아 제일 먼저 규명되었다. TNF는 233개의 아미노산으로 이루어져 있으며 분자량 26킬로달톤인 단백질이다. 그동안 몇몇 생명공학 회사들은 TNF를 암호화하는 유전자를 복제하는 데 성공하였다. 처음에 알려졌던 암세포를 죽이는 것은 TNF의 여러 기능 중 하나이며, 주로 체내의 면역세포 및 세포를 조절하는 역할을 한다. 그중에서 독성 세포에 자살 명령을 내리고 세포의 생존과 분화작용을 일으키며 염증에 대한 반응 등을 유발한다.

TNF 억제제의 특징을 이해하는데 있어서는 류머티즘 관절염 연구의 기여가 컸다. 염증은 자극이 사이토카인의 양을 변화시킴으로써 일어나는데, 사이토카인이란 백혈구나 신체의 다른 여러 세포 종류에 의해 분비되는 조절 단백질이다. 이것은 우리 신체의 면역과 염증 반응을 조절하는데 중요한 역할을 한다. 1950년대 이래로 인터루킨, 신경성장인자, 인터페론, 그리고 TNF를 포함한 많은 사이토카인들이 규명되었다. TNF는 염증 연쇄작용의 핵심 역할을 맡아 류머티즘 관절염을 야기시킨다.

마크 펠트만과 라빈데르 마이니는 런던 임페리얼대학의 케네디연구소 류머티즘 내과에서 일할 때, 항-TNF 치료가 류머티즘성 관절염과 다른 자가면역 질환을 치료하는데 효과적이란 사실을 발견하였다. 사이토카인 영역의 연구가 초기 단계인 1984년에 그들은 사이토카인이 류머티즘성 관절염의 발병 기전에서 중요한 역할을 한다는 가설을 증명하고자 하였다. 펠트만과 마이니는 TNF가 다른 염증 사이토카인류(인터류킨-1, 인터류킨-6, 과립세포-대식세포군 자극인자 등)의 생산을 자극하는 연쇄 반응이 결국은 자기 자신의 뼈와 연골세포를 다시 공격하는 점을 확인하였고 실험동물에서 TNF의 억제가 정말로 콜라겐-유발성 관절염을 억제하는지를 증명하였다. 펠트만과 마이니는 이러한 업적을 인정받아 2003년 라스커상을 수상한다.

물론 TNF 단백질을 억제한다는 것은 말로는 쉬운 일이었지만, TNF는 거대한 단백질이므로 작은 분자를 사용하여 억제하는 것은 어려운 일이다. 그러므로 TNF 수용체를 억제하기 위한 가장 성공적이었던 접근 방법은 커다란 항체 치료제를 사용하는 것이었다. 이러한 접근 방법으로 첫 번째로 탄생한 의약품은 이뮤넥스사의 에타너셉트(상표명 엔브렐)다.

엔브렐에 대한 임상시험은 1983년에 시작되어 1998년에 완료되었고, 그 해 FDA의 승인을 받게 된다. FDA는 작은 분자량 의약품에 대한 허가는 신약승인신청(New Drug Application, NDA)을 통하여 승인하는데, 바이오 치료제의 경우에는 NDA에 더하여 생물학적제제 승인신청(Biologic License Application, BLA)을 받아야만 한다. 엔브렐에 대한 BLA는 1998년에 승인되었다. 엔브렐은 복용량이 적고 안전성과 효율성이 높아 의약품의 보석이라고 불리게 된다. 엔브렐이 발매된 초기에 생명공학 벤처인 이뮤넥스는 엔브렐을 생산하는 능력이 수요량을 따라잡지 못해 고전하였고, 많은 류머티즘 관절염 환자들은 엔브렐을 맞기 위해 2주 이상을 기다려야만 하였다. 이뮤넥스가 생명공학의 메이저 회사인 암젠과 합병한 이후 암젠이 생산 시설을 구축함으로써 엔브렐의 공급 문제는 해결되게 된다.

엔브렐 발매 이후 또 다른 TNF 억제제인 인플릭시맙(상표명 레미케이드)도 1999년 류머티즘 관절염 환자에 대하여 FDA 승인을 받았다. 흥미롭게도 레미케이드의 명성은 류머티즘 관절염의 치료 목적으로 TNF 단백질을 억제하자는 생각을 발전시켰던 두 과학자, 펠트만과 마이니에게로 거슬러 올라간다. 1990년대 초반에 펠드만과 마이니는 자신들의 생각을 뒷받침할 성공적인 비임상 데이터를 얻은 후 바이오 벤처인 센토코에 레미케이드를 상품화시킬 목적으로 찾아갔다. 처음에 센토코의 레미케이드는 패혈증 치료 목적으로 출시되었는데, 시장의 반응이 시원치 않았다. 펠드만과 마이니는 센토코에 레미케이드를 류머티즘 관절염에 시도해보라고 설득하였다. 결과적으로 1992년에 임상시험에서 성공적인 결실을 보았고, 1998년에는 류머티즘 관절염의 치료 목적으로 승인을 받게 된다. 레미케이드는 1999년에 출시되었고, 2004년에는 매출액 30억 달러를 기록하면서 엔브렐을 추월하게 되었다.

비록 작용기전은 같지만, 레미케이드는 이종(chimeric) 단일클론 항체라는 점에서 엔브렐과 차이가 있다. 이종 항체는 한 부분은 인간 유래이고 한 부분은 쥐에서 유래된 것을 가리킨다. 쥐의 단백질은 장기 이식 시 나타나는 거부 반응과 유사하게 인간의 면역체계처럼 외부에서 유래된 단백질로 받아들여 파괴하려는 경향이 있다. 쥐 항체의 인간화는 인간의 유전자를 중국 햄스터 난소 세포에 부위 특이적 돌연변이 기술을 활용하여 접합이 이루어졌다. 75 %는 인간, 25 %는 쥐에서 유래된 것이다.

세 번째 TNF 단백질 억제제인 이달리무맙(상표명 휴미라)은 생명공학 벤처 애부비가 캠브리지 항체기술연구소에서 기술을 이전 받아 2003년에 출시하였다. 휴미라는 앞의 두 종류와 달리 항체의 결합 부위가 모두 인간 유래의 아미노산 펩타이드로 구성되어 있고, 일주일에 한 번만 주사하면 되었으므로 상당히 편리하였다. 시장에 나온 후에도 효과가 좋았고, 2004년에는 연간 매출액 8억5200만 달러를 기록하며, 단번에 블록버스터 대열 의약품에 등극한다. 2019년 휴미라의 매출은 184억2700만 달러(약 19조6000억 원)이며 미국만 136억8,000만 달러(약 16조439억 원)이니 가히 바이오 치료제가 제약산업에서 차지하는 비중이 얼마나 거대한지를 알 수 있다. 조만간 특허가 만료되면서 바이오시밀러 의약품군이 휴미라 매출액에 얼마나 미칠지는 두고 볼 일이다.

현재 글로벌 빅파마부터 바이오 기업들까지 15개 이상의 파이프라인이 이 달리무맙 시장에 가세하기 위해 준비하고 있는 것으로 알려져 있다. 엠브렐과 레미케이드의 바이오시밀러 제품이 유럽, 미국, 일본에서 허가를 받아 팔리고 있으며, 앞으로 화합물 의약품의 제네릭과 맞먹을 정도로 시장에서 경쟁이 치열할 것으로 보인다. 국내 셀트리온과 삼성엘피스도 역시 관절염 바이오시밀

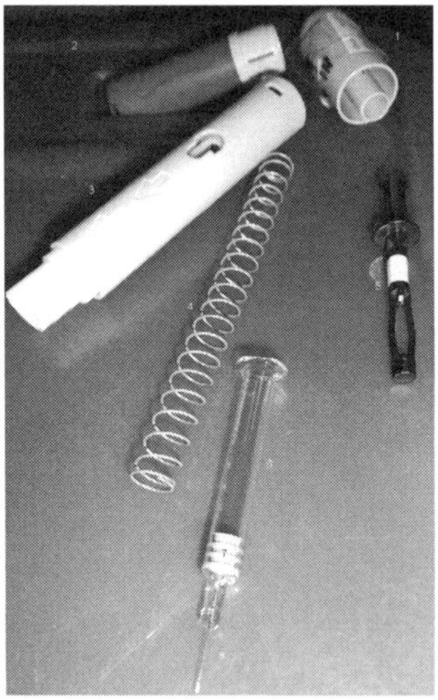

휴미라 자가주사기 (출처: 위키피디아)

러 제품을 일찍 개발하여 세계 시장에서 선전하고 있다.

바이오시밀러(biosimilar) 또는 동등생물의약품은 특허가 만료된 생물의약품에 대한 복제약을 말한다. 바이오복제약, 바이오제네릭이라 부르기도 한다. 일반 의약품은 화학합성 제제로 저분자 화합물이라 동일한 성분을 화학적으로 합성하는 것이 가능하다. 그러나 바이오 의약품은 화학적으로 합성한 것이 아니라 살아 있는 동물세포나 효모, 대장균 등을 이용해 고분자의 단백질 제품을 만드는 과정을 거친다. 특히 단백질에 결합한 당쇄의 종류가 다르므로 동일한 제품을 복제할 수가 없고 유사한 제품만을 만들 수 있다. 바이오시밀러의 경우 임상시험을 하여 생물학적으로 거의 동일한 효과를 낼 경우 동등성 인증을 받아 바이오시밀러로 인정된다.

단백질과 항체 의약품은 적은 분자량의 의약품보다 훨씬 비싼 비용이 필요하다. 엔브렐, 레미케이드, 휴미라로 류머티즘 관절염을 치료하려면 건강보험이 적용됨에도 약값으로 수천만 원이 필요하다. 이에 비해 메토트렉세이트와 같은 작은 분자량의 류머티즘 치료제는 일 년에 단 90만 원만 든다. 물론 치료 목적이 다를 수 있으므로 어느 것이 낫다고 이야기할 수는 없으나, 작은 분자량의 TNF 억제제가 환자들에게 더 경제적인 것은 틀림없다. 그럼에도 엔브렐, 레미케이드, 휴미라의 탄생과 활용이 류머티즘 관절염, 크론병, 건선 그리고 많은 다른 만성 염증 질환을 앓고 있는 수많은 사람들에게 희망을 안겨줬다는 사실은 분명하다.

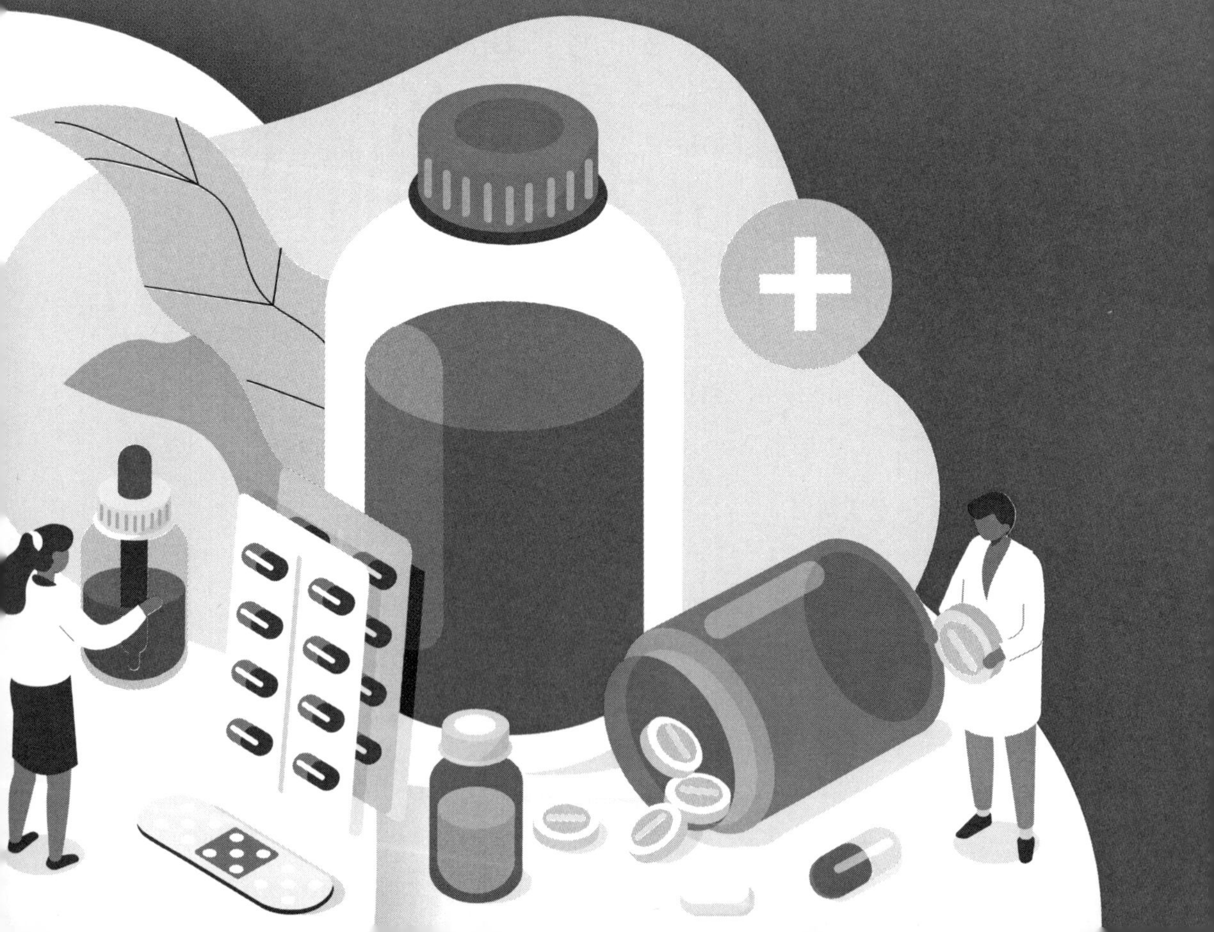

10장

난공불락의 질병 암을 정복하다, 항암제

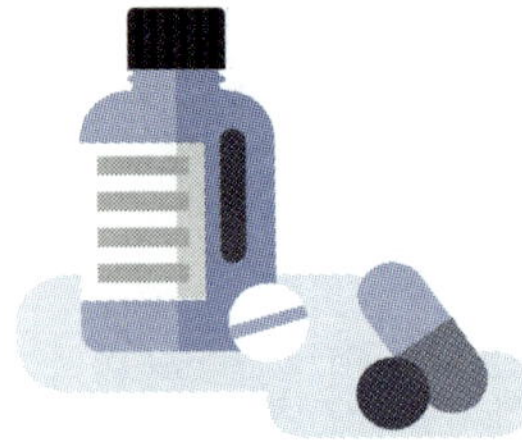

독가스가 백혈병 치료제로

아프리카 등 저개발국가에서는 감염에 의한 전염병이 주요한 사망 원인이라면, 선진국에서는 질환별 사망률로서 암이 1위를 기록하고 있다. 암은 종류만 100여 종 이상이며, 이러한 다양성 때문에 사망률이 더욱 높게 나타난다. 인간의 수명이 증가하면서 의술이 크게 발달하고 훌륭한 의약품이 많이 개발되었지만, 여전히 일부 암을 제외하고는 생존율이 크게 높아지지 않았다.

암은 유전자 변형으로 인하여 세포가 규제를 받지 않고 자라는 질병이다. 공룡의 화석에서도 발견되고 있으며, 기원전 1600년경 이집트에서도 암에 대한 외과적 수술 기록이 있다. 또한 암은 2500년 전의 이집트 미라에서도 확인되고 있다. 이처럼 암은 인류를 오랫동안 괴롭혀 온 골칫거리이다.

암 중에서도 빈번하게 발병하는 것이 백혈구가 급속히 자라는 백혈병이다. 백혈병은 특히 어린이에게 흔히 발생하는데, 백혈병을 치료하는 과정에서 여러 항암제가 개발되었다. 인간은 암과의 전쟁을 통하여 암생물학을 서서히 이해하게 되었으며, 이를 통하여 새로운 형태의 항암제 개발도 이루어졌다.

인류 역사상 수많은 전쟁 중 20세기에 벌어진 제1차 세계대전과 제2차 세계대전은 많은 인명이 희생되었으나 눈부신 과학의 발전도 가져왔다. 항암제의 탄생 역시 화학무기를 사용하는 과정에서 나타난 증상을 보고 의약품으로 발전시킨 경우이다. 이 중의 첫 번째가 질소머스터드이다. 머스터드는 원래 겨자의 영어명이나 제1차 세계대전 때는 독일군뿐만 아니라 연합군에서도 사용된 적이 있는 무시무시한 독가스의 명칭이었다.

1943년 연합군은 독일군과 일전을 벌이기 위해서 이탈리아 동쪽의 아드리아해 바리항에 탄약과 무기를 실은 30여 척의 호위함을 정박해 두었다. 이 중에서 존 하비호 수송선은 100톤의 머스터드 가스를 싣고 독일군의 기습에 대비중인 상태였다. 호위함을 정박해 둔 이유는 연합군이 많은 양의 화학무기를 지니고 있다는 사실을 알았을 경우, 독일군이 화학무기를 사용하는 것을 주저할 수 있다는 희망 때문이었다. 당시 영국 공군의 수뇌부는 독일군의 공군력이 런던 공습에서 상당한 손실을 보아 위협이 되지 않으리라고 확신하였다. 그러나 이는 적군을 너무 과소평가한 생각이었다. 12월 2일 저녁 존 하비호를 포함한 16척의 군함이 독일군 폭격기에 침몰되었다. 이 사건으로 1,000여 명의 승무원과 항구의 근무자들이 사망하였고, 800여 명이 입원하였으며, 617명이 머스터드 독가스에 의한 화상을 입었다. 이어 수주 내에 83명의 추가 사망자가 발생하였다. 특히 존 하비호에 있던 모든 승무원이 사망하는 참사가 발생하였으나 아무도 그 원인을 파악하지 못하였다. 다만 마늘과 유사한 냄새가 주위를 뒤덮었다는 사실만 인지하였을 뿐이었다.

당시 연합군 사령관인 드와이트 아이젠하워는 알제리에 있던 화학전 의무장교인 스튜어트 알렉산더 중령을 급히 파견하여 원인을 조사하게 하였다. 그는 미국 본토에서 머스터드 독가스의 영향과 해독제인 질소머스터드에 관한 연구를 수행한 적이 있었다. 이러한 경험은 바리에서 일어난 참사의 원인을 조사하는데 커다란 도움이 되었다. 알렉산더는 즉각적으로 비극의 원인이 머스터드 가스라는 사실을 깨달았다. 617명의 희생자를 부검한 결과, 머스터드 가스는 백혈구의 대부분을 파괴한 상태였다. 머스터드 가스는 골수를 훼손하여 백혈구의 생성을 차단하였고, 이로 인하여 면역 기능이 소멸되면서 질환이 나타난 것이다. 알렉산더는 암세포의 분열을 늦출 수 있지 않을까 생각하여 몇몇 암의 종류에 여러 형태의 머스터드 화합물을 사용할 것을 추천하였다. 특히 그의 발견은 백혈구를 만드는 조직의 암을 치료하는 데 효과가 있으리라는 기대를 주었다.

1942년 바리의 재앙이 일어나기 1년 전 예일대학 의과대학의 루이스 굿맨과 알프레드 길먼은 미국 정부와 연구 협약을 맺어 질소머스터드에 의한 사상자 치료제에 관한 연구를 수행 중이었다. 이 연구 역시 제1차 세계대전에서 머스터드 가스 중독으로 사망한 군인들의 백혈구가 급속히 감소한 점에 주목하여 시작된 것이다. 특히나 질소머스터드 화합물의 유도체에 관심을 가지고 연구를 수행하는 과정에서 림프종을 이식시킨 실험쥐 모델에 질소머스터드 화합물류인 메클로에타민, 즉 머스틴을 투여하였더니 급속도로 성장하는 비정상세포가 사라지는 현상이 확인되었다. 거기에 알렉산더의 머스터드 가스 독성에 관한 획기적인 보고서는 굿맨과 길먼의 연구에 결정적인 계기를 제공하였다. 같은 해 예일대학의 연구팀은 방사선에 내성이 있는 48세의 림프종 말기 환자에게 질소머스터드를 투여하였고, 암세포가 없어진 사실을 확인하였다. 그 후 재발되긴 하였으나, 이 연구는 외과적 처치나 방사선 이외에는 치료 방법이 없던 시기에 화합물이 암을 치료할 수 있다는 단초를 제시한 놀라운 사건이었다.

제2차 세계대전 후 제약사 머크에서 제조한 머스틴은 화합물 X라는 이름으로 비밀리에 임상시험이 진행되었고, 1946년 임상시험에서 160명의 암환자를 치료하였다. 결과적으로 백혈구 형성 조직의 암을 치료할 수 있다는 사실이 입증되었고, 드디어 1949년에 FDA는 머스틴을 첫 번째 화학요법제로 허가하게 된다. 그 후에도 수많은 종류의 유사화합물이 임상시험을 거쳤고, 100여 종류의 질소머스터드가 알킬화제로서 단독 또는 다른 화학요법제와 병용으로 투여되어 임상에서 사용되고 있다. 독가스용으로 제조한 질소머스터드 약물인 머스틴은 과도한 독성으로 인하여 더는 사용되지 않는다. 후에 독성을 줄여 개발된 다른 질소머스터드로는 사이클로포스파미드, 클로람부실, 우라무스틴, 멜팔란 및 벤다무스틴이 있다. 벤다무스틴은 최근에 만성백혈병과 비호지킨 림프종에 사용하고 있다.

이러한 연구를 수행한 굿맨과 길먼이 저술한 약리학책『굿맨과 길먼의 약리학에 기초한 치료(Goodman and Gilman's The Pharmacological Basis of Therapeutics)』(McGraw-Hill Education, 2017)는 현재 13판이 출판되어 수많은 임상의와 의과대학생들의 교과서로 사용되고 있다. 바리의 비극으로 천여 명 이상이 목숨을 잃었지만, 이로 인하여 최초의 백혈병 치료제를 발견하게 되었고 수천, 수만 명의 생명을 구할 수 있게 되었으며 후에 많은 항암제를 유사한 경로로 개발할 수 있게 된 것이다.

빈혈용 효모 식품에서 백혈병 치료제로

항암제에 대한 자료를 준비하는 과정에서 암에 대한 역사는 상당히 오래전부터 문헌에 기록되어 있었다. 이집트의 파피루스에 유방암에 관한 생생한 내용은 기원전 2500년경 이집트 의사 임호텝의 가르침을 모은 것으로 추측된다. 그 후에도 실제 옛날 무덤에서 수거한 미라 표본에서 암이 발견되기도 하였다.

항암제의 역사는 백혈병 치료의 역사와 맞물려 있다. 어린이들이 속수무책으로 죽어나가면서 하버드대학의 시드니 파버는 조직병리학 분야에서 소아백혈병 임상으로 전환하였다. 백혈병에 대한 치료요법이 전혀 없던 시절, 항생제의 출현으로 감염성 질환에 대해 치료가 가능해짐에 따라 삶의 질이 급격히 높아지고 있던 시기였다. 그러나 암의 경우는 상황이 달랐다. 조직에 발생하는 고형암의 경우 재발의 가능성에도 불구하고 암덩어리를 수술로 제거할 수는 있었지만, 혈액암은 수술조차 불가능하였다.

1934년 파버의 스승인 조지 미놋트는 악성빈혈의 원인이 중요한 미량의 영양소인 비타민B_{12} 결핍 때문에 일어나는 점을 발견하였다. 비슷한 시기에 유사한 악성빈혈이 인디아의 하층 부류, 특히 임신한 여성에게서 많이 나타났다.

1933년 인디아에서 일하고 있던 영국의 여의사 루시 윌스는 방직공장에서 일하는 노동자들의 악성빈혈 또는 백혈구 감소증이 극심한 가난과 영양결핍에 의해 일어난다고 확인하였다. 그녀는 이러한 빈혈에 정제한 효모로 만든 식품인 마마이트(marmite)[15)]가 효과가 있음을 알았고, 내부에 알지 못하는 영양원이나 비타민이 있으리라고 추론하였다. 또한 간 추출물 역시 빈혈에 효과가 있음을 알게 되었다. 효모와 간에 있던 신비의 영양원은 엽산이었고, 1946년 미국 제약사 아메리칸 시아나미드의 옐라프라가다 수바로가 이끄는 연구팀은 엽산의 구조를 규명하여 합성을 시도하게 된다. 엽산은 비타민 B의 한 종류로서 신선한 녹색 채소에 많이 들어있고 골수에서 혈액세포를 만드는 데 필수적이다. 결핍 시에는 빈혈이 발생하기도 한다. 동물실험에서 엽산이 종양을 억제할 수 있다는 결과가 제시되자 파버는 백혈병도 엽산과 관련이 있을 거라고 생각하였다.

1940년 초 뉴욕 마운트 시나이 병원의 연구팀은 종양을 억제시키는 물질을 검색하는 과정에서 간 추출물을 실험쥐에 정맥 주사하였더니 암세포의 성장을 막는 현상을 발견하였고, 이 결과가 엽산에 기인한다고 추측하였다. 그런데 간 추출물 내에는 엽산이 없으며, 대신 엽산의 길항제가 있다는 점을 간과하였다. 이 물질은 화학적 구조가 다르고 엽산과 경쟁적으로 작용하며 세포 내로 엽산의 흡수를 막는 성질을 가지고 있었다. 당시 연구자들에게 알려지지 않았으나 급속히 성장하는 암세포는 DNA 생합성에 필요한 엽산이 고갈되고 있었다. 연구자들은 암세포가 엽산이 부족해서 일어난다고 잘못된 결론을 내렸다. 파버와 동료들은 엽산을 암환자들에게 투여하면 백혈병을 치료할 수 있을 거라는 희망을 가졌다. 그런데 기대와는 정반대로 임상시험에서 급성 백혈병을 가진 11명 어린이들의 골수에서 백혈구가 폭발하려는 듯 차올랐으며,

15) 양조과정에서 얻은 효모 추출물을 분해 · 농축하여 만든 발라먹는 식품이다.

생체 내 기관들도 암성의 백혈구 종류가 빽빽하게 들어차 있었다. 엽산은 오히려 암세포의 성장을 부추기는 촉매제였다.

파버는 이 비극을 기회로 삼아 엽산을 고갈시키면 암의 성장이 멈추지 않을까 생각하고 엽산의 길항제를 찾기 시작하였다. 1948년 파버는 수바로연구팀에게서 여러 엽산의 길항제를 받아 연구하는 과정에서 아미노프테린의 암 치료 가능성을 보게 된다. 그는 아미노프테린을 투여한 닭이나 실험쥐에게서 백혈병 세포의 대사가 방해되는 모습을 관찰하였고, 이러한 효과는 엽산을 투여함으로써 다시 백혈병 상태로 돌아가는 점을 확인하였다. 연구결과를 근거로 파버는 고열과 급성 백혈병을 앓고 있던 8세 어린이에게 아미노프테린을 매일 투여하였으며, 4개월 후에 정상적인 상태로 돌아오는 놀라운 결과를 얻었다. 파버팀은 아미노프테린을 0.25밀리그램에서 1밀리그램 용량으로 16명의 급성백혈병 어린이를 대상으로 매일 투여하였고, 그 결과 10명에게서 의심할 여지 없이 암세포가 퇴치된 현상을 확인하였다. 1949년 논문에서 파버팀은 악성 백혈병을 앓고 있던 60명의 어린이에게 아미노프테린이나 그와 유사한 화

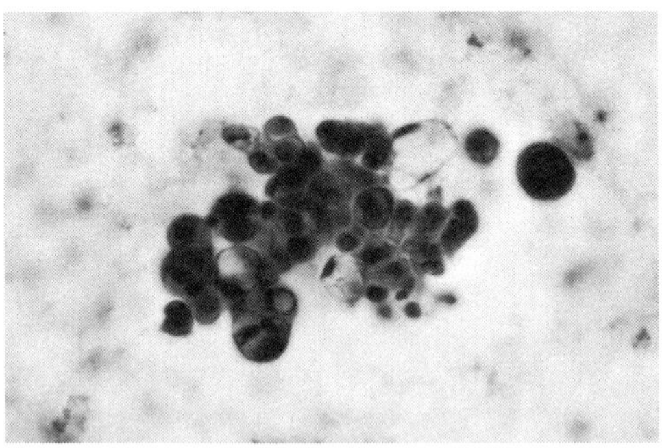

현미경으로 관찰한 암세포(출처: 셔터스톡/Komsan Loonprom)

합물 아메토프테린을 투여하여 위와 유사한 결과를 얻었다고 발표하였다. 그러나 학계에서는 45세의 병리학자가 '이러한 결과를 낼 수 있는 것인가?' 하고는 반신반의하였다. 이에 반해 내과와 소아과 의사들은 백혈병에 대한 최초의 화학요법이라며 열광하였다. 실제로 치료받은 어린이들의 생존율이 증가하였으니, 바야흐로 백혈병 치료의 이정표를 제시한 셈이었다. 이러한 치료법은 어린이들의 생명을 연장하였으며 완치 역시 가능하였다. 1949년에 보다 부작용이 적은 엽산 대사길항제로서 메토트렉세이트가 개발되었고, 1950년대 중반에는 폐의 암전이와 융모막 암종과 같은 고형암에도 실제적인 치유가 가능하게 된다. 이러한 엽산 길항제는 다른 종류의 대사 단계에 대한 길항제의 개발을 유도하였으며, 여러 길항제를 함께 사용하여 더욱 효과적인 암 치료법으로 발전되어 어린이 악성백혈병을 치료하게 되었다. 1930년대 인도에서 한 명의 영국 의사가 영양 결핍에 의한 빈혈의 원인을 규명하면서, 백혈병의 화학요법제 중 하나인 대사길항제가 발전하게 된 것이다.

의약품 설계의 장을 열다: 6-메르캅토퓨린

역사적으로 의약품의 개발은 수많은 시행착오 속에서 탄생하였고, 그 결과 신약개발의 과정에서 우연은 불가결하게 작용하였다. 조지 히칭스와 거투르드 엘리언은 특정 분자구조로 새로운 물질을 신중하게 디자인함으로써 전통적인 의약품 개발 방식에서 벗어나고자 하였다. 이러한 신약개발의 과정은 오늘날 '합리적 약물 설계'라고 불린다.

히칭스와 엘리언은 그중에서도 암세포 증식에 필요한 대사과정을 저해하는 길항제 개발에 집중하였다. 히칭스와 엘리언은 세포 내 DNA 합성을 방해함으로써 세포 증식을 억제시키는 물질을 고안하였고, 오랜 연구 결과 백혈병, 통풍, 말라리아, 헤르페스 바이러스를 포함하는 다양한 질병을 치료할 수 있는 효과적인 약들을 많이 개발하였다.

히칭스는 1923년 워싱턴대학에 입학한 후 화학에 대한 열정 때문에 화학 전공을 선택하였다. 그는 1927년에 학부 학위를 취득하고, 1928년에 동대학에서 석사학위를 수여하였다. 이후 하버드대학에서 생화학을 전공하면서 퓨린계 물질이 생리학적 연구에 이용되는 분석방법의 연구에 집중하며 1933년 박사학위를 수여하였다. 1942년에는 웰컴연구소에서 생화학자로서 업무를 시작하였는데, 이 연구소는 영국 제약사인 버로스 웰컴 & 컴퍼니(현 글락소스미스클라인의 일부)에 의하여 운영되었던 것이다. 2년 후 히칭스는 엘리언을 연구 조수로 채용하여 신약개발을 향한 기나긴 협력을 시작한다.

엘리언은 뉴욕에서 1918년에 태어난 성공한 치과의사의 딸이었다. 수줍음 많던 그녀는 훌륭한 학생이었고, 엘리언의 부모는 그녀가 대학에 진학하길 독려하였다. 그녀가 헌터대학에 진학하기 직전에 할아버지가 위암으로 돌아가시고 학부를 졸업한 뒤 머지않아 약혼자가 심막염으로 사망하는 등 일련의 일로 인하여 엘리언은 의학계에 발을 들이게 되었다.

엘리언은 실험실에서 연구하기 위해서는 박사학위가 필요하다는 사실을 알고 있었다. 그러나 그녀는 뛰어난 학업 성적에도 불구하고 대학원에서 장학금을 받을 수 없었고 일자리를 구하는 일 역시 성차별로 인하여 녹록지 않았다. 이후 몇 번의 이직을 경험한 후 엘리언은 화학실험실에서 자발적으로 일할 것을 결심하였다. 봉사 시작 6개월 이후에 그녀는 급여를 받기 시작하였고 1년 반이 지나고 충분한 돈을 모아 뉴욕대학교의 석사생으로 입학하였다. 이와 동시에 파트제로 병원 접수원이나 대리 교사로 일하였다. 그녀는 밤과 주말에도 연구를 위하여 끊임없이 실험실에서 시간을 보냈고, 마침내 1941년 석사학위를 수여한다.

전쟁이 지속되자 화학 분야에서도 여성을 위한 일자리가 생겨나기 시작하였다. 엘리언은 제약사 존슨앤드존슨에 자리를 얻어 설파제를 합성하였으나 6개월 후 연구실은 문을 닫고 만다. 1944년 웰컴 연구소의 히칭스가 그녀를 고용하였는데, 그녀는 이곳에서 배울 것이 있을 때까지만 다니리라고 마음먹고 브루클린 폴리텍대학(현재 뉴욕 폴리텍대학)에 박사과정으로 등록하여 야간 수업을 들었다. 박사과정을 수료하기 위해서는 정규학생이 되어야 하였는데, 엘리언은 히칭스와 함께 하고 있던 흥미로운 연구를 그만두고 싶지 않은 마음에 남은 직장생활 동안 웰컴에 머무르기로 결심한다.

히칭스는 약을 발견할 때 기존에 전통적으로 이용되던 시행착오적인 방법보다 더욱 합리적인 연구방법이 필요하다고 믿었다. 그는 미생물의 대사를 방해하는 설파제가 개발된 것을 보고, 이와 비슷한 작용을 하는 다른 물질도 약으로 개발될 수 있으리라고 생각하였고 세포 내 핵산 합성과정을 표적으로 삼게 된다. 디옥시리보핵산(deoxyribonucleic acid, DNA)과 리보핵산(ribonucleic acid, RNA)이라고 알려진 핵산은 세포의 유전적 구성을 결정하여 단백질 합성과정을 지시하는 물질이다. 그는 정상적인 인간 세포, 암세포, 원생동물, 박테리아, 바이러스 간 핵산 대사의 차이를 연구함으로써 암세포와 유해한 생물의 성장만을 선택적으로 억제할 수 있는 약을 개발하고자 하였다. 엘리언과 히칭스는 핵산 대사에 대한 지식이 매우 제한적이었던 1940년대 말에 이러한 아이디어를 제시한 것이다. 그 당시 퓨린과 피리미딘이 핵산에 포함되어 있는 사실은 이미 알려져 있었다.

엘리언과 히칭스는 엽산 또는 퓨린과 피리미딘의 혼합물에 의존적으로 성장하는 락토바실러스 카제이라는 박테리아에 대해 연구하였다. 이 연구의 목적은 두 가지로, 첫 번째는 핵산 합성의 대사과정을 밝혀내는 것이며, 두 번째는 이것의 대사길항제를 규명해내는 것이었다. 그들은 곧 박테리아 세포는 DNA 합성을 위해 특정 퓨린계 물질이 필요하다는 점을 발견하였다. 그들은 퓨린계 물질이 DNA 합성을 위한 대사과정에 들어가는 것을 방해할 수 있다면 DNA 합성을 억제하여 세포 성장을 중지할 수 있을 것이라고 생각하면서, 퓨린 합성에 필수적인 대사 효소를 억제하는 물질에 대한 연구를 시작하였다.

연구를 통하여 1948년 히칭스와 엘리언은 디아미노퓨린이라는 아데닌 길항제를 발견하였다. 이 물질은 락토바실러스 카제이(*Lactobacillus casei*)의 성장을 방해하였으며 실험적으로 유도된 백혈병에도 효과가 있었다. 이 물질은 환자를 대상으로 진행된 임상시험에서도 효과가 있었으나 부작용 때문에 중단되어야만 하였다. 이러한 발견에 힘입어 엘리언과 히칭스는 연구를 계속하였고, 두 가지 새로운 화학요법제인 싸이오구아닌과 6-메르캅토퓨린을 개발하였다. 특히 6-메르캅토퓨린은 퓨린 분자의 산소 원자를 황 원자로 치환하여 만든 싸이오구아닌과 비슷한 물질로서, 메토트렉세이트 내성 백혈병 환자에게 시도한 결과 환자의 약 3분의 1은 완전한 치료 효과를 보이게 된다. 그러나 이 물질을 이용한 치료에도 불구하고 병이 완치되지는 않았다. 환자들은 질환에 차도를 보이다가 곧 병이 재발하여 사망하곤 하였다. 엘리언은 6-메르캅토퓨린에 대한 모든 것을 시험하기로 결심하고, 6년 동안 연구에 몰두하였다. 그녀는 결국 6-메르캅토퓨린과 다른 약 중 한 가지를 섞어서 이용하는 것이 6-메르캅토퓨린 단독으로 이용하는 것보다 소아 백혈병 치료에 더욱 효과적이란 사실을 발견하였다. 이 치료법은 급성 림프구성 백혈병 치료에 획기적인 변화를 일으켰으며, 소아 백혈병 환자의 완치율 상승에 크게 기여하였다. 6-메르캅토퓨린과 싸이오구아닌은 백혈병 치료에 여전히 사용되고 있다. 위 세 가지 물질들-디아미노퓨린, 싸이오구아닌, 6-메르캅토퓨린-은 모두 아데닌과 구아닌의 구조적 유사체로서, 대사 효소에 달라붙어 DNA 합성을 방해하는 대사길항제이다.

히칭스와 엘리언은 6-메르캅토퓨린의 효과가 지속되는 시간을 연장하기 위해 6-메르캅토퓨린 대사에 관여하였고 그 부산물로 요산을 생성하는 효소인 크산틴 산화효소에 대해 연구하였다. 1963년 이 연구는 또 다른 신약인 알로푸리놀을 개발하는 성과를 냈는데, 이 약은 체내 요산 형성을 억제하여 통풍 치료에 이용되었다.

1988년 제약사 ICI의 제임스 블랙(「최초의 약물 설계 위장약, 시메티딘」 참조)과 함께 히칭스와 엘리언은 약물치료에 있어 중요한 원리 발견의 공로를 세워 노벨 생리의학상을 수여하였다. 또한 엘리언은 1991년 여성으로서는 최초로 미국 국가발명가로서 명예의 전당에 오르게 된다.

금속 화합물이 고형암 치료제로

파울 에를리히는 마법의 탄환이라는 이름으로 화학요법제의 길을 열어냈다. 그는 염료를 세포에 결합할 수 있다는 사실에 열광하면서 공포의 질병인 매독에 대한 치료 약물을 개발하여 화학요법제 분야의 효시가 되었다. 이러한 화학요법 치료는 약 60년 후 한 과학자의 끈질긴 관찰과 미국 국립암연구소의 전폭적인 지원으로 백금 착화합물의 시스플라틴이 고형암을 치료할 수 있다는 가능성을 보여주게 된다.

자연에서 유래한 항암제는 사람의 머리로는 상상할 수 없는 구조를 띠고 있다. 그에 반해 시스플라틴은 간단한 구조의 무기화합물이다. 시스플라틴은 많은 종류의 암에 가장 널리 처방되었고, 무엇보다도 효과적인 치료제이기 때문에 '항암제의 페니실린'이라는 별명을 가지고 있다. 특히 시스플라틴은 고환암 치료 후 프랑스의 사이클경기대회(Tour de France)에서 연속적으로 7번이나 우승을 한 랜스 암스트롱 덕분에 더욱 유명해지게 되었다. 시스플라틴은 다양한 암을 치료하는 데 사용되지만, 특히 고환, 난소, 방광, 폐 그리고 위암을 치료하는 데 널리 처방된다.

이 화합물은 1845년 미셸 페이론이 최초로 합성한 이후 페이론의 염소 화합물(Peyrone's chloride)로 알려져 있었다. 그 구조는 1893년 노벨 화학상 수상자인 알프레드 베르너에 의하여 최초로 규명되었으나 수십 년간 아무도 이 화합물에 관심을 두지 않았다.

이 모든 것은 1960년대 초, 미시간주립대학 화학과의 생물물리학 교수인 바르넷 로젠버그가 박테리아의 성장에 대한 전류의 효과를 측정하기 위해 실험을 시작하면서 변화하였다. 그는 정상적인 대장균의 길이보다 300배 긴 대장균을 얻었으나, 오직 세포분열만을 막을 뿐 길이를 연장하는 다른 성장 과정은 막지 못하였다. 이는 시스플라틴이 세포분열을 억제하기 때문에 암세포의 증식을 막아서 암의 진행을 막을 수 있다는 의미였다. 연구진은 이러한 효과가 전기장에서가 아니라 '비활성' 백금 전극과 박테리아를 포함하고 있는 용액의 성분 사이에서 생성된 화합물에서 비롯되었다고 추론하였다. 이 화합물이 이후에 시스플라틴으로 불리게 된다. 만약 로젠버그가 백금이 아닌 알루미늄이나 금 또는 크롬으로 만든 전극을 사용하였다면 이런 결과를 얻지 못하였을 것이다.

로젠버그의 연구진들은 세포분열을 막는 화합물의 효과를 실험쥐를 통해 어떻게 종양 억제를 일으키는지 시험하였다. 그 결과, 시스플라틴은 매우 효과적이라고 판명되었고 1971년 임상시험에 들어가게 된다. 그러나 백금이 강한 독성을 지녔기 때문에 시스플라틴의 유용성을 주의 깊게 들여다 보지는 않았다. 이때 고환암 전문가인 로렌스 아이혼의 노력으로 시스플라틴은 다시 빛을 보게 된다. 그는 시스플라틴이 고환암에 효과가 있다는 논문을 보고 이 결과를 토대로 다른 두 가지 약물과 조합하여 암에 대한 반응성이 높아지는지를 시험하였다. 그 결과 블레오마이신, 빈블라스틴, 시스플라틴을 조합한 새로운 요법인 BVP를 얻었으며, 이를 고환암 말기 환자에 투여하여 종양을 없애는 놀라운 결과를 얻었내었다. 그는 1976년에 토론토에서 열린 미국 임상종양학술대회에 이 결과를 발표하였다. 1996년 미국의 사이클리스트 암스트롱은 프랑스 사이클경기대회 전에 고환암 진단을 받고 아인혼 교수의 블레오마이신, 시스플라틴, 에토포사이드를 조합한 항암 치료를 받고 완치할 수 있었다. 특히 그는 전이성 고환암으로 폐와 뇌까지 전이가 된 상태이었다. 이후 시스플라틴은 더욱 명성을 얻게 되었고, 완치 후 암스트롱은 1999년부터 2005년까지 연속으로 7번 경기 우승을 차지하였으니 인간 철인임을 입증한 셈이다. 그러나 2013년 약물 복용을 실토함으로써 영웅으로서의 상징성은 퇴색되고 말았다.

1977년 미시간주립대학은 시스플라틴의 용도특허의 전용 실시권을 제약사 BMS에게 넘겼다. 미시간주립대학이 받은 기술료는 초기에 100만 달러가 되지 않았지만, 1998년 2,000만 달러를 넘겼다고 하니 대학으로서는 황금알을 낳는 거위를 움켜쥔 셈이다. 흥미로운 연구결과에 직면하였을 때, 로젠버그는 열정적으로 탐구하였을 뿐만 아니라 주된 연구 분야와 직접 관련되지 않은 과학자들의 도움을 얻으려고도 노력하였다. 그는 미생물학, 무기화학, 분자생물학, 생화학, 생물물리학, 생리학, 약학을 전공하는 연구자들의 전문적 지식과 도움을 얻었고 다양한 분야의 협력적 접근을 통하여 우연한 발견에서 기회를 잡아냈다.

비록 작용기전은 완전히 규명되지 않았으나 시스플라틴은 일반적으로 DNA에 결합하여 세포의 수복 기전을 저해함으로써 세포를 죽음으로 이끌어 암세포를 파괴하는 것으로 알려져 있다. 그러나 DNA와 상호작용하는 모든 백금착화합물이 세포독성을 일으키는 것은 아니다. 예를 들어 시스플라틴의 트랜스 이성체는 화학요법 약제로는 효과적이지 못하다. 이러한 두 가지 이성체의 서로 다른 기하학적 특징으로 인하여 종양세포의 DNA와 다른 결합 형태를 이루게 된다. 세포 내에서 시스플라틴은 가수분해가 일어나 반응성이 매우 높은 전하를 띄는 백금 착화합물을 생성한다. 이러한 착화합물은 구아닌 또는 아데닌 염기의 7번 질소를 통해 DNA와 배위결합을 한다. 가수분해가 진행되어 남아 있던 염소 리간드는 치환되며 백금은 두 번째의 핵산 염기와 결합된다. 시스플라틴-DNA 결합체는 핵산을 헤치고 DNA 나선이 변형되도록 유도한다. 이러한 방식으로 시스플라틴은 DNA 절제와 복원 시스템상에서 해체 공구인 렌치의 역할을 한다고 볼 수 있다.

비록 시스플라틴이 효과적인 의약품임에는 틀림없으나 연구원들은 복용량과 부작용을 더욱 줄일 수 있는 제 2세대 화합물을 찾고자 노력하였다. 카보플라틴은 1989년 미국 시장에서 파라플라틴이란 이름으로 판매되었으며, 진행형 난소암의 초기 치료제로서 시스플라틴보다 매출액이 앞서고 있다. 1999년 신약 1호에 목말라 있던 시기에 국내 제약사에서 합성한 백금 착화합물 항암제가 소개되어 우리도 신약을 개발할 수 있다고 자신감을 보인 적이 있었다. 미국에서 시스플라틴이 임상에서 사용된 지 20년 만에 국내에서도 독성이 적은 백금 착화합물 항암제를 만든 것이다. 안타깝게도 현재는 거의 생산 실적이 없다고 하니, 다국적 제약사와 경쟁하기 위해서는 원천적 기술이 있어야만 생존할 수 있다는 점을 알 수 있다.

주목 껍질에서 찾은 최고의 항암제 탁솔

1971년 미국의 닉슨 대통령이 암과의 전쟁을 선포한 이후 미국 국립암연구소(NCI)를 중심으로 많은 연구소에서 수십만 종의 식물, 미생물에 대해 항암 작용이 있는 천연물을 탐색하기 시작하였다. 그러나 천문학적 연구비를 쏟았음에도 항암제로 활용할 수 종류는 손에 꼽힐만하였다. 이 중에서 기적적으로 찾은 것이 미국 태평양 연안에서 자라는 나무인 주목의 껍질에서 발견한 항암제 탁솔이다. 이것은 유방암, 폐암, 난소암, 카포시육종암 치료에 사용되고 있다.

이미 주목은 암과의 전쟁 선포 전에 NCI가 수집한 유망한 시료 중 하나였다. 1962년 8월 미국 농무성 소속 연구소에 근무하던 아서 바클레이는 서부 워싱톤주 국유림에서 듬성듬성 자란 침엽수의 가닥을 보면서 NCI의 항암제 스크리닝에 필요한 시료를 채취하였는데, 그것이 바로 7.5미터 높이의 주목이었다. 주목은 잎의 크기가 2.5센티미터 정도로서 성장 속도가 매우 늦은 편이고 독성이 있어 해충이 거의 없다. NCI는 바클레이가 채취한 주목 껍질 시료의 1차 추출물에서 매우 강력한 세포 독성을 확인하고 바클레이에게 시료를 더욱 채취할 것을 요청하였다. 1964년 9월 바클레이는 다시 같은 장소에서 13 킬로그램을 채취하여 노스캐롤라이나 리서치트라이앵글연구소(Research Triangle Institute, 현재는 RTI International로 바뀜)의 몬로 월과 만주크 와니 박사팀에게 보냈다. 연구팀은 힘겨운 과정을 거치면서 1966년 9월 강력한 세포독성을 보이는 결정을 분리하였고, 그 물질을 탁솔이라고 이름 붙였다. 당시의 모든 분광학적 방법을 이용하여 화합물의 구조를 결정하고 미국 화학회 잡지에 발표하기까지 5년이 걸렸는데, 탁솔은 그만큼 상상하기 어려운 구조 형태를 이루고 있었다. 탁솔의 구조는 2개의 화합물이 결합하여 1개의 중심을 이루는 디테르펜 형태의 구조를 지니고 있고 주위에 가지가 결합된 형태이다. NCI는 그 화합물에 번호를 부여하고 탁솔의 생물학적 작용을 확인하기 시작하였다.

멜라노마 B16 세포주의 생쥐 이식모델에서 항종양 활성을 확인하고, 탁솔이 임상시험의 후보로 선정된 시기는 1977년이었다. 다른 MX-1 유방암, LX-1 폐암, CX-1 대장암 세포주들에 대한 동물 모델에서도 항종양 활성이 관찰되었다. 더욱 흥미를 끌었던 사실은 1979년, 뉴욕시 예시바대학 아인슈타인 의과대학의 분자약리학자인 수잔 호르위츠 박사가 탁솔의 암세포에 대한 새로운 작용기전을 발표하면서 알려지게 된다. 호르위츠는 탁솔이 미세소관[16] 성장을 촉진하고 안정화함으로써 염색체의 분리를 차단하고 암세포의 분열 및 성장을 늦출 수 있음을 발견하였다. 다시 말해 탁솔이 암세포가 형태를 못 이루게 하는 물질이란 사실을 제시한 셈이다. 항암작용에 대한 호르위츠의 새로운 생물학적 기전의 발견으로 인하여, 과학계는 탁솔을 더욱 높은 단계의 화합물로 평가하게 되었다.

NCI는 탁솔에 대해 임상시험을 결정하고 1984년에 임상 1상, 1985년에 임상 2상을 시작하였다. 그러나 주목을 수확하는데 어려움이 있었고 화합물 합성과 관련된 복잡함 때문에 임상시험은 한계에 부딪히며 의약품 개발은 느려

16) 세포골격의 종류로 세포내 골격에 강도를 제공한다. 원형으로 직경이 25 nm이다.

지기만 하였다. 4미터 크기의 주목이 자라는 데 200년이 걸리고 이로부터 얻을 수 있는 양은 단지 0.5그램뿐이었으므로, 환자 한 사람을 치료하는 데 필요한 양이 2킬로그램이라고 가정한다면 주목을 이용한 치료는 거의 불가능한 일이었다. 적어도 환경적인 측면에서 받아들여질 수 없는 치료법이었다.

또 한 가지 문제점은 물질을 주사제로 사용하려면 무해한 용매에 녹여야 하는데 탁솔을 녹일 방법으로 피마자유를 제제화에 활용하였지만, 인체에 강한 알레르기 반응이 나타나 임상시험이 중단되었다는 점이다. 1989년 NCI는 난소암과 유방암에 대한 효과를 보이는 탁솔을 상업화할 목적으로 제약사 BMS에 소유권을 넘기기로 결정하였다. BMS는 탁솔이라는 화합물명을 의약품의 상표로 바꾸고 대신 화합물명을 파클리탁셀이라고 새로이 명명하였다. BMS는 탁솔의 임상 연구를 위해 많은 양을 분리할 방법을 찾고자 하였다. 많은 연구팀이 탁솔 전합성을 위해 노력하였지만, 워낙 구조가 복잡하다 보니 성공하지 못하였다.

이때 프랑스에서 희소식이 들려왔다. 미국 태평양 주목(*Taxus brevifolia*) 대신 유럽에 주로 많이 자라는 주목(*Taxus baccata*)의 잎에 탁솔의 전구체인 10-데아세틸바카틴이 들어있는 것이 확인되어 반합성이 가능하다는 소식이었다. 1989년 미국 플로리다주립대학의 로버트 홀튼은 10-데아세틸바카틴 화합물 주위에 가지를 붙여 탁솔을 합성하였다. 주목을 벌목하지 않고 유럽 주목 관목의 잎에서 분리한 10-데아세틸바카틴을 네 단계의 과정으로 탁솔로 변환할 수 있었다. BMS는 홀튼의 특허를 이양받아 태평양 연안의 주목에 의지할 필요 없이 탁솔을 의약품으로 개발할 수가 있었다. FDA는 탁솔을 난소암 치료제로 승인한 데 이어 1994년 유방암 치료제로도 허가를 내주었다. 주목은 1999년에 폐암에 효과를 보인다는 점을 인정받게 된다. NCI는 지난 15년간 개발된 항암제 중 가장 중요한 항암제가 바로 탁솔이라고 언급하였다. 홀튼의 연구는 암 치료에 있어서 획기적인 발전으로, 수천 명의 환자가 탁솔의 혜택을 받을 수 있게 되었다. 홀튼의 플로리다주립대학은 특허 이양으로 BMS로부터 3억5천만 달러 이상의 기술료를 받았으며, 당시 미국의 모든 대학 중 가장 많은 기술료 수입을 받게 되었다. 홀튼은 과학자의 큰 영예인 '미국과학원 2018 발명가'로 선정되었다.

BMS는 2013년에도 반합성 탁솔을 생산하였는데, 현재는 파이톤 생명공학회사에서 개발한 식물세포 배양방법을 이용하여 생산하고 있다. 이러한 방법에는 인체에 대한 안전성과 환경에 대한 우려도 일부 작용한 것으로 보인다. 1962년 주목을 수집한 후 31년 뒤 BMS가 난소암 치료제로 의약품화시킬 때까지의 개발 과정은 그야말로 드라마 같았다. 그 과정에서 몇몇 계획은 어려운 과제에 부딪혔고, 상업화의 가능성은 점점 어두워져만 갔다. 그러나 NCI를 포함한 연방정부 기관의 과학자들과 실험실에서 이뤄진 엄청난 연구 및 개발로 많은 환자가 혜택을 보게 되었다. 탁솔의 연간 매출은 2000년에 정점을 기록하여 16억 달러에 달하게 되어 최고의 항암제로 등극하게 되었고 현재는 제네릭이 판매되고 있다.

불임 치료제에서 유방암 치료제로

1971년 미국의 닉슨 대통령이 암과의 전쟁을 선언한 이후, 미국 국립암연구소의 집중적인 연구비 지원으로 화학요법제의 조합을 이용한 임상시험이 대대적으로 이루어졌다. 특히 화학요법제의 용량이 배로 늘어남으로써 치료의 기대효과도 높아졌다. 그러나 생존 기간을 늘릴 뿐 치료 효과 대신 환자들에게 극심한 독성을 안겨주고 말았다. 화학요법제가 암 치료의 주를 이루는 가운데, 생물학의 발전으로 암세포와 정상세포의 차이점이 파악되고 종양의 특징이 하나둘씩 파헤쳐지기 시작하였다.

이러한 연구의 배경에는 미국 비뇨기과 의사인 찰스 허긴스가 있다. 허긴스는 외과를 전공하고 시카고대학의 비뇨기 외과의사로 근무하였으나, 개로부터 전립선액을 모으면서 전립선의 생화학적 연구에 더 관심을 가지게 된다. 개는 사람 이외에 전립선이 나타나는 유일한 종이다. 그 과정에서 일부 개들에게 전립선암이 나타나는 것을 보면서 연구에 좌절을 느끼곤 하였지만, 그는 뜻하지 않은 행운을 발견하게 된다.

암이 나타난 몇몇 개들을 거세한 후 테스토스테론을 주입하였더니 전혀 기대치 않았던 전립선암이 사그라드는 모습을 관찰할 수 있었다. 특히 종양이 자발적으로 생긴 노견에서 그러한 현상을 관찰할 수 있었다. 허긴슨는 아마도 암의 발생이 호르몬과 관계있을지도 모른다고 생각하였다. 그래서 사람에게 거세 대신 여성호르몬인 에스트로겐을 주입하였는데, 역시나 종양이 수그러드는 모습을 확인할 수 있었다. 일부 암들이 호르몬에 의존한다는 점을 입증한 셈이다. 이후에 뼈로 전이가 발생한 전립선암 환자에게 에스트로겐을 주사하기 시작하였고, 그 결과 암은 사라졌으며 뼈의 통증도 완화되었다. 이후 합성 에스트로겐인 디에틸스틸베스트롤[17]이 유사한 치료 효과를 보여주었다. 에스트로겐 치료의 성공으로 특정 암의 발생이 호르몬 의존성 때문이라는 사실을 알게 되었고, 합성의약품이 암 치료에 가능성이 있다는 사실도 입증된 것이었다. 1966년 허긴스는 수많은 생명을 구한 업적으로 노벨상을 수상하였다. 허긴스의 호르몬 치료요법은 독에 가까운 화학요법 대신, 사람의 대사물이 암 치료제로써 활용될 수 있다는 결과를 제시한 셈이다.

남성에게서 흔히 발생하는 암이 전립선암이라면, 여성에게 흔히 발생하는 암은 유방암이다. 1950년대 제약사들은 에스트로겐 길항제에 관한 피임제를 연구하고 있었다. 1960년대 미국에서는 피임제의 개발로 성 혁명에 불을 댕겼다. 그러나 어느 것도 항 에스트로겐 효과는 보이지 않았고, 대신 배란을 유도하는 결과가 임신이 가능한 여성에게서 확인되었다. 1966년 영국 제약사 ICI(현재 아스트라 제네카)의 내분비학자인 아서 월폴은 연구팀이 합성한 ICI-146,474에 관심을 갖고 연구를 지속하였다. ICI-146,474는 트리페닐에틸렌의 트랜스 이성체로 이후에 타목시펜으로 이름 붙여졌다. 불임 치료 목적으로 영국에서 특허를 획득하였지만, 미국에서는 특허가 계속 거절되다가 1980년대에서나 특허가 받아들여졌다. 당시에 에스트로겐과 암과의 관계는 알려져

17) 최초의 합성 여성 호르몬이다. 체내에 주입하면 에스트로겐과 동일한 효과를 보여 산고(産苦) 완화제 등으로 사용되기도 하였다. 현재는 그 위험성이 입증되어 의약품으로서의 사용이 금지되었다.

있었으나 에스트로겐을 이용한 암 치료는 주요한 관심사가 아니었다.

타목시펜은 부분적인 에스트로겐 수용체의 길항제로서 신체의 일부 기관에서는 에스트로겐의 작용을 차단하나, 일부에서는 에스트로겐과 유사한 작용을 일으킨다. 다시 말해 '선택적 에스트로겐 수용체 조절제'인 것이다. 흰쥐에서는 효과적으로 피임제로 작용하여 상당히 기대되었으나, 막상 임상시험에 돌입하자 반대로 배란을 촉진하는 결과를 낳게 된다. 이 당시 월폴은 호르몬과 암 치료에 관심을 지니고 있었고, 특허에는 타목시펜의 호르몬 의존성 암 치료에 관한 내용이 포함되어 있었다.

타목시펜은 1971년 실시된 첫 번째 임상시험에서 유방암에 효과가 있다는 점이 입증되었고, 1972년 실시된 두 번째 임상시험에서는 높은 용량에서 더욱 확실한 반응을 나타내었다. 타목시펜은 영국에서 1973년 유방암 치료제로서, 1975년에는 배란 촉진제로서 허가를 받았다. 1978년에 FDA는 타목시펜을 에스트로겐 양성 유방암 치료와 예방목적으로 허가하였다. 타목시펜은 현재 가장 흔히 처방되는 의약품이고 모든 단계의 유방암에 표준 치료법으로 자리를 잡았다. 결국 타목시펜은 실패한 피임제에서 항암제의 보조 치료제로서 천금의 가치가 있는 표준 치료로 발전하였고, 매우 위험한 요인을 지닌 여성들의 암 예방제로서 자리를 잡게 된다. 1998년 FDA는 타목시펜을 폐경기 전·후 여성의 유방암 발생의 위험을 감소시키는 목적으로 허가하였으며 이는 암 예방제로서는 처음이었다. 타목시펜의 출현이 지니는 의미는 새로운 계열의 안전한 항암제가 등장한 것과 더불어, 더욱 많은 종류의 안전성이 높은 항암제가 개발될 가능성을 보여주는 데 있다.

혈관신생 저해제가 항암제로

1945년 미국 국립암연구소 학술지에 종양은 성장하기 위해 숙주로부터 혈관이 생성될 수 있는 환경이 필요하다는 사실이 발표되었으나 큰 주목을 받지 못한 적이 있다.

약 20년 후에 하버드대학 의과대학의 졸업생인 쥬다 포크만은 미국 해군병원에서 일하면서 혈액의 대체제를 연구하는 과정에서 중요한 발견을 하였다. 그는 혈액 대체제를 토끼의 갑상선에 혈관을 통하여 흘려보내는 실험을 하고 있었다. 이 과정에서 종양세포를 갑상선에 이식하자, 종양세포는 자라지 않았고 휴지 상태에 머물렀다. 대신 종양세포를 살아있는 실험용 쥐에 이식하자 종양이 급격히 성장하였다. 즉 혈관이 2~3밀리미터 성장하기 위하여 종양은 스스로 혈관을 형성하여야 한다는 가설이 세워지게 된 것이다. 그는 이러한 현상을 혈관신생(angiogenesis)이라고 이름을 붙이고 40년간 이에 관한 연구를 수행하게 된다. 당시에 국립암연구소는 화학요법제에 주로 연구비를 쓰고 있었기 때문에 포크만의 연구는 주목을 받지 못하였다.

포크만은 "암세포는 어떻게 새로운 혈관을 끌어오며 어떠한 인자가 혈관을 형성하는 데 관여하는지, 혈관신생은 암세포가 한 조직에서 다른 기관으로 이동하는 데 어떻게 관여하고 이러한 인자들을 규제하면 암세포의 성장을 멈출 수 있지 않을까?"라는 질문의 답을 고민하고 있었다. 모세혈관은 머리카락 정도의 매우 가느다란 관으로 내층에는 내피세포가 존재한다. 혈관이 새롭게 만들어지는 것을 이해하기 위해서는 내피세포를 배양하여야 하는데, 그는 실패를 거듭하다가 배지를 바꾸면서 마침내 탯줄 모세혈관의 내피세포를 배양하는 데 성공하였다. 포크만은 배양한 내피세포로부터 혈관을 자라게 하는 많은 성장 인자를 분리하게 되었다.

그중의 하나로서, 포크만 교수 연구실에 박사 후 연구원으로 일하던 화학공학자인 로버트 랭거의 혈관생성 억제제 연구가 있었다. 랭거가 주목하였던 소재는 연골이었다. 포유동물의 조직은 영양원을 공급받기 위해서는 혈관이 필요하지만, 연골에는 혈관이 없었다. 태어날 때부터 없는 것은 아니지만 배아를 보면 연골에서 혈관이 보이다가 일주일 내에 사라졌다. 랭거는 이 점에 주목하여 뼈와 꼬리가 연골로 구성된 무척추동물인 상어로부터 억제제를 분리하고자 하였다. 2년간의 노력 끝에 얻은 인자는 활성이 약하여 암의 억제제로 활용하지는 못하였으나 일면의 가능성을 보여준 셈이었다. 그 후에도 랭거는 연골로부터 유래된 종양으로부터 혈관 생성에 관여하는 단백질을 분리하였다. 기대와는 달리, 혈관 내피세포의 성장을 촉진하는 단백질이었다. 이 점은 암세포가 성장하기 위해서 유인물질을 내보내어 혈관이 성장하고 가지를 친다는 포크만의 주장을 뒷받침하는 것이었다.

1998년 《뉴욕타임즈》에는 수년 내에 암을 정복할 수 있다는 기사가 실렸다. 포크만 연구팀이 암 조직의 혈관이 만들어지는 것을 차단할 수 있는 생체 내 단백질을 분리하여 곧 임상시험에 들어가리라는 기사였다. 바로 이 단백질이 엔도스타틴과 안지오스타틴이었다. 특히 DNA의 구조를 규명한 제임스 와트슨의 장미빛 전망의 기사로 인하여 포크만이 관여하던 바이오벤처의 주가는 12달러에서 82달러까지 솟았다. 유감스럽게도 유망했던 많은 항암제가 그러했듯 사람에게는 효과가 없었다. 이것이 포크만의 마지막인가 싶었으나 이 이론은 뜻밖에 다른 곳에서 증명이 되었다.

1989년 생명공학 제약회사인 제넨텍의 나폴레옹 페라라는 심혈관연구에서 뇌하수체의 선(腺)에서 혈관내피세포성장인자(vascular endothelial growth factor, VEGF)를 분리하였다. 페라라는 1993년에 VEGF 수용체에 대한 쥐 유래 항체를 만들어 종양의 성장을 억제하였다. 분명 인간의 암에도 적용할 수 있다는 확신을 지닌 채 페라라는 인간화한 항체를 만들었고 임상시험에 들어갔다. 그 결과 탄생한 것이 아바스틴이다. 96 %가 인간에서, 4 %가 쥐에서 유래된 항체이다.

임상시험에서 아바스틴은 혈액의 공급을 차단하면서, 혈관신생의 조절인자로 작용을 하여 암세포를 죽이는 결과를 보였다. 특히 직장암 환자에게 화학요법제와 병용하여 투여하니 4년 9개월의 생존 연장이 보였고, 두드러진 부작용도 거의 나타나지 않았다. 2004년 2월에 아바스틴은 직장암의 치료제로서 허가를 받았고, 2005년 3월에 제넨텍은 폐암 환자의 수명을 연장해냈다는 임상 결과를 발표하였다. 역시 제넨텍의 주식은 25 % 이상 상승하였고 다른 암도 치료할 수도 있다는 희망이 나타나기 시작하였다. 그 후에 유방암에 대해서도 허가를 받았으나, 최근의 임상시험에서 암세포를 억제하나 수명의 연장에는 큰 도움이 안 된다고 하여 미국 내에서의 허가는 번복되었다. 아바스틴은 새로운 적응증인 황반변성[18]에 대하여 낮은 용량으로 주사제로 사용된다.

18) 황반변성은 망막 아래 맥락막 부분에서 신생혈관이 자라서 생긴다. 약한 신생혈관이 터져서 출혈이 발생하고 망막의 황반영역에 변성을 일으켜 시력장애가 발생하는 질환이다.

직장암이나 유방암 환자의 경우 평균 4년 7개월의 기대 수명을 연장하는데 연 10만 달러의 비용이 필요하여 많은 국가가 의료보험으로 지불하기 어려워진 상태이다. 국내에서도 공급업체가 아바스틴을 위험분담적용 대상이 아닌 일반 신약으로 신고하여 건강보험심사평가원의 급여 적정성 심의를 통과하였다. 특히 가격을 현저하게 낮추었다고 하니 앞으로 건강보험으로 아바스틴의 지출을 대부분 충당할 수 있으리라고 생각된다. 앞으로도 환자 수가 많지 않은 질병에 대한 신약의 경우 이러한 사례가 많이 일어날 것이다. 암 치료에 있어서 약값은 무시할 수 없는 요인이기에, 정부 당국과 환자 및 그 가족 사이에는 항상 괴리가 존재한다.

포크만의 연구 덕분에 많은 암 환자들이 생명을 연장할 수 있었는데, 뉴스위크의 인터뷰 마지막 문구에서 과학에 대한 그의 신념이 잘 드러난다. "당신은 미래를 내다봐야 한다. 과학은 미래를 꿈꾸는 곳으로 가게 한다." 애석하게도 포크만은 2008년 1월, 밴쿠버에서 열린 '키스톤혈관신생심포지엄'에서 기조강연을 마치고 덴버 공항에서 비행기를 갈아타는 중 심장마비로 74세에 세상을 떠났다.

유방암 표적 항체 치료제, 허셉틴

유방은 신체에서 두드러진 여성성의 상징이다. 한데 유방 주위에 손에 잡히는 멍울이 생겨서 병원에 가니 유방을 제거해야 한다는 말을 듣는다면, 암은 둘째치고 당사자가 느끼는 상실감은 얼마나 클까?

2017년 국가암등록통계에 따르면 "2013~2017년 암 진단을 받은 환자의 5년 상대 생존율(이하 생존율)이 70.4 %이며, 10명 중 7명 이상이 5년 이상 생존하는 것으로 추정된다."라고 밝혔다. 갑상샘암을 뺀 나머지 암에 생존율은 2016년 64.4 %에서 65 %로 올랐다. 대부분의 암에 대한 생존율은 증가하였다. 위암은 2016년 76 %에서 2017년 76.5 %로, 폐암은 28.2 %에서 30.2 %로 증가하였다. 갑상샘 · 전립샘 · 유방암은 생존율이 90 %가 넘는다. 하지만 폐암뿐만 아니라 간암(35.6 %), 췌장암(12.2 %), 담낭 및 기타 담도암(28.9 %)은 여전히 낮은 편이다. 이번 조사에서 주목할만한 점은 암이 진단된 후 5년이 지난 환자가 처음으로 100만 명을 넘었고(104만 명) 2016년(82만 명)보다 약 22만 명 늘었다. 대장암은 2010년, 갑상샘암은 2011년, 폐암(남성)은 2005년 이후 발병률이 감소하고 있으며 위 · 간 · 자궁경부암은 99년 이후 감소하고 있다. 반면, 유방 · 전립샘 · 췌장 · 신장암은 99년 이후 발생률이 계속 증가하고 있다. 특히 유방암과 여성 폐암이 문제이다. 유방암은 2002년 이후 연평균 4.6 % 증가하여 가장 높은 증가율을 보이고 있다. 남성 흡연율 감소 덕분에 남성 폐암은 2005년 이후에 연 1.5 % 감소하지만, 여성은 2011년 이후로 연 0.1 %씩 늘고 있다. 이처럼 몇몇 암의 경우 발병률이 감소하지만 유방암은 매년 높은 증가율을 보인다.

그러한 이유 중 하나로 여성 호르몬인 에스트로겐에 노출되는 기간이 길수록 유방암 위험 역시 높아진다는 사실이다. 특히 최근 사회생활의 변화로 인하여 여성들의 결혼이 늦춰지고 출산율도 떨어지면서 그만큼 여성 호르몬에 노출되는 기간이 길어지는 게 유력한 원인으로 꼽히고 있다. 더불어 서구화된 식습관으로 인한 비만, 음주 등으로 인한 여성 호르몬 수치의 상승도 유방암의 위험을 더욱 높이고 있다. 그나마 다행인 점은 유방암으로 사망하는 사람이 적다는 점이다. 5년간 유방암에 대한 생존율은 1996~2000년 83.2 %에서 2012~2016년에는 92.7 %로 크게 올랐다. 조기 발견과 치료약의 발달 덕분이다.

유방암은 암 조직에서 에스트로겐 수용체, 프로게스테론 수용체, HER-2 수용체가 발현되는 종류와 발현되지 않은 삼중음성유방암으로 분류되고 있다. 호르몬 항암제의 일종인 타목시펜은 주로 호르몬과 관련이 있는 유방암에 사용되며, 이와 대비되는 유방암에 대한 표적항암제가 등장하게 된다. 바로 1998년에 허가를 받은 허셉틴이다. 허셉틴은 HER-2 표적에 대한 치료제이며 최초의 항체 신약이다. 근거는 인정하나 더 이상의 투자를 원치 않는 생명공학 제약사를 설득한 집념의 종양학자와 이 연구자를 뒤에서 후원한 미국의 화장품 회사, 그리고 임상시험에 적극적으로 참여한 환자들의 노력으로 허셉틴은 탄생하게 되었다.

현재도 암세포를 없애기 위해 화학요법제는 널리 사용되고 있다. 1971년 미국 닉슨 대통령이 암과의 전쟁을 선언한 뒤 암에 관한 분자생물학에 대한 지식의 축적이 급속도로 발전되었다. 그러나 이에 따른 새로운 신약은 개발이 쉽지 않았다. 『암: 만병의 황제의 역사』(이한음 옮김, 까치, 2011)의 저자인 싯타르타 무케르지는 이 당시의 상황에 대해 "축적된 과학 자료가 임계점에 달았으며 과학이 끓으면서 증기가 발생할 것이다."라고 표현하였다. 1982년

MIT의 로버트 와인버그는 암을 일으키는 종양유전자(*neu*)를 쥐의 신경모세포(neuroblastoma)에서 분리하였다. 이 유전자의 산물인 단백질은 세포 표면에 발현되어 암을 죽일 수 있는 아킬레스건이라고 생각되었으나 더는 연구가 이루어지지 않았다.

1984년 제넨텍의 악셀 울리히는 사람에게서 *neu*유전자와 같은 종류의 유전자를 발견하였다. 그것이 인간상피세포성장인자 수용체(human epidermal growth factor receptor, HER) 유전자와 유사하다는 점에 주목한 연구진은 이 유전자를 HER-2라고 이름 지었다. 울리히의 HER-2 이야기를 들은 UCLA의과대학 데니스 슬래먼 교수는 그동안 모아두었던 많은 암세포 표본들에 울리히가 보내준 검침을 사용하여 HER-2의 발현을 조사하였다. 결과적으로 유방암 세포 중에서 HER-2에 양성인 것과 그렇지 않은 것이 있다는 사실을 알았고, HER-2가 많이 발현된 유방 종양은 공격적이며 전이성을 띠고 정상세포를 더 잘 죽이는 경향을 파악하였다. 이 소식을 접한 울리히는 HER-2가 발현된 유방암을 퇴치하기 위해 단일클론항체를 만들어 슬래먼에게 보냈다. 슬래먼이 HER-2 과잉 발현 유방암 세포에 항체를 첨가하자, 암세포는 즉시 성장을 멈추더니 쪼그라들어서 죽어버렸다. 종양을 지닌 생쥐에게도 항체를 투여하자 종양이 사라졌는데, 동물 모델에서의 작동이 예상대로 된 것이다. 항체는 임상에서도 성공적인 결과를 얻었고, 일부 유방암에 대한 첫 번째 항체 신약으로 자리를 잡게 된다. 이것이 바로 특정 유방암 조직에서 과발현 되는 HER-2 유전자를 표적으로 하여 만든 항체 신약 허셉틴이다. 허셉틴은 표적항암제의 신기원을 이루었다.

허셉틴 탄생의 배경에 관하여 2008년, 미국 라이프 TV 방송국에서 〈Living Proof〉(댄 아일랜드, 2008)이란 영화를 방영한 적이 있었다. 영화에서도 항체 의약품은 아무도 걸어온 길이 아니었기에 더욱 접근하기 어려웠고, 특히 제넨텍은 인터페론과 같은 항암제를 개발하다가 크게 실패하면서 HER-2 항체는 수면 아래로 가라앉게 된다. 이때 헐리우드의 유명한 슈퍼모델 신디 크로포드의 주도로 화장품 회사인 레블론 재단으로부터 연구비를 지원받게 되어 슬래먼이 연구를 지속할 수 있었던 장면은 인상적이었다.

이 과정에서 단일 항체의 인간화도 큰 몫을 하였는데, 유방암 치료에 가능성을 본 제넨텍 연구원들은 쥐에서 만든 항체를 다시 인간화하는 과정을 거쳐서 사람에게 쓸 수 있도록 하였다. 제넨텍은 임상시험 규모를 제한된 범위에서 시행하려고 하였으나 환자들과 시민단체들이 온정적 사용(compassionate use) 확장을 주장하게 된다. 결국 전국유방암연대에게 환자 선정을 맡기게 되고 HER-2 양성환자 수천 명을 대상으로 전국적으로 무작위 연구를 실시하였다. 그리고 1998년 FDA는 허셉틴을 특정 유방암 치료에 대한 신약으로 허가하였다. 이러한 결과는 암 치료에 특정 표적에 대한 항암제 개발을 알리는 전주곡인 셈이었다.

단백질 인산화 효소 저해 표적항암제

현재도 많이 사용되는 화학요법제 항암제는 '융단폭격'에 비유될 정도로 많은 부작용이 뒤따랐다. 이에 반해 표적항암제는 효율성이 높으면서 온화한 방법이다. 2000년대 이후 인간유전체 분석을 통하여 많은 발암성 유전자(*src*, *abl*, *ras*, *myb*, *mos*, *raf* 등)가 있다는 사실이 알려졌으며, 이들이 특정 암에서 특이적으로 발현된다는 사실도 알려지게 되었다. 지난 20년간 대부분의 암 연구는 세포 신호전달체계 이상에 의해 나타나는 암세포의 성장 조절에 목표를 두고 있다. 최근 FDA의 신약 허가 내용을 살펴보면 항암제 분야가 단연코 1위를 유지하고 있다. 세포생물학 분야의 발전과 암세포에 대한 많은 표적 단백질의 동정이 이루어졌기 때문에, 제약사에서는 보유하고 있는 화합물 은행을 이용하여 스크리닝을 통해 1차적으로 신약후보물질을 찾아낼 수 있었다.

세포가 자라기 위해서는 상피세포성장인자(epidermal growth factor, EGF)를 필요로 한다. 1962년 미국 생물학자 스탠리 코헨 박사는 흰쥐 턱밑샘 추출액에서 EGF를 발견하였다. EGF는 아미노산이 53개이며 분자량이 6,200달톤인 펩타이드로, 세포 호르몬의 일종이며 세포조절물질로 작용하여 다양한 세포의 증식과 분화를 유도한다. 또한 세포를 복구하고 세포주기를 정상화하여 피부세포의 주요 구성 물질들의 생성을 촉진한다. 대부분의 악성 종양은 세포의 정상적인 신호전달체계가 유지되지 못하고 과발현되어 발생한다. 과발현은 몇 가지 과정에 의하여 유발되는데, 그중 하나로 성장인자와 결합하는 세포의 수용체가 돌연변이로 인하여 비정상적으로 활동하여 발생하기도 한다. 수용체는 티로신 인산화 효소 기능도 함께 가지고 있는데, 상피세포성장인자 수용체(epidermal growth factor receptor, EGFR)의 과발현으로 초기 암 발생에서 EGFR이 중요한 역할을 한다는 점을 알 수 있었다. EGFR은 흔히 유방암, 폐암, 두경부암

등 다양한 상피암에서 과발현된다.

단백질 인산화 효소는 에너지원으로 생체분자의 인산화기를 표적 단백질에 제공하는 효소이다. 예를 들어 표적 단백질 내의 아미노산인 티로신에 인산화기를 넘겨주어 인산화 반응을 유발한다. 이러한 과정을 통하여 정보를 다음 단백질에 전달하는데, 단백질 인산화 효소의 종류는 518개 이상이며 신호전달계에 관여한다. 특히 암세포가 자라는 데 스위치 역할을 하면서 많은 종류의 인산화 효소가 암과 관련이 있음이 밝혀졌다. 따라서 인산화 효소의 기능을 억제할 수 있다면 암의 성장을 막는 것이 가능한 셈이다. 1980년 일본의 과학자들은 인돌계 천연물인 스타우로스포린이 단백질 인산화 효소 C를 저해할 수 있음을 입증하였다. 이것이 처음으로 등장한 EGFR 인산화 효소 저해제이다. 특히 사람의 EGFR 중 하나인 HER-1은 다양한 종류의 암세포 표면에서 비정상적으로 높게 발견되며, 표피성장인자의 존재하에 과도하게 분열된다. 따라서 HER-1의 작용을 억제하거나 차단함으로써 많은 암을 치료할 수 있다.

앞 장에서 언급한 대로 허셉틴은 표적항암제의 신기원을 이루었다. 그러나 거대분자이고 사람에 대하여 거부 반응이 있으며 항상 주사로 투여해야 하는 불편함이 있었다. 이러한 맥락에서 단백질 인산화 효소 저해제의 개발은 많은 난관을 해결할 수 있었던 셈이다.

만성 골수성 백혈병(chronic myeloid leukemia, CML)은 백혈병 중에서 드물게 사나운 형태이다. 미국에서는 1년에 5,000~7,000명의 환자(한국은 매년 500명 정도 추정)가 발생한다. 1973년 CML이 발암성 유전자인 *Bcr-Abl* 단백질과 관련이 있다는 보고가 있었고, 1986년에서 1987년에 걸쳐 MIT의 데이비드 볼티모어는 학술지 《사이언스》에 *Bcr-Abl*이 티로신 인산화 효소라고 발표하였다. CML의 현저한 특징은 *Bcr-Abl*의 발현이며, CML은 발암유전자인 *Bcr-Abl*에 직접 관련이 있다는 점이다. 단백질 인산화 효소는 대부분 유사하므로 *Bcr-Abl*을 표적으로 하기 위해서는 상당한 운이 따르지 않으면 어려웠다. 우선 *Bcr-Abl*은 세포 내에 있으므로 후보 물질은 세포막을 통과해야만 한다.

스위스의 제약사 시바-가이기는 인산화 효소를 표적으로 하는 항암제 개발 프로그램을 시작하였다. 처음에는 환자 수가 세계적으로 많지 않았으므로 회사에서는 항암제 개발을 망설였었다. 쥐르그 진머만팀은 페닐아미노피리미딘의 핵심적 골격을 가진 단백질 인산화 효소 C 저해제를 합성하기 시작하여 2년 후에 STI571(일반명 이마티니브)을 만들었다. 이후 1993년 미국 오레곤대학의 브라이언 드러커는 단백질, 세포, 동물 모델을 대상으로 한 시험을 통해 STI571이 정상세포에는 영향을 주지 않으면서 CML 세포에만 독성을 띤다는 사실을 알아냈다. 개에게 시험하였을 때는 간독성이 나타나 중단될 위기에 처하였으나, 진머만은 종에 대한 차이가 있다고 주장하였다. 결국 원숭이를 대상으로 시험을 진행하였고, 적정량을 투여한 결과 독성은 나타나지 않았다. 노바티스(시바-가이기와 산도즈가 합친 스위스 제약회사)는 주저하다가 드디어 개발을 결정하였고, 1년 내에 1.6톤을 제조하여 임상 2상과 3상을 마친 후 2001년, 2달 반 만에 FDA로부터 승인을 받게 된다. 이것이 바로 상표명 글리벡이며, 글리벡은 2004년 16억 달러의 매출을 올린 의약품이다.

글리벡에 대하여 일부 환자의 경우 3년 이내에 내성이 나타나자 노바티스에서 글리벡에 대해 내성이 있는 CML 환자들을 위하여 닐로티닙(상표명 타시그나)

을 2007년에 내놓았다. 최근 10년간 장기 임상연구결과에서 타시그나로 치료한 환자들 중 50 %가 타시그나를 중단하여도 주요 분자 수준의 신호전달 반응을 유지할 수 있다는 점이 밝혀졌다. 장기적인 약물 중단의 성공 가능성이 입증된 셈이다. CML 역시 골수 이식 없이 약물로 치료할 수 있는 가능성을 보였고, 이는 환자들에게 매우 고무적인 결과이다. 글리벡은 단백질 인산화 효소가 항암제의 표적이 될 수 있다는 점을 입증하여 의생명 분야에 새로운 패러다임이 되었다.

더 이상 암은 드물고 희귀한 질병이 아니다. 다른 성인병과 마찬가지로 생활습관에 기인하는 질병으로 변하고 있는지도 모른다. 그러나 글리벡과 같은 표적항암제를 통하여 조절할 수 있는 일반적인 암과 달리 고형암은 생각하는 것 이상으로 복잡하고 미묘하다.

1세대로 비소폐암에 대한 적응증에 게피티닙(상표명 이레사)과 엘로티닙(상표명 타르세바)이 발매되었다. 현재도 많은 종류의 표적항암제, 특히 단백질인산화효소가 허가를 받아 임상에 사용되고 있으며 지속해서 개발되고 있다. 그러나 신약이 개발될수록 치료비용이 기하급수적으로 증가하며 결국 수명 연장은 평균 수개월 정도에 그친다는 점은 여전히 문제로 지적되고 있다.

최첨단의 면역항암치료제

앞에서 현대 의학은 '암과의 전쟁'에서 어느 정도 승기를 잡고 있다고 언급하였다. 그동안 천문학적 비용이 들어갔고, 과학자들과 의사들의 피나는 노력이 더해졌다. 특히 면역계를 활용하여 암세포를 없애겠다고 하는 생각은 오래전에 시작되었으나 아주 최근에 들어와 빛을 발하는 듯 보인다. 지금까지 감염성 질환에서 항생제가 한 축을 이루었다면, 다른 한 축으로는 백신을 들 수 있겠다. 플레밍이 푸른곰팡이에서 페니실린을 인지하지 못하였다면, 그런 유사한 화합물을 찾아내는데 인류는 많은 시간을 소비하였을 것이다. 제너가 소의 고름을 사람에게 주사하여 균의 감염을 막을 수 있었기 때문에 인류의 재앙이었던 전염병을 막을 수 있게 된 것이다.

그렇다면 이러한 원리를 왜 암세포에게 적용하기 어려울까? 일반적으로 암세포가 몸에서 자랄 때 초기에 인식하기란 쉽지가 않다. 보통은 한참이 지나서야 몸에 이상을 느끼게 된다. 분명 정상 세포와 다른 세포가 몸속에서 자라고 있는데도 말이다. 대부분의 과학자는 암세포와 일반 세포가 너무 유사하여 면역계가 암세포를 인지하지 못한다고 믿었다. 따라서 암세포를 제거하는 데 면역세포를 활용하는 일을 무의미하다고 간주하였다.

2010년 출간된 『암: 만병의 황제의 역사』(싯타르타 무케르지, 이한음 옮김, 까치, 2011)에서는 면역체계를 이용한 항암제를 다루지는 않았다. 그러나 이 책을 기반으로 만든 같은 제목의 다큐멘터리 영화(미국 NPR, 2015)에서는 면역세포를 활용하여 암을 치료하는 장면이 나온다. 책과 영화와의 5년이란 시간적 차이로 생각하였는데, 이를 설명하는 책이 출판되었다. 바로 찰스 그레이버의 『암 치료의 혁신, 면역항암제가 온다』(강병철 옮김, 김영사, 2019)이다. 최근에 임상에서 사용하고 있는 면역 체크 의약품은 2010년도부터 임상시험에 이용되었고, 실질적인 의약품 허가는 그 후에 이루어졌다. 그런데 영상물에는 미국국립암연구소의 스티븐 로젠버그 박사가 T세포를 키워 암 환자에게 다시 주입해서 암세포를 죽이는 장면이 나온다. 이는 오래전에 시행된 방법이다.

과학적으로 설명하기는 어렵지만 말기의 암 환자가 암을 완치하였다는 이야기가 종종 들린다. 그리고 많은 사람이 이러한 현상을 대체의학의 힘 덕분이라고 생각한다. 수련의 시절 로젠버그는 심한 복통으로 입원한 환자를 진료하면서 그가 12년 전에 위암으로 수술받은 경력이 있다는 사실을 확인하였다. 당시에는 살아남기가 어려워 보이는 기록이었다. 그런데 이 환자가 12년이 지나서 병원을 찾았을 때, 암은 전혀 없고 수술 자국만 남아 있었다. 다른 곳에서도 진료를 받은 적은 없었고, 로젠버그는 믿기 힘든 결과에 대하여 그를 살린 건 면역계라고 단언하게 된다. 그는 자신의 주장을 뒷받침하기 위하여 위암 완치 판정을 받은 환자의 혈액을 채취하여 혈액형이 같은 다른 위암 말기 환자에게 수혈하였으나 치료는 실패로 돌아갔다. 그 후 로젠버그는 국립암연구소로 옮겨 이러한 가설을 성공시키기 위한 연구에 들어갔다. 그는 미국 하원으로부터 전폭적인 지원을 받아 수십 년간 항암면역요법 분야를 선도하였고, 특히 T림프구의 작용기전을 이용하여 정확한 종양 항원을 표적으로 초점을 맞추었다. 돼지에서 배양한 암환자의 T세포를 다시 암환자에게 투여하였지만, 역시나 성공을 거두지는 못하였다. 로젠버그는 T세포가 종양세포를 제거하는 활동에 무엇인가 방해를 놓는다고 가정하였다.

당시 NCI의 다른 연구에서는 인터루킨-2가 스타로 떠오르고 있었다. 로젠버그 연구팀도 인터루킨-2를 T세포와 함께 배양하여 환자에게 다시 주입시켰다. 그러나 모든 환자에게서 같은 반응이 나타나지는 않았고, 그들은 원인을 찾아낼 수 없었다. 《뉴잉글랜드의학저널》에 발표하기도 전에 인터루킨-2는 이미 각종 언론에서 혁신적인 항암제로 소개되어 상당한 명성을 얻었지만, 환자마다 반응성이 다른 점은 여전히 해결하기 어려운 숙제였다. 면역요법의 번성기는 짧은 시간 내에 막을 내리면서 무대에서 사라지고 있었다.

왜 T세포는 암세포에 대하여 제 역할을 못 하는 것일까? 정상 세포와 암세포가 너무 유사하기 때문일까? 이러한 종양면역학자들의 의문은 2018년 노벨상을 수상한 제임스 앨리슨 박사팀이 풀어내게 된다. 생물 의학 분야의 변방에서 연구하고 있던 앨리슨은 이 수수께끼를 해결함으로써 일약 스타덤에 오를 수 있게 되었다. 그는 B 세포와 다른 T세포의 수용체를 분리하였고, T세포의 활성화 과정에서 필요한 T세포 표면의 단백질을 몇 개 더 분리하였다. T세포가 외부로부터 침입한 항원을 없애는 일은 매우 복잡한 과정을 거치는데, 그는 이 과정을 가속페달과 브레이크 페달이라는 자동차의 개념으로 설명하였다. 가속페달이 CD28[19)]이고 브레이크가 CTLA-4[20)]이며, T세포의 가속페달과 브레이크가 적절하게 작용해야 한다는 것이다. 무작정 가속페달을 밟다간 류머티즘 관절염이나 루푸스 질환과 같은 자가면역질환이 발생하니 적절하게 속도를 늦추어야 한다. 이는 T세포에게 여러 개의 관문이 있다는 의미이다.

---

19) T세포 활성화 및 생존에 필요한 T세포에서 발현되는 단백질 중 하나로 동시 자극 신호를 제공한다.

20) 세포 독성 T-림프구 관련 단백질 4. 면역 체크 포인트 역할을 하며 면역 반응을 하향 조절하는 단백질 수용체이다.

그러나 암세포가 이 T세포의 브레이크를 스스로 작동시켜, T세포가 가속페달을 밟아도 활성화될 수 없었던 것이다.

앨리슨은 CTLA-4의 항체를 만들어 면역관문억제제로 사용하였다. 1996년에 항체를 만들었으나 15년이 지나서야 임상에서 입증할 수 있었다. 항암면역요법은 면역계의 시스템을 인위적으로 바꾸어서 암세포를 공략하는 치료법이다. 브레이크를 멈추고 액셀만 밟게 하니 T세포가 종양세포를 거침없이 죽여나가는 것이다. 따라서 다른 기관에서 면역의 과잉반응이 나타나는 일은 자명해 보였다. 제약사 BMS는 CTLA-4의 항체에 대한 임상시험을 실시하였고, BMS는 피부암인 흑색종 4기 암환자를 대상으로 시험한 임상 2상의 결과에서 환자마다 반응이 다르다는 사실을 확인하게 된다. 그러나 CT 영상에서는 암세포가 계속 살아있는 듯 보이나 수명은 연장되고 있다는 사실을 알 수 있었다. BMS는 오랜 임상시험 기간과 엄청난 비용을 들여 전이성 흑색종 환자의 생존율이 20 %가 넘고 나아가 계속 생존율이 상승하는 결과를 얻게 된다. 암 치료에서 항암면역요법은 가히 혁명적이었다. 2011년 FDA는 CTLA-4 항체(이필리무맙)를 악성 흑색종 치료제로 승인하였다. '여보이(Yerboy)'라는 이름으로 상품화되었으며, 현재 비소성세포 폐암, 소세포 폐암, 방광암 및 전이성 호르몬-무반응성 전립선암의 치료를 위한 임상시험이 진행되고 있다.

고무된 연구자들은 또 다른 브레이크를 찾기 시작하였다. CTLA-4를 차단하는 순간 T세포는 가속페달을 있는 대로 밟았으므로, 일부 환자는 강한 면역반응으로 인하여 곤경에 빠질 수 있었다. T세포 표면에는 많은 수용체 단백질이 있어서 또 다른 관문에 대한 연구가 활발히 진행되었다. 2018년 앨리슨 박사와 노벨상을 함께 수여한 일본의 다스쿠 혼조 박사팀은 1990년대 T세포가 자기세포를 공격하는 경우에는 T세포가 자폭하도록 설계되었다고 생각하였다. 세포예정사(programmed cell death)를 활성화하는 단백질과 이것의 리간드[21]를 찾으려고 노력하고, 마침내 T세포 표면 위에 있는 PD-1이라는 수용체를 찾아내었다. 그러나 이후에 다른 연구팀에 의하여 PD-1의 역할이 T세포의 또 다른 관문이며, 암세포가 이 관문을 이용하여 T세포의 기능을 약화한다는 사실을 발견해낸다. 그리고 암세포 표면에 있는 리간드를 PD-L1이라고 이름붙인다. 위의 내용을 종합하면 암세포는 CTLA-4뿐만 아니라 PD-1이라는 수용체도 장악하여 T세포의 공격 기능을 무디게 만든다. 이러한 결과가 도출되면서 PD-1이나 PD-L1에 대한 항체를 항암제로 개발하게 된 것이다.

최초의 PD-1 저해제인 '키트루다(Keytruda)'는 2014년에 FDA, 2015년에는 국내에서 전이성 흑색종과 비소세포폐암의 치료제로 승인을 받았다. 이어 두 번째 PD-1 억제제인 '옵디보(Opdivo)'는 2015년 FDA와 국내에서 전이성 흑색종을 비롯하여 비소세포폐암, 신세포암, 호지킨림프종, 두경부 편평세포암, 요로상피세포암의 치료에 승인되었다. 또한 최초의 PD-L1 억제제인 '티쎈트릭(Tcentriq)'은 2016년 FDA, 2017년 국내에서 '국소 진행성 또는 전이성 요로상피암 또는 비소세포폐암의 치료'에 승인되었다. 불과 3~4년 사이에 새로운 면역관문억제제가 신약으로 허가를 받고 임상에서 사용된 셈이다. 2015년 8월 미국 카터 전 대통령이 키트루다 주사제를 맞고 흑색종 암이 완치되었다

21) 단백질 표면에 있는 수용체와 같은 큰 분자에 특이적으로 경합하는 물질을 나타내는 용어이다.

고 하여 홍보 효과를 톡톡히 누린 적이 있었다. 지난 10년 동안 첨단 과학을 이용하여도 치료가 어려웠던 난치성 환자를 T세포를 이용하여 치료할 수 있게 된 것이다.

종양세포 표면의 항원은 다양한 당단백질이 드러나 있으므로 T세포는 다양한 부분을 한데 결합하여 새롭게 변형시킨다. 표면에 종양세포를 인식할 수 있게 유전자 조작을 거쳐 병원성이 없는 레트로바이러스로 이동시키고, 이것을 T세포와 융합시켜서 종양세포의 항원을 인식할 수 있도록 만든 것이 키메라 항원 수용체 T세포(chimeric antigen receptor T cell, CAR-T)이다. 이 세포는 암세포의 항원을 특이적으로 인식하며, 이 세포를 밖에서 대량으로 배양하여 환자의 몸에 주사하는 것이다.

FDA로부터 의약품으로 판매 승인을 받기 전부터 100명이 넘는 어린이를 비롯하여 수천 명의 암환자에게 새로운 생명을 찾아 주었던 이 약은, 2017년 '킴라이아(Kymriah)'라는 이름으로 허가를 받았다. 전이성 악성암을 치유할 수 있는 길이 열리게 된 것이다.

문제는 1회 치료 비용이 47만5천 달러에 달하며 입원비가 추가될 시 환자당 100만 달러의 비용이 든다는 점이다. 불과 4~5년 사이에 면역항암제가 활발하게 사용되면서 약값에 대한 문제가 두드러지기 시작하였다. 워낙 금액이 높다 보니 의료보험으로 해결하기에는 벅찬 실정이다. 이 문제를 해결하기 위하여는 보편화 된 여러 종류의 면역관문억제제가 개발되어 약값이 월등히 낮추어져야 할 것이다.

세기의 비극 탈리도마이드가 항암제로 다시 부활하다

의약품이 질병으로부터 생명을 구하는데 커다란 공헌을 하였다는 점은 누구나 동의하는 사실이다. 그러나 의약품은 때때로 부작용을 안기며 정도에 따라 사람의 생명을 앗아가기도 한다. 그중에서 역사적으로 큰 경종을 울린 약이 바로 탈리도마이드이다.

탈리도마이드는 1950년대 후반부터 1960년대까지 임산부들의 입덧 방지용으로 판매된 약이다. 독일의 제약사 그뤼넨탈은 탈리도마이드를 '콘테르간'이라는 이름으로 1957년 10월 1일에 임신과 관련된 메스꺼움을 줄이고 불면증을 치료하는 진정제로서 시장에 내놓았다. 1960년대까지 그 약은 유럽과 아프리카의 20개 이상의 국가에서 사용되었다. 그러나 1961년 11월 18일 독일의 신문 《벨트암존탁》은 탈리도마이드를 복용하였던 임산부들이 기형아를 낳았다는 기사를 실었고, 결국 1957년 의기양양하게 시장에 약을 내놓은 그뤼넨탈은 엄청난 비난을 받고 약을 시장에서 회수해야만 하였다.

탈리도마이드 기형아의 발가락은 7개였으며, 그중 2개는 서로 들러붙었고 발목은 굽은 상태였다. 대표적인 부작용으로는 '물개사지'라고도 불리는 해표상지증이다. 즉 물개처럼 팔, 다리가 극단적으로 짧아지는 기형이다.

탈리도마이드는 각종 동물실험에서 부작용이 드러나지 않았으므로 '부작용이 없는 기적의 약'으로 선전되었다. 처음에는 독일과 영국에서 주로 사용되다가 곧 50여 개 국가에서도 사용되기 시작하였다. 1957년 10월 그뤼넨탈은 미국의 시사 화보 잡지였던 《라이프》에서 탈리도마이드가 사람들의 불안과 수

면장애를 해결해줄 약이라고 확신하는 기사를 실었다. 특히 미국과 소련이 냉전으로 치닫던 상황이라 핵전쟁이란 심리적 불안이 사람들에게 자리잡고 있던 시절이었다. 독일을 비롯한 서방국가에 사는 시민들은 소련에서 팽창하는 군사적 위협에 노출되어 있었다. 시대상이 반영되었는지 당시에 진정제 및 항불안제, 진통제를 포함한 많은 신약이 개발되었고 일부는 아직도 사용되고 있다. 탈리도마이드는 회사의 이름(Grünethal) 뒤의 네 글자(-thal)를 따 명명한 것이라고 하니, 회사가 얼마나 의약품에 대해서 자신만만했는지를 알 수 있다. 드디어 1957년 10월 1일에 탈리도마이드는 서독에서 처음 진정제로 발매되었다. 당시에는 신약의 안정성 시험 항목 중 생식 독성에 대한 평가가 전혀 없었다.

1960년부터 1961년 사이에 탈리도마이드를 복용한 임산부들이 기형아를 출산하면서 위험성이 드러났고 판매는 중단되게 된다. 이 약에 의한 기형아 출산은 전 세계 46개국에서 1만 명이 넘었으며 특히 유럽에서만 8천 명이 넘었다. 이에 반해 미국에서는 단 17명밖에 생기지 않았는데, FDA의 의약품 심사관인 프란시스 켈시의 노력으로 미국에서 수천 명의 기형아가 태어나는 사태를 막을 수 있었다. 그녀가 1960년에 FDA에 들어왔을 때 첫 번째로 맡은 일이 탈리도마이드의 통과 여부를 결정하는 일이었다. 켈시는 안전에 대한 자료를 끈질기게 고집하였고, 그 결과 탈리도마이드는 미국에서 의약품 승인을 받지 못하였다.

1960년 9월 12일 미국의 제약사 리챠드슨-메렐은 '케바돈'이란 이름으로 미국 시장에 탈리도마이드를 내놓기 위한 신약 허가 신청서를 제출하였다. 리챠드슨-메렐은 1961년 초까지 허가를 내줄것을 요구하였다. 켈시는 사람에게는 수면제로 작용하는 탈리도마이드가 동물에게선 아무런 효과가 없다는 점을 의아하게 여기면서, 탈리도마이드의 안전성에 대한 증거가 불충분하다고 여겨 판매 허가를 내주지 않았다. 그들이 보낸 자료는 켈시의 눈에는 불충분한 답이었고 그녀는 추가적인 자료를 원하였다. 켈시는 약을 통과시키라는 압력을 받았으나 결코 물러서지 않았다. 1962년 3월 8일 약의 부작용이 널리 알려지게 되자 리챠드슨-메렐은 신약 신청을 철회하였다. 탈리도마이드가 개, 고양이, 실험쥐, 햄스터, 닭에게는 어떠한 독성도 나타나지 않으며 토끼 중에서도 특별한 품종에서만 사람과 비슷한 독성을 나타낸다는 사실이 밝혀진 것은 그 후의 일이다.

부작용으로 기형아들이 태어나자 사용이 금지되었던 탈리도마이드는 40년 후 미국의 제약사 셀진에 의하여 한센병과 AIDS 환자의 급격한 체중감소를 치료할 목적으로 부활되었다. 탈리도마이드가 시장에서 철수한 지 4년 후 홍반 결절 나병 환자가 탈리도마이드를 진정제로 사용하자 임상적 징후와 증상이 모두 감소되었다. 이 약품은 분만 가능성이 있는 여성들에게는 기형아를 낳게 할 수 있어 투여 방법에 관련된 특허가 등록되었다. 남성이 탈리도마이드를 복용하면 정액에 있는 탈리도마이드가 여성의 몸에 들어가서 기형아 출산을 유발할 수 있기 때문에 콘돔이나 페미돔 등 정액을 차단하는 피임 수단을 철저히 써야 했다.

1994년 탈리도마이드는 혈관신생 억제 및 항종양 활성을 가지고 있는 것으로 밝혀져 다발성 골수종을 포함한 암에 대한 임상 시험이 실시되었다. 항염증, 혈관신생 억제 및 항종양 활성의 발견으로 더 안전한 유도체의 합성에 대한 관심이 증가한 것이다. 레날리도마이드(상표명 레블리미드)는 최초의 탈리도마이드 유도체로, 분자 수준에서 모 약물인 탈리도마이드보다 훨씬 더 강력하다. 레날리도마이드의 개발은 1990년대 후반에 시작되어 임상시험을 거쳐 2003년 2월 FDA로부터 재발성 또는 불응성 다발성골수종의 치료제로 허가받았으며, 2006년에는 덱사메타손과 함께 치료제로 승인되었다. 문제는 치료비용인데 현재 2.5 mg 정제의 한달 복용하는 비용이 22,000달러를 넘고 있다. 제조사 셀진은 2018년 레날리도마이드 매출액이 100억 달러에 근접하였고 이는 항암제 분야에서는 제일 높은 금액이며, 수년간은 계속 성장세를 유지할 것으로 보인다. 현재는 국내 몇몇 제약사에서 제네릭 제품을 출시하여 발매하고 있다.

1962년 8월 7일 탈리도마이드가 미국에 상륙하는 것을 막은 켈시 박사는 케네디 대통령으로부터 용기와 신중함으로 탈리도마이드의 독성으로부터 미국민을 지켜낸 공로를 인정받아 두 번째로 최우수 연방공무원 대통령상을 수상하는 영광스러운 인물이 되었다. 켈시는 45년 동안 FDA에서 근무한 후 90세가 된 2005년, FDA에서 은퇴하였고 조국 캐나다로 이주하여 가족과 함께 지내다 2015년 8월, 101세로 세상을 떠났다.

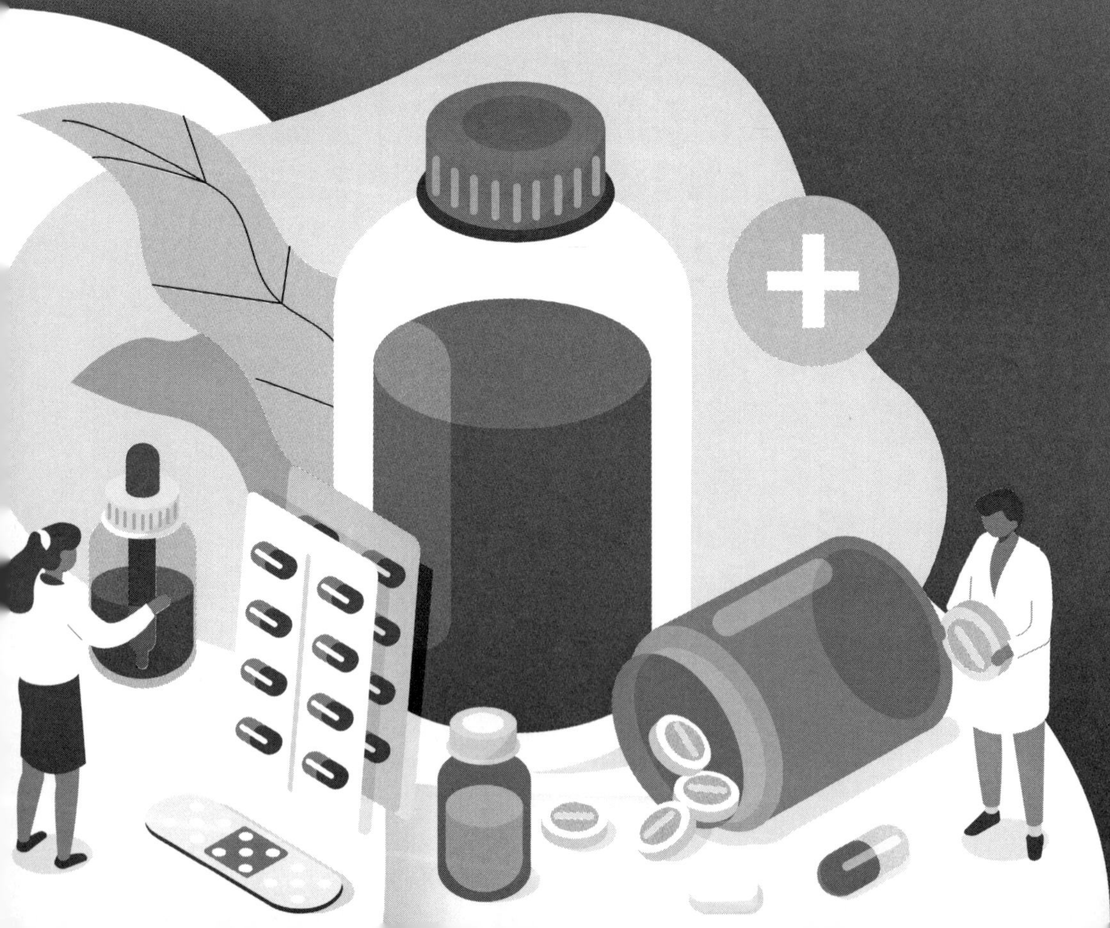

11장

바이러스와의 전쟁, 항바이러스제

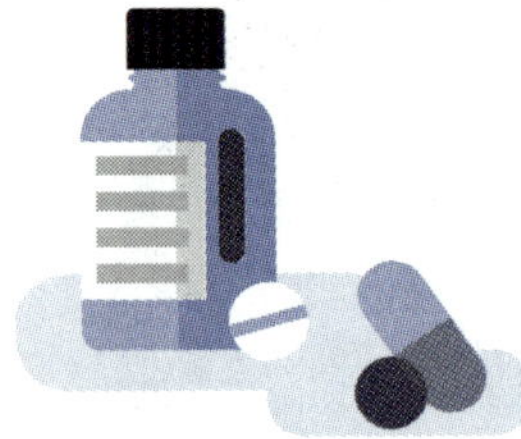

생명의 은인, 백신

백신이 치명적인 부작용을 가져올 수 있다는 뉴스에도 불구하고 대부분의 부모는 아이들에게 백신을 필수적으로 접종하여야 한다고 생각한다. 소아마비, 천연두, 디프테리아, 파상풍, 홍역 등의 질병으로부터 해방되기 위해서는 백신이 지닌 위험성을 감수하여야 한다고 믿기 때문이다.

18세기 이전까지 유럽에서는 천연두가 창궐하여 전 세계로 퍼지면서 수많은 사람의 생명을 앗아갔다. 1518년 당시 세계인구는 5억 명으로 추산되는데, 그중 8,000만 명에서 1억 명이 천연두에 의해 사망하였다니 과연 그 공포를 짐작할 만하다. 천연두를 앓게 되면 살아남더라도 실명되거나 사지가 기형이 되고 얼굴에 곰보 자국이 남게 되어 천연두의 치료법을 찾는 일은 무엇보다도 시급하였다.

1500년대 멕시코와 페루에 국가를 이루었던 아즈텍과 잉카가 몰락하게 된 원인 중의 하나로 스페인군의 몸에 잠복해 있던 천연두가 손꼽히고 있다. 또한 러시아 피터 2세, 프랑스 루이 15세, 영국의 에드워드 4세, 아메리칸 인디언 추장인 시팅 불 역시 천연두로 사망하였다. 미국 워싱턴 초대 대통령, 소련

스탈린 수상, 스코틀랜드 메리 여왕 역시 천연두로 인하여 고생을 겪었다.

영국의 의사 에드워드 제너가 천연두에 대한 우두 백신을 발견하기 전부터 사람들은 질병에 대한 면역 반응을 관찰하고 있었다. 16세기 중국에서는 천연두를 예방하기 위하여 천연두 물집의 마른 가루를 코로 흡입시키고는 하였다.

인도에서는 천연두를 예방하기 위하여 의사가 건강한 사람의 피부에 흠집을 내고 거기에다 천연두 물집을 올려놓았다. 다소 허술해 보이는 이런 기술들은 대부분 성공적이었는데, 이 같은 방법들이 이스탄불로 퍼지면서 터키 영국 대사의 부인 마리 몬타규에게도 알려지게 된다. 천연두를 앓고 살아남은 몬타규는 천연두의 위험을 잘 알고 있었기 때문에 아들이 천연두에 걸리지 않도록 필사적이었다. 그녀는 아들과 딸의 천연두 예방을 위하여 당시 관행적으로 실시되던 우두 접종을 시켰다. 그렇게 몸에 흠집을 내어 천연두 물집에 감염시키는 예방접종은 영국 사회에도 전파된다.

제너는 낙농업자들이 천연두와 증세가 유사한 우두에 걸리면 천연두에는 걸리지 않는다는 점을 알아내었다. 1796년 제너는 목장에서 일하는 남자의 우두를 소년에게 접종하였고, 6주 후 물집에서부터 고름을 짜내어 소년에게 주사하였다. 소년은 예상대로 면역을 획득한 후 천연두에 걸리지 않았다. 당시에는 제대로 된 현미경이 없던 시절이라 제너는 원인균인 천연두 바이러스를 확인할 수 없었고, 항체가 어떻게 작용하는지도 몰랐다. 그 후에 11개월 된 아들을 포함하여 23명의 사람들에게도 같은 방법으로 접종하여 천연두에 감염되는 걸 막을 수 있었다. 그는 이러한 과정을 젖소의 라틴어인 'vacca'에서 따와 백신 접종(vaccination)이라 불렀다. 제너의 백신은 전 세계로 퍼져나갔으며,

천연두는 더 이상 인류를 재앙으로 몰고갈 수 없었다.

약화시킨 전염병 균을 사람에게 투입하여 후에 완전히 성숙한 세균의 침입으로부터 감염이 되는 것을 막는다는 개념은 설득력이 뒤떨어져 보일 수 있으나, 사람의 면역시스템은 장기간 기억을 통하여 반복된 감염에 훨씬 효율적으로 반응할 수 있다. 백신은 죽거나 독성을 감소한 균을 주사하여 면역체계가 외부 물질에 공격당하였다고 착각하게 만들어 우리 몸이 면역반응을 일으키도록 부추긴다. 면역반응이란 대식세포, 림프구, 백혈구가 외부의 공격에 맞서고 궁극적으로 B세포가 침입자들을 없애거나 중화시키는 항체를 만들어내는 것이다. B세포와 다른 항체들은 특정한 항원의 구조에 맞게 섬세한 모양을 하고 있으며, 기억 B세포라고 불리는 B세포는 첫 번째 침입 이후에도 우리 몸에서 오랫동안 순환한다. 만약 같은 항원이 또 우리 몸에 들어오면 몸의 면역반응은 훨씬 빠르고 용맹스러운데, 이는 B세포가 상당히 많은 항체를 발생시켜 증상이 나타나기 전에 병을 유발하는 물질을 없애버리기 때문이다.

20세기 중반 대대적으로 시행된 제너의 우두 접종은 여전히 유일하고 실용적인 천연두 예방 대책이다. 1980년 좀 더 발전된 제너의 백신은 지구상의 천연두를 효과적으로 박멸하였고, 제너의 공로로 다른 병들에 대한 백신을 만들 수가 있었다. 현재는 뇌수막염, A와 B형 간염, 폐렴, 독감, 홍역, 소아마비를 비롯한 24종류 질병을 백신으로 예방하고 있다.

그렇다면 코로나바이러스에 대항할 백신은 언제 나올 수 있을까? 2020년 10월 17일 《뉴욕타임즈》 백신 트랙커는 전 세계에서 63종의 백신이 임상시험을 하고 있으며 6종이 제한적이지만 사용허가를 받았음을 보여주고 있다. 이

중 수만 명을 대상으로 실시하는 임상 3상에 6종류가 시험 중이니 조만간 결과를 기대할 수 있을 것이다. 짧은 시간에 이렇게 많은 곳에서 코로나바이러스에 대한 백신 연구를 하고 있다니 놀라울 따름이다. 그럴 만도 한 것이 코로나바이러스 확진자는 2020년 11월 기준 5,000만 명을 돌파하였고 사망자는 120만 명을 넘겼다. 이러다간 100년전에 일어났던 스페인 독감과 비슷한 양상을 보일 것이라는 예보도 나오고 있다.

최근의 코로나바이러스 백신은 항원으로 바이러스 자체뿐만 아니라, 표면 단백질이나 유전자를 이용한다. 가장 많이 개발하고 있는 백신의 종류는 바이러스의 단백질 조각을 토대로 만들어지고 있다. 제한적으로 인도와 러시아에서는 백신을 사람에게도 투여할 수 있도록 허락하였다고 한다. 2020년 8월 3일자 《뉴욕타임즈》 인터넷 기사에 따르면 인도의 백신 제조사 세럼 인스티튜트가 영국 옥스포드대학과 제약사 아스트라 제네카와 함께 3상 임상시험 중인 코로나바이러스 백신의 종자 세포를 이미 5월 초부터 대규모로 배양 중이라고 한다. 엄청난 위험을 감수하면서 생산에 들어간 셈이다. 세럼 인스티튜트는 가족이 운영하지만 세계에서 가장 커다란 백신 회사이다. 생산 비용을 인도의 개인 기업체에서 떠맡는 셈이다. 예정은 2020년 11월이라고 하며, 생산량의 반은 인도에서 사용하고, 반은 전 세계에서 사용한다고 한다. 그렇다면 백신의 성공은 어떻게 판단되는 것일까? 최근 《뉴잉글랜드의학저널》에 발표된 코로나바이러스 백신의 연구는 바이러스 돌기 단백질의 mRNA를 아데노바이러스에 탑재하여 미리 바이러스를 감염시킨 히말라야 원숭이에 투여하는 방식으로 이루어졌다. 그 결과 바이러스는 충분히 중화되었고 상기도 및

하기도는 신속하게 보호되었으며, 폐에서도 특별한 증상이 나타나지 않았다. 남은 관건은 사람에 대한 임상 3상의 결과가 어떻게 나올 것인가이다. WHO는 모든 나이 층에 대해 평균적으로 50 % 이상의 효과는 있어야 백신으로 인정할 수 있다고 말한다. 우려스러운 점은 점점 바이러스에 변이가 생기면서 감염력도 증가한다는 점이다. 그러나 현재 사용 중인 독감 바이러스에 대한 백신 역시 완벽하지 않을지라도 3~4종류를 섞어서 매년 접종이 이뤄지는 점을 보아, 출시가 예정된 백신들은 혼합되어 변이가 일어난 바이러스에도 대항할 수 있을지도 모른다.

코로나 백신 개발 연구가 뜨겁게 달아오르고 있는 한편, 코로나 확진자의 혈장에서 찾는 항체에 대한 연구도 치열하게 진행되고 있다. 수년 전에 개봉되었던 영화 〈컨테이젼〉(스티븐 소더버그, 2011)이나 〈감기〉(김성수, 2013)의 마지막 장면에서도 항체가 등장하곤 하였다. 이 항체는 사람의 B세포에서 만들어지기 때문에 B세포와 암세포를 융합하여 만든 하이브리도마를 대량 반응조에서 생산하여 생성된 단일군 항체를 의약품으로 사용할 수 있다. 대표적인 예로 앞에서 기술한 류머티즘 관절염에 사용하는 항체 의약품군을 들 수 있다. 과학잡지 《사이언스》 최근 호에 이러한 미국의 상황과 관련된 이야기가 실렸었다. 국내의 제약사 셀트리온에서도 독자적으로 임상 2·3상에 들어갔으며, 국립보건원과 녹십자가 함께 혈장 치료제와 항체 치료제를 개발 중이라고 한다. 항체 치료제의 장점은 백신보다 빨리 진행된다는 점이다. 따라서 중증인 환자들과 위험에 노출되어 있는 의료진이나 유사한 직종에 일하는 사람들에게 투여할 수 있을 것으로 생각된다. 단점은 단일군 항체를 생산하는 데 비용이 많이

들며 체내에서 항체의 생존 기간이 짧다는 것이다. 백신과 항체가 공존하면서 서로의 장단점을 보완하는 시기가 도래하기를 희망한다.

인플루엔자 바이러스와 타미플루

코로나바이러스는 많은 나라에 공포를 불러오고 있으며 우리나라 역시 예외가 아니다. 불과 십 년 전에 홍콩에서 H1N1 신종 인플루엔자 바이러스가 발생하였었는데, 유사한 사태가 또다시 발생하니 바이러스에 대한 인간의 약점이 그대로 노출되는 것 같아 안타깝다. 중국은 2017년 새끼 돼지에서 설사를 일으키는 코로나바이러스와 홍콩의 박쥐에서 유래한 코로나바이러스가 분류학적으로 유사하다고 발표하였다. 2019년 연말에 중국 우한에서 발생한 신종 코로나바이러스 역시 박쥐를 숙주로 하고 있다. 박쥐와 돼지는 생물학적으로 밀접한 관계이며, 돼지와 사람 또한 생리적 측면과 기관의 구조적 측면에서 매우 유사하다. 중국에서 중간숙주가 천산갑일 수도 있다고 발표하였으므로, 돼지와 천산갑 그리고 박쥐가 사람에게 어떠한 영향을 주는 지에 대한 상세한 역학조사가 필요해 보인다.

신종 H1N1 독감 바이러스는 어떻게 시작되었을까? 1918년 3월 포트 라일리 미군기지에서 한 군인이 기침과 열로 병원에 입원하였고, 그 후 일주일 내 500여 명의 군인들이 같은 증상을 보이게 된다. 처음 발병이 일어났을 때는 사소한 질병으로 여겨져 아무도 신경을 쓰지 않았다. 그러나 미군이 유럽의 서부 전선에 투입되면서 이 질병이 프랑스에서도 나타났고 군인들의 이동 경로를 따라서 유럽 전역에 영향을 주기 시작하였다. 초기에는 제1차 세계대전에 참여하지 않았던 스페인 이외에는 유행성 독감이 널리 퍼지지 않았기 때문에 이 질병은 '스페인 독감'이라고 불리게 된다.

스페인 독감은 1년 동안 전 세계적으로 2천 5백만 명에서 5천만 명의 사망자를 낳았다. 원인은 불명이었으며, 독일이 머스터드(「독가스가 백혈병 치료제로」 참조)라는 독가스를 사용하여 발생되었다고 추측할 뿐이었다. 그러나 독일군 역시 연합군과 비슷한 처지였으므로 독일군이 생물학적 무기를 사용하였다고 보기 힘들었다. 같은 해 9월에 보스톤에서 새로운 변종이 나타나면서 감염된 환자들에게는 두통과 심한 기침, 그리고 고열이 수 시간 또는 수일동안 지속되었고 얼굴색이 푸르게 변하는 증상이 나타났다. 또한 폐렴균에 감염되어 급성 호흡기 장애도 일어나게 된다. 폐에는 체액이 찼으며 코피는 계속 흘렀고 혈액이 배어 있는 가래가 입과 코에서 나왔다. 사망률은 10~20 %로 치닫았고 독감은 전보다 빠른 속도로 증가하였다. 두드러진 사실은 일반적으로 독감은 어린이나 노인들에게 주로 발생하였으나, 이번에는 20대에서 40대에 걸쳐 건강한 사람들에게도 영향을 끼쳤다는 점이다. 종전이 가까워짐에 따라 군인들은 곳곳으로 이동하였고, 유행성 질환은 여러 곳에서 동시다발적으로 발생하게 된다. 미국에서 발생한 지 4개월 만에 독감은 전 세계로 퍼졌으며, 지역적인 전염병(엔데믹)에서 세계적인 유행성 전염병(판데믹)으로 단계가 상승하였다. 지금으로부터 약 100년 전인 1918년 8월 31일에서 11월 30일까지 미 해군과 육군의 사망자 수가 24,330명에 달하였으니 독감의 전파력이 충분히 짐작된다. 남태평양 피지에서는 2주 동안 인구의 14 %가 사망하였고, 서사모아에서는 인구의 22 %가 사망하게 된다.

전쟁이 끝나고 평화가 찾아오면서 많은 사람이 도로에서 축하 행진을 벌였다. 그러자 독감은 다시 창궐하게 되었고, 1918년 12월에서 1919년 5월까지 전 세계인구의 3분의 1이 감염되어 인구의 3~5 %가 사라지고 만다. 독감으로 인하여 사망한 사람의 숫자가 전쟁에서 죽은 사람의 숫자보다 많은 것이다. 질병에 대한 방심과 미흡한 대처가 초래한 비극인 셈이다.

그렇다면 치명적인 독감을 일으키는 원인은 무엇일까? 1933년 영국 국립의학연구소의 크리스포 앤드루스와 윌리엄 스미스는 앤드루스가 독감에 걸렸을 때, 목구멍에서 채취한 시료를 흰족제비 내에서 배양시켰다. 수일 후 족제비는 기침과 열이 나기 시작하였는데, 바이러스는 종간에 감염이 가능하다는 사실을 증명한 실험이었다. 10년 후 과학자들은 전자현미경으로 독감 바이러스를 처음 볼 수 있게 되며, 바이러스가 복제하려면 숙주를 어떻게 활용하는지 알게 되었다. 독감은 겨울마다 발생하지만 사람들은 일반적인 독감 바이러스에는 계속 면역을 쌓아왔다. 평범한 감기 바이러스에 돌연변이가 일어나 새로운 바이러스가 확산되는 사태가 바로 유행성 독감이다. 1917년 스페인 독감을 일으켰던 H1N1 바이러스 균주는 독감 바이러스를 지녔던 군인이 닭의 조류독감에 노출되어 섞이면서 변이가 일어나 악성 균주로 변한 것이다. 1997년 병리학자 요한 홀틴은 알래스카의 브레비그 미션이라는 작은 도시의 공동묘지에 묻혀 있던 '루시'(1918년 바이러스 감염에 의한 합병증으로 사망한 알래스카 원주민으로 동토에 묻혀있었다)에게서 스페인 독감 바이러스 시료를 수집하였고, 유전정보를 가지고 있는 RNA를 조사하여 세종류의 유전자를 동정할 수 있었다. 이 유전자에 폐렴균이 들어와 정착하면서 기관지와 폐를 약화시키는 것이다. 훌틴은 바이러스가 면역계를 과잉으로 활성화하도록 만들어 사이토카인 폭풍(cytokine storm)을 일으키는 기전을 규명하였다. 사이토카인 폭풍이 일어나면 혈관이 손상되고 혈구 세포와 혈장이 밖으로 유출되며 혈액량이 급속도로 감소하여 쇼크로 인한 사망에 이르게 되는 것이다.

1957년 5월 아시아 독감이라 알려지게 된 판데믹 홍콩 독감이 발생하여 전 세계로 퍼지게 된다. 이것은 H2N2 바이러스로, 이전에 바이러스에 노출되지 않았던 어린이들에게 치명적이었고, 백신이 있었음에도 불구하고 세계적으로 사망자는 2백만 명에 달하였다. 1968년 7월 홍콩에서 다시 H2N2 바이러스가 발생하였으나 사망자는 75만 명에 그쳤었다. 아마도 11년 전의 경험을 통하여 생성된 항체가 도움이 되었을 것으로 생각하고 있다.

1987년 닭과 오리를 통해 퍼진 H5N1 조류독감 바이러스는 10년 후, 사람에게도 18건의 감염 사례가 발생하여 6명이 사망하게 된다. 유행성 질병으로 발전되는 것이 두려운 가운데, 많은 가금류가 살처분되는 처지에 직면하였다. 2013년 중국에서 지독한 H7N9 바이러스가 나타났지만, 시장을 폐쇄하고 야생 조류의 매매를 금지함으로써 세계적으로 퍼지는 사태를 막을 수 있었다. 2011년 개봉한 헐리우드 영화 〈컨테이젼〉(스티븐 소더버그, 2011)에서 개나리가 신종 H5N1 바이러스에 효과가 있다고 밝혀져 사람들이 개나리를 구하기 위하여 줄을 서고, 나중에는 폭동마저 일으키는 장면이 나온다. 실제로 전통의학에서 개나리 꽃봉오리, 즉 생약명으로 '연교'는 해열과 항염증 작용에 효과가 있다고 알려져 있다. 최근 코로나 바이러스로 인한 치료약물로 중국에서는 여러 종류의 중약 복합처방을 추천하고 있는데, 그 중의 하나가 H1N1 사스 바이러스에 사용되었던 '연화청온'이라는 한약제제이다. 여기에는 연교와 금은화를 포함하여 13종류의 한약재가 들어있다. 영화에서는 결국 항체를 만들어 백신 제조에 성공하는데, 항체 이외의 독감 치료제는 없는 것일까?

오셀타미비르(상표명 타미플루)는 1999년 FDA에서 독감 바이러스 A와 B에 감염시 치료 목적으로 승인된 최초의 경구용 독감 치료제다. 작용기전은 바이러스가 숙주세포에 감염되고, 비리온[22] 감염이 가능한 복제된 바이러스 입자의 숙주세포 밖으로 나올 때, 비리온의 뉴라미니다제의 작용을 억제하여 세포 표면에 있는 뉴라민산을 분해하지 못하게 하는 것이다. 그로 인하여 바이러스는 새로운 비리온을 밖으로 배출시키지 못하게 된다. 미국 길리어드 사이언스에서 김정은 박사를 포함한 연구팀이 1996년 처음으로 타미플루를 합성하였다. 스위스의 제약사 로슈에 실시권이 양도되었고 1999년 미국 FDA의 허가를 받은 최초의 독감 치료제가 된다. 출발물질은 중국의 향신료인 팔각회향 열매에서 얻은 시킴산으로부터 합성되었다. 그러나 시킴산과 타미플루의 항바이러스 작용은 전혀 관련이 없다. WHO는 타미플루를 독감으로 입원한 환자들에게 필수적으로 적용해야 할 의약품 리스트에 등재하였다. 2005년 각국의 정부는 동남아시아에 H1N1의 변종인 H5N1이 발병하게 되자 바이러스가 전 세계로 퍼질 것을 염려하여 타미플루를 대량으로 비축하였고, 이로 인하여 일시

22) virion. 감염이 가능한 바이러스 입자이다.

적인 공급 부족이 발생하게 된다. 당시 미국의 조지 부시 대통령은 의회가 군인들을 보호할 목적으로 18억 달러를 승인한 후에도 타미플루를 생산하고 비축하기 위하여 추가로 10억 달러를 더 요청하였다.

이후 많은 학술잡지와 언론이 타미플루가 계절적인 인플루엔자 바이러스에는 큰 도움이 되지 않는다고 말하며, 초기에 진행되었던 임상시험에 의문을 제기하였다. 그에 따라 로슈는 보다 상세한 결과를 코크란[23)]에 제공하였고 대체적으로 발병 48시간 내에 타미플루를 복용하면 성인과 어린이의 독감을 예방하고 치료할 수 있게 되었다. 2016년 타미플루에 대한 특허가 만료되어 국내에서도 오셀타미비르 인산염 캡슐 제네릭은 8종이 출시되었고 현탁액의 제네릭은 5종이 허가를 받았다.

레트로바이러스 억제제와 후천성면역결핍증

30년 전만 해도 후천성면역결핍증(acquired immunodeficiency syndrome, AIDS)은 사형선고와 같았다. 그러나 이제는 AIDS를 진단받더라도 41종류의 약물을 적

23) Cochrane. 보건의료에서의 의사 결정을 위한 근거들을 체계적으로 제공하며 근거중심의 의학을 지향하는 비영리 민간단체이다. 코크란은 130개 이상 국가의 10,000명의 전문가, 28,000명 이상의 자원봉사자들로 구성되어 있다. 코크란은 코크란 리뷰와 코크란 라이브러리를 통하여 의료전문가와 환자, 정책 결정자 등이 근거중심의학에 따른 선택을 할 수 있도록 도와준다. 코크란 리뷰의 내용은 다양한 임상 진료지침과 WHO의 정책에 반영되었다.

절히 조합한다면 인간면역결핍바이러스(human immunodeficiency virus, HIV) 수치를 낮게 유지하여 병을 치료하고 정상적인 생활을 보낼 수 있게 되었다. AIDS 치료에 희망을 선사한 약물은 1987년 등장한 아지도티미딘(azidothymidine, AZT)이다. 오늘날 AIDS 치료제의 대부분은 복합치료제로서 AZT가 가장 많이 처방되고 있다. AZT를 또 다른 일반명으로 지도부딘(zidovudine, ZDV)이라고도 부른다.

AIDS는 HIV를 통하여 사람에게서 사람으로 옮겨간다. 콘돔을 사용하지 않은 성관계나 감염된 바늘을 사용할 경우 혹은 감염된 피를 수혈받을 때도 전파될 수 있으며 AIDS에 걸린 엄마가 태아에게 HIV를 옮길 수 있다. HIV는 몸의 면역 기능을 작동하지 못하도록 하여 다른 병에 쉽게 걸리게 만들며, 특정 암에 걸릴 경우 몸이 질병과 맞서지 못하게 한다. 따라서 면역 기능이 없는 AIDS 환자들은 가벼운 병에 걸려도 앓아서 죽을 수 있다. AIDS는 더욱 오래 전부터 있었지만, 그 위협이 세계적으로 인식된 시기는 1980년대 초반이다. 당시 의사들은 환자들이 정체를 알 수 없는 질병에 걸려 사망하는 모습을 방관할 수밖에 없었다. 1983년 프랑스와 미국의 연구진들은 각각 AIDS의 발병 원인이 HIV라는 사실을 규명하였다. 이 바이러스는 스스로 복제할 수 없으므로 세포 속으로 들어가서 자신의 RNA 유전자를 DNA에 집어넣고, 그 유전자의 DNA 버전을 세포 유전자에 심는다. 따라서 세포는 정상적인 세포 대신 바이러스를 복제하게 된다. 미국 국립암연구소(National Cancer Institute, NCI)의 과학자들은 HIV로 죽어가는 사람의 치료제를 찾기 위해 세포를 배양하여 HIV의 복제를 막기 위한 화합물을 연구하기 시작하였다. 1985년 초, NCI의 사무엘

브로더 연구팀은 제약사들과 협력하면서 제약사의 화합물 라이브러리를 이용하여 수많은 화합물을 스크리닝하였다. 이 중에서 제약사 버로우-웰컴의 레트로바이러스 억제 화합물을 주목하게 되었다. HIV도 레트로바이러스의 일종이기 때문이다. AZT는 1964년 미국의 미시간 암 재단의 제임스 호르위츠 박사가 처음으로 합성하였다. 원래 목적은 암세포의 DNA 공급을 억제하는 것이었으나 백혈병에 아무 소용이 없다는 걸 알게 되었고, 암 치료제 개발에 실패하여 1970년에 다른 연구 주제로 바꾸게 된다. 호르위츠는 AZT를 20년 동안 방치하다가 버로우-웰컴에 팔아버렸고, 버로우-웰컴은 AZT에 '화합물 S'라는 이름을 붙인 후 자체 내 효능 실험을 통하여 가능성을 확인하고 NCI에 보내게 된다. 이후 안전성 시험과 임상시험을 거쳐 AIDS로 진단받은 환자 300명을 무작위로 두 그룹으로 나눠 AZT와 위약을 6개월간 투여하기로 하였다. 투여 16주 후 버로우-웰컴 사는 화합물 S가 효능이 있다고 결론을 내리고 임상시험을 중단하였다. 투여군에서는 사망자가 1명이었으나 위약군에서는 19명이기 때문에, 계속 임상시험을 진행하는 것이 위약 그룹이 살 수 있는 기회를 박탈할 수 있다는 판단을 내렸다. 이러한 시험 결과는 AIDS 치료의 돌파구를 예견한 것이었다.

1987년 3월 19일 FDA는 환자의 의견과 여론을 수용하여 20개월이라는 기록적으로 빠른 시간 안에 AZT를 AIDS 질병 치료제로 승인하였다. AZT는 레트로비르라는 이름으로 시장에 출시되게 된다. 승인 과정에서는 집단적인 환자들의 시위 목소리가 크게 작용하였다. AZT가 승인된 지 30년이 흐르고, 미국의 시사 주간지 《타임》은 당시 임상시험에 여러 문제가 있었다고 말하며

AZT는 현재의 기준에는 허가받기가 어려우며, 환자들의 요구와 급박했던 사회상 때문에 받아들여질 수밖에 없었다고 한다. 한편 최초로 AZT를 합성한 호르위츠 박사는 이미 화합물에 대한 권리를 제약사 버로우-웰컴에 넘겼기 때문에 재정적 지원을 전혀 받지 못하였다.

AZT 승인 후 가격으로 많은 논란을 빚었는데, 처음에 약이 출시되었을 때는 1년간 치료비용이 8,000달러(현재로 환산 시 17,000달러)에 달하였다. AIDS 환자들은 평생 동안 약을 먹어야만 했으므로, 보험이 없는 환자들에게 높은 가격은 엄청난 부담이었다. 따라서 AZT 약값을 올려놓은 버로우-웰컴에 대해 사람들이 시위하기 시작하였다. 특히 AIDS가 많이 퍼져있는 제3세계 국가들은 약값을 지불할 돈이 없어서 더욱 문제가 되었다. 이후 가격이 저렴한 AZT 제네릭들이 판을 치기 시작하였고 결국 버로우-웰컴은 아프리카나 저개발국 국가들에서는 약을 저가에 팔게 되었다. 현재 선진국에서는 한 달 약값이 도매가격으로 5달러에서 25달러 정도가 든다. 세계적으로 AIDS 양성인은 약 3,800만 명이며 국내 HIV 보균자는 12,000여 명인데, 정부가 지속적으로 예방 및 치료 정책을 유지하면서 감소되는 추세로 돌아서고 있으니 다행스러운 일이다.

AZT는 DNA를 구성하는 4개 구성 요소 중 하나인 티미딘의 아지도(N=N=N) 유사체이다. 시험관에서 인산화에 의해서 활성화된 AZT는 역전사효소라는 중요한 HIV 효소의 작용을 차단함으로써 HIV의 복제를 막는다. 역전사효소는 바이러스의 RNA 유전자를 본보기로 하여 숙주세포의 유전자에 끼워질 이중 나선의 DNA를 만드는 역할을 한다. 이 효소는 티미딘 대신 AZT

를 복제하는 DNA 사슬에 끼워 넣는다. 하지만 AZT는 수산기 대신 아지도 그룹을 가지고 있으므로 옆의 뉴클레오티드와 인산화 결합을 만들 수가 없다. 따라서 바이러스의 RNA 유전자를 가진 DNA 복사본이 만들어지다가 끊겨버리게 된다. 즉 복제가 중단되는 것이다.

AZT가 승인된 이후 HIV의 숙주세포 침입을 위해서 필요한 HIV 단백질분해효소와 역전사효소의 작용을 막는 다양한 약들이 시장에 출시되었다. AZT를 다른 역전사효소 억제제나 단백질분해효소 저해제와 함께 사용한다면 AZT 하나만 사용하는 것보다 훨씬 효과가 좋다는 사실이 밝혀졌다. 이로 인하여 이제 AIDS는 사형선고에서 만성병으로 바뀌게 되었다. 이러한 AZT 칵테일은 엄마에게서 아이에게로 HIV가 전염되는 일을 효과적으로 막는 작용 또한 있는 것으로 밝혀졌다.

코로나바이러스-19와 리포지션닝 의약품

2020년 11월 전 세계 코로나바이러스 확진자는 5,000만 명이 넘었고 사망자는 120만 명을 넘었다. 국가마다 확진자 대비 사망자 수에 많은 차이가 나는 것이 특징이다. 인종 간의 차이인지는 불분명하나 국내의 확진자는 2022년 7월 현재 1,850만명을 넘었고 사망자는 0.13 % 수준으로 세계 평균보다 매우 낮은 편이다. 아시아 국가들의 사망률이 비교적 서유럽과 북미와 중남미보다 낮다는 사실은 연구할 가치가 있어 보인다.

코로나바이러스의 백신은 언제 개발될 것이고, 감염되었을 때 회복시킬 수 있는 의약품은 언제 개발될까?' 영국 BBC 뉴스에 따르면 저용량 덱사메타손을 코로나바이러스 환자에게 10일간 투여하면 인공호흡기를 필요로 하는 중증 환자의 사망 위험을 최대 3분의 1까지 줄일 수 있으며, 산소 치료를 받는 환자는 20~25 %까지 사망률을 낮출 수가 있다고 하니 매우 고무적인 일이다. 2020년 3월 영국에서 RECOVERY(Randomized Evaluation of COVID-19 Therapy, COVID-19 치료의 무작위 평가)라고 이름을 붙인 대규모 임상 3상 시험이 코로나바이러스 환자에 대하여 수행되었다. 저용량의 덱사메타손을 포함한 다양한 잠재적 치료법을 영국 의료보험 산하 175개 이상의 병원에서 11,500명 이상 등록된 환자를 대상으로 무작위, 이중맹검 방법으로 시험한 것이다. 총 2,104명의 환자에게 10일 동안 경구 또는 정맥 주사를 통하여 하루에 한 번 덱사메타손 6 mg을 투여하였고, 같은 방법으로 4,321명의 경증 환자에게도 투여하여 그 결과를 비교하였다. 28일간 관찰하였으며, 사망률은 인공호흡기가 필요한 환자는 41 %, 산소만 필요한 환자는 25 %, 인공호흡기가 필요하지 않은 환자는 13 %이었다. 이러한 결과는 28일 이내에 인공호흡기가 필요한 중증 환자의 사망률이 17 % 감소한 수치였다. 연구팀은 "산소가 필요하지 않은 경증 환자에게는 커다란 이점이 없다."고 설명하며, 영국에서 코로나바이러스 발병 초기부터 덱사메타손을 치료제로 사용하였다면 5,000명의 생명을 구할 수 있었을 것으로 추정하였다. 임상시험을 진행한 옥스퍼드대 피터 호비 교수는 "덱사메타손은 지금까지 사망률을 감소시키는 것으로 밝혀진 유일한 약"이며 "중대한 돌파구가 마련되었다"고 강조하였다. 덱사메타손의 경우 한화

7,600원 정도로 값이 저렴하여 가난한 나라에서도 널리 사용될 수 있다고 연구팀은 전하였다. 코르티코스테로이드를 사용한 사례가 이번이 처음은 아니다. SARS(심한 급성 호흡기 증후군) 또는 MERS(중동 호흡기 증후군)를 포함한 다른 코로나바이러스를 치료한 결과, 효과적이지 않은 것으로 나타났었다. 그 당시는 무작위로 임상시험이 진행되지 않았으므로 결과에 신뢰성이 부족하였다. 5월에 발표된 또 다른 소규모 연구에서 코르티코스테로이드 치료에 대하여 중증의 코로나바이러스 환자에게서 임상 결과가 개선되었다는 보고가 있었다. 그리고 많은 의사들이 환자들에게 스테로이드를 제공하면서 개선 방법에 대하여 관심을 기울이고 있다.

덱사메타손과 더불어 에볼라바이러스 치료제로 개발되었던 렘데시비르 역시 기대를 모으고 있는 약물이다. 렘데시비르는 치료 기간을 15일에서 11일로 단축할 수 있으며, 덱사메타손과 달리 통계적 유의성은 없으나 중증 환자에 대한 투여군의 사망률이 7.1 %로 위약 투여군보다 낮았다고 한다. 연구논문에 따르면 1,000명 이상의 피검자중 아시아인(한국, 일본, 싱가포르)들이 차지하는 비율

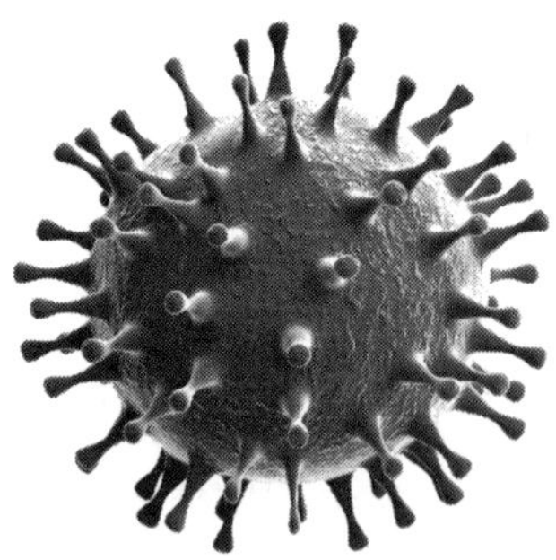

코로나바이러스(출처: 셔터스톡/Brastock)

은 12 %로 백인들보다는 높지 않았다. 참여한 미국 백인의 경우 500명이므로, 숫자가 적은 아시아인에 대한 결과와 백인의 결과를 비교하기는 어렵다. 렘데시비르의 경우 중증환자에게는 큰 도움을 주지 않은 것처럼 보이나, 중증에 들어서기 이전의 환자에게는 치료 기간이 단축되는 것은 큰 의미가 있으므로, 초기에 투여한다면 효과를 볼 수 있을 것이다. 10월 중순에 WHO가 발표한 임상시험 결과에서는 렘데시비르와 인터페론이 중증환자의 사망률 감소에 도움이 되지 않는다고 하니 임상시험의 방법과 결과 해석이 어렵다는 점을 알 수 있다.

그러나 아무리 좋은 약이라고 해도 문제는 가격이다. 최근 의약품 공정 가격평가 전문업체인 임상경제리뷰연구소(ICER)는 임상시험 결과에 대한 예비증거를 토대로 10일간의 치료 기간 중 최대 4,500달러를 제시하였다. 월가의 투자자 중 일부는 환자 1명당 4,000달러 이상은 되어야 렘데시비르 개발비를 웃도는 수익이 나온다고 예상하였다. 제약사 길리어드가 추산하는 렘데시비르 개발비는 약 10억 달러다. 그러면 덱사메타손과 렘데시비르중 어느 것을 사용하는 것이 합리적일까? 당연히 덱사메타손일 것이다. 덱사메타손은 의료보험이 적용된다면 10일간의 치료비용을 만 원 이하로 해결할 수 있다. 더욱이 중증환자의 사망률을 17 % 낮추었다는 점에서 중증 환자에게 더욱 도움이 되리라고 생각한다. 렘데스비르가 주사제인 반면에 덱사메타손은 경구로 투여가 가능하며, 시중 약국에서 손쉽게 구할 수가 있다.

덱사메타손은 코르티손이 일부 지닌 무기질코르티코이드[24) 작용을 없애

24) mineralocorticoid. 전해질과 수분대사, 혈압조절 등 광물질대사에 효과가 있는 스테로이드 호르몬의 총칭이다.

고, 당질코르티코이드[25]의 작용을 50배 높인 합성 코르티코스테로이드이다. 1957년 머크에서 만들어졌고 1961년에 허가를 받은 약물이며, 발매된 지 50년이 지났어도 여전히 광범위하게 사용되고 있다. 전문가들은 면역억제의 효능을 지닌 덱사메타손은 초기에 사이토카인 폭풍이 일어날 수 있는 중증의 환자에게 투여된다면 폭풍을 잠재우는 효과가 있을 것이라고 생각한다. 또한 이탈리아 의료진은 세계적 의학학술지 《란셋》 최신호에 인터류킨-6 저해제인 항체 치료제 토실리주마브를 인공호흡기가 필요한 환자 집단에 정맥 또는 피하주사를 하였을 때, 표준 치료법보다 사망률이 낮았다고 발표하였다. 물론 가격은 1회 가격이 수백 달러이므로 덱사메타손에 비해 상당한 고가인 셈이다. 덱사메타손이 다시 코로나바이러스 치료에 사용된다면, 아스피린처럼 약물의 리포지셔닝이 가져온 획기적인 사례로 떠오른 것이다.

그에 반해 한때 트럼프 대통령이 극찬을 하고 FDA에서도 추천했던 말라리아 치료제인 하이드록시클로로퀸에 대하여 WHO는 더 이상의 임상시험을 추진하지 않을 것이라고 발표하였다. 영국의 RECOVERY 시험과 프랑스의 DISCOVERY 시험 데이터를 포함하여 세계 각국의 임상시험에 대한 연대 시험에서 표준 치료와 비교하였을 때 입원한 코로나바이러스 환자의 사망률이 감소하지 않았기 때문이었다.

약물의 리포지셔닝을 통하여 어느 정도의 긍정적 결과를 보았다. 이후에 미

---

25) glucocorticoid. 생명현상의 유지에 필요한 스테로이드 호르몬으로 간에서 당 생성을 촉진하여, 간 글리코겐과 혈당을 증가시키는 작용을 한다. 또한 염증을 억제하는 작용을 가지고 있다.

국의 제약사 화이자는 2003년도에 SARS 바이러스의 치료약으로 개발했던 후보물질의 화학 구조를 변형하여 코로나19에 보다 확실한 경구용 치료제인 팍스로비드의 임상시험을 완료하였다. 팍스로비드는 2021년도 말 미국을 비롯한 많은 국가에서 긴급사용을 승인하였다. 현재 코로나에 감염시 5일 이내에 사용한다면 중증으로 진전되는 것을 막는 효과를 확인하였다.

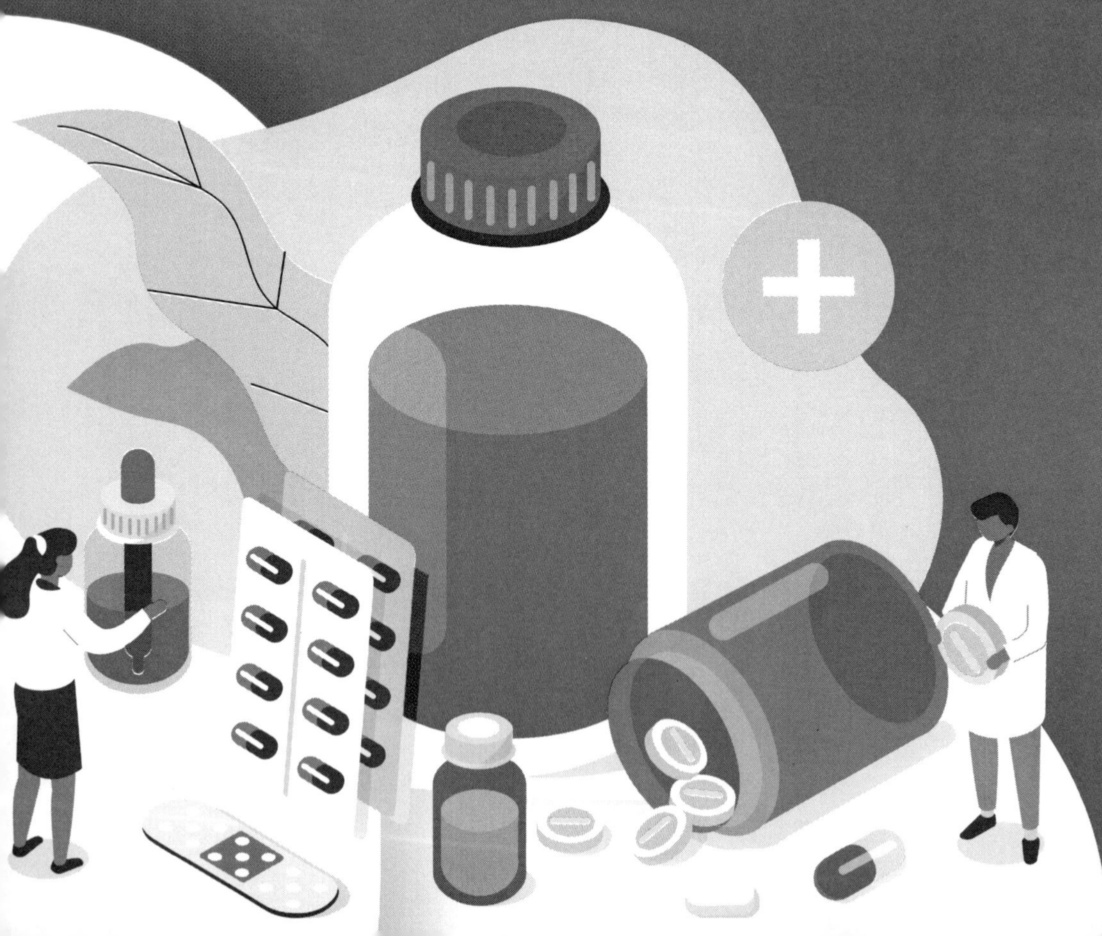

12장

행복을 가져다 준 의약품

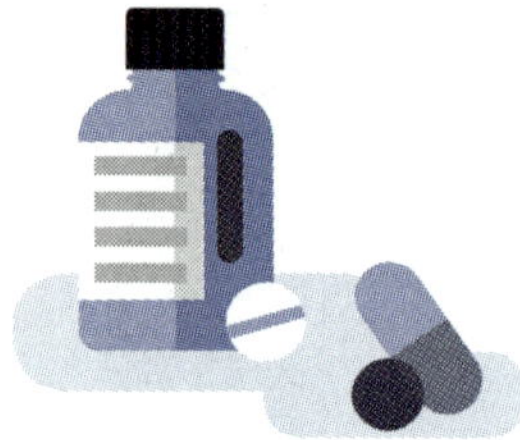

해피드럭의 선구자, 비아그라

중년 남성들의 고민거리 중 하나로 발기부전을 꼽을 수 있는데, 발기부전의 원인에는 정신적인 요인도 포함된다고 알려져 있다. 구강으로 복용하는 비아그라가 등장하기 전에 FDA에서 발기부전용으로 허가한 주사제는 1995년 제약사 업존에서 제조한 처방약으로, 프로스타글란딘 E1인 알프로스타딜 자가주사제였다. 이것은 성관계를 맺기 이전에 주사해야 하므로 로맨틱함과는 거리가 있었다. 이런 시기에 우연한 발견을 통하여 새롭고 간편한 형태의 의약품이 등장하게 되었으니, 남성들의 열광은 당연하였다.

1985년 영국 켄트주 샌드위치시에 위치한 화이자의 과학자들은 심부전과 고혈압 치료제를 개발하기로 결정하고 동맥 혈관을 확장하면서 혈압을 낮춰주고 심장의 긴장을 줄여주는 약을 찾고 있었다. 혈관 벽에 있는 효소에 작용하는 약을 목표로 삼으면서, 1986년에서 1990년 사이에 수백 가지의 화합물을 만들고 시험하면서 가장 유망한 화합물에 UK-92,480이라는 코드네임을 붙였다. 그 화합물이 협심증 치료에 좋은 특성을 보여서 연구 방향을 바꾸게 되었고, 후에 실데나필이라는 화합물명으로 불리게 된다. 후에 실데나필은 비아그라(Viagra)라는 상표명으로 더 잘 알려지게 되었다. 상표명에 대한 유래는 다양한 설이 있다. 첫째, 산스크리트어로 호랑이를 vyaghra(바이아그라)라고 부른 데에 기원을 두기도 하고 둘째, 정력이 왕성하다는 뜻의 영어 단어 vigorous와 폭포 이름 Niagara의 합성어라는 설도 있다.

1991년 임상 1상이 치러지면서 실데나필의 안전성은 증명되었지만, 일부 남성 피험자들에게서 예기치 않은 부작용이 보고되었다. 협심증 약을 복용한 후 발기가 더 자주 일어난다는 것이었다. 1992년 영국의 이안 오스테를로를 포함한 임상의들은 협심증 연구 임상시험 1상에서 실데나필 구연산염의 전망이 낮다고 판단하여 가슴 통증의 치료제로서 개발을 중단하였다. 그러나 임상시험에서 50 mg과 75 mg 용량을 섭취한 몇몇 남자들의 음경 해면체 발기의 빈도가 증가하자 연구는 새로운 전환점을 맞게 된다. 점차 협심증에서 발기부전 치료제로 연구의 방향을 바꾸어야 한다는 의견이 빈번해지면서, 1992년 화이자는 실데나필의 상표명을 비아그라로 명명하고, 발기부전 환자에 대한 치료 효과를 판정하고자 한다. 1993년 이중 맹검 · 위약 대조 임상시험이 시작되어 3년간 지속되었고, 임상결과가 매우 훌륭하여 일반 약의 경우 FDA의 승인에 약 12개월이 걸림에도 불구하고, 비아그라는 6개월 만에 발기부전 치료제로 허가를 받아낸다. 1998년 비아그라는 발기부전 치료에 사용된 지 첫 3개월 동안 290만 개의 처방전이 발행되었다.

비아그라는 빠르게 블록버스터에 등극하였고, 시장에 나온 첫해에 10억 달러의 매출을 올리게 된다. 이 약물은 인체 내에서 사이클릭 구아노신 일인산염(cyclic guanosine monophosphate, cGMP)을 정상적으로 분해하는 포스포디에스테라

제(phosphodiesterase Ⅴ, PDE 5)를 억제함으로써 작용한다. cGMP는 해면체에서 평활근 이완을 촉진하여 혈류를 증가시킨다. 이것은 성적인 자극에 반응하여 유리되는 산화질소의 효과를 상승시키며, 산화질소는 cGMP의 농도를 유지하는 효소인 구아닐산 고리화 효소를 활성화시킨다.

발매 후 5년간의 매출액은 약물이 불붙인 성의 혁명이 격렬하다는 사실을 암시한다. 비아그라를 모방하여 나온 발기부전 치료제로 시알리스와 레비트라 역시 PDE 5 저해제이다. 국내에서는 비슷한 시기에 동아제약에서 발매한 자이데나가 승인을 받았다. 2004년 발기부전 치료제 의약품의 매출액이 27억 달러였는데, 이는 최소 2년 전의 판매 예상치보다 1억 달러가 낮은 숫자였다. 비아그라의 총매출액도 2003년의 매출액보다 2004년에 11 % 감소하였는데, 전형적인 미투 의약품인 시알리스와 레비트라와의 경쟁이 원인으로 손꼽힌다.

국내에서는 2012년 특허가 만료되어 실데나필의 제네릭이 성시를 이루었으며, 제네릭이 화이자에서 개발한 비아그라보다 3배 이상 매출액이 높은 진풍경이 연출되었다. 또한 미투 의약품인 시알리스의 제네릭도 등장하여 한미약품의 경우 비아그라와 시알리스의 제네릭 매출액 규모가 400억 원을 넘으니, 과연 이 시장의 매력을 짐작할 수가 있다.

비아그라는 성관계에 대한 남성의 부담감을 줄여주면서 자신감을 심어주었다. 그러나 비아그라는 어디까지나 발기를 돕는 의약품일 뿐이며, 성적인 흥분을 유도하는 약물로 착각하여서는 안된다. 또한 남용 시에 심장에 무리를 줘 사망에 이를 수 있으므로, 언제나 사용에 유의하여야 한다.

어느덧 서른 살을 넘긴 비아그라는 그동안에 사회문화 현상에서 성에 대한 담론의 문을 열게 한 촉매제 역할을 했다고 볼 수 있다. 최근에 화제를 모은 사례로 비아그라가 고산병을 치료할 목적으로 사용된다는 기사가 있었다. 화이자에서는 발기부전과 폐동맥 고혈압치료제로만 허가를 받았다고 설명하면서 고산병 예방과 치료에는 도움이 된다는 사실은 증명된 바가 없다고 밝혔다. 비아그라가 발매된 이후 소위 정력을 증진시키는데 도움이 된다고 알려진 바다표범의 생식기(해구신)나 순록의 뿔에 대한 수요도 자연스럽게 급감하게 되었다.

젊은 피부의 대명사, 보톡스

보톡스는 비수술적인 방법으로 얼굴에 있는 주름을 지울 수 있다고 알려져 있으며, 인터넷에서 보톡스를 검색하는 것만으로도 수많은 시술 후기를 접할 수 있다. 여성뿐만 아니라 남성 역시 팽팽한 피부를 꿈꾸며 보톡스 주사를 맞기도 한다. 모든 사람이 보톡스에 열광하는 셈이다.

보톡스는 제약사 엘러간이 혐기성 식중독균인 클로스트리디움 보툴리눔(*Clostridium botulinum*)으로부터 정제한 단백질인 보툴리눔 독소 7개 중 A형의 상표명이다. 따라서 보톡스란 용어는 여러 브랜드의 보툴리눔 독소를 아우르는 단어이다.

보톡스는 주로 상한 통조림 속에서 기생하는 박테리아가 만드는 신경계 독성 물질인 보툴리눔 독소를 정제하여 만든다. 보톡스는 현재까지 인류가 개발한 모든 독소와 생물학적 독소 중에서 가장 독성이 강한 물질이다. 반수치사량은[26] 흡입했을 경우 10~13 ng(나노그램, 10^{-9} g)/kg, 주사의 경우 1.3~2.1 ng/kg로 무시무시한 독소이다. 정제된 1 mg만으로도 수천 명을 죽일 수 있으며, 한 계산치에 따르면 0.4 kg만 있다면 전 인류를 독살할 수 있다고 하니 얼마나 강력한 독인지 짐작할 수 있다. 미국의 9·11 테러 후 생물학전 전문가가 탄저균 가루를 우편으로 배달하여 살상목적으로 사용한 적이 있으니, 보툴리눔 독소 또한 그러지 않으리라는 보장은 없을 것이다.

18세기 후반 남부 독일의 의사인 유스티누스 케르너는 보툴리눔 독소에 잠재된 유용성을 처음으로 알아보았다. 혐기성 조건에서 만들어지는 독소는 강력한 식품 매개로서 보툴리누스 중독을 일으킨다. 1820년 남부 독일 지방에서 익히지 않은 블러드 소시지(우리의 순대와 유사)를 먹은 사람들 사이에서 보툴리누스 중독이 발생하자 그는 보툴리즘의 증상을 상세하게 기술하여 발표하였다. 시력이 희미해지고 근육에 힘이 사라지며 급성 호흡부전이 일어나는 증상에 대하여 케르너는 소세지 독소가 균의 지방산에서 유래되었다고 생각을 하였다. 그는 독소가 미량으로도 말초 및 자율신경계에서 무의식적으로 일어나는 생리적 현상에 영향을 미친다는 점을 관찰하고, 다양한 신경계 질환을 치료할 수 있다는 근거를 제시하였다. 후에 본격적인 관심은 제2차 세계대전에서 미국이 생물학적 무기로 보툴리누스균을 활용할 가능성을 연구하면서 갖게 되

26) 한 군의 동물에 검체를 투여하였을 때 사용된 동물의 50 %가 사망하는 투여량. 급성독성 시험에서 주로 사용됨.

었다. 1920년대 캘리포니아대학 샌프란시스코 캠퍼스의 헤르만 솜머는 산의 침전물로서 안정한 A형의 보툴리눔 독소를 분리하였고, 이후 생물학 무기의 연구가 중단되면서 연구는 민간으로 이동되었다. 1946년 위스콘신대학의 에드워드 샨츠 연구팀은 결정의 A형 독소를 정제하여 FDA로부터 임상 연구의 허가를 받았다. 드디어, 신경근 접합부에 아세틸콜린 분비가 이상이 있는 질환에 대하여 보툴리눔 독소의 임상연구를 시작하게 되었다.

1968년 안과의사인 앨런 스콧과 에드워드 샨츠는 눈의 사시(斜視, 두 눈이 서로 다른 지점을 보는 시력 장애) 치료의 대체 요법으로 보툴리눔 독소를 처음 사용하였다. 1978년 FDA로부터 정식으로 허가를 받아 안구 근육의 과도한 긴장으로 인한 사시를 교정하는데 보툴리눔 독소 A를 사용하였다. 근육수축 억제에 대한 작용기전으로 보톡스를 주입하면, 아세틸콜린의 분비가 억제되어 근육이 수축하는 현상을 일시적으로 막을 수 있다. 따라서 적정량의 보툴리눔 독소를 비정상적으로 수축하는 근육에 직접 국소 주사하면, 과다한 비정상적인 근육 수축을 억제하여 원하는 효과를 얻을 수 있다. 적응증이 넓어지면서 보툴리눔 독소는 1989년 눈의 기능을 멀게 할 수 있는 안검경련(眼瞼痙攣, 눈 주변 근육이 떨리는 현상)과 사시에 사용할 수 있게 되었고 2000년에는 무의식적인 목근육 경련(머리가 비정상적인 상태를 유지할 수가 있음)에도 사용할 수 있게 되었다.

1987년 부부가 안과와 피부과 의사인 캐나다의 지안 카루더스와 알리스테어 카루더스는 눈과 윗면 주위에 주사를 놓은 안검 경련 환자들도 얼굴의 눈가림 선(눈썹 사이의 회색 선)이 줄어든 모습을 관찰하면서, 적정한 식중독균을 사용하여 미용에 적용할 수 있다는 사실을 발견하였다. 1989년 캘리포니아 새크

라멘토의 성형외과 의사인 리처드 클라크는 주름 제거 성형수술 시 왼쪽 이마의 신경마비로 야기되는 비대칭에 이를 사용하여 치료하였다.

표정이 없을 때는 잔주름처럼 보이고 표정을 지을 때 뚜렷해지는 주름을 의학적으로는 동적 주름이라고 한다. 이러한 잔주름이 있는 얼굴에 보톡스 주사를 맞으면 주름살을 만드는 근육을 일시적으로 마비시키고 근육 위의 피부가 펴지면서 자연히 주름살이 없어지는 것이다. 지속적인 효과를 내기 위해서는 보통 3~6개월마다 해당 부위에 주사를 맞아야 한다. 그러나 주름이 깊게 팬 사람들은 피부의 탄력이 떨어져 있어 근육을 마비시키더라도 패인 피부의 골이 펴지지 않는다. 이러한 주름은 정적 주름이라고 하며, 보톡스 주사를 맞아도 별 효과가 없다.

1991년 아일랜드에 적을 둔 앨러간은 보툴리눔 독소의 제품을 만드는 회사를 합병한 후 독소의 상표명을 보톡스로 바꾸게 된다. 이후 카루더스 부부는 보톡스를 미용 목적에 활용하도록 대대적인 홍보를 하였고 1996년에는 학술논문도 발표하였다. 바야흐로 보톡스가 피부 미용의 대명사가 된 것이다. 카루더스 부부는 보톡스를 활용하는 영역으로 임상 전문의 자격을 취득하여 분야를 바꾸었다. 2002년 FDA는 안전성의 범위 내에서 보톡스를 얼굴의 주름을 일시적으로 개선하는 용도로 허가하였다.

일시적으로 얼굴 주름선의 모습을 개선하는 것 이외에 2004년 FDA는 국소적 치료제로 해결할 수 없는 겨드랑이의 과도한 발한 치료에도 보톡스를 허가하였다. 미국 외에서 보톡스는 소아뇌성마비와 성인 경련에도 사용되고 있다. 미국 내에서 의사들은 이미 FDA의 허가사항 외(off-label)에 편두통, 만성 하부

요통, 뇌졸중, 경련성 뇌손상, 뇌성마비 등에도 사용하고 있으며, 이외에 요실금이나 변비 치료에조차 보톡스를 사용하는 의사들도 있다.

앨러간의 후원으로 북미와 유럽 내 122개 연구기관이 1,384명의 만성 편두통 증상의 성인을 대상으로 두 차례에 걸쳐 시험하였다. 그 결과 위약 효과만 준 그룹의 두통 일수는 한 달 평균 6.9일, 보톡스 그룹 환자들은 9.2일 줄어들었다. 이에 대하여 의학계 일부에서는 '위약과 비교해 두통일 수가 이 정도 줄어든 것이라면 보톡스의 진짜 약으로서의 효과는 아주 미미하다는 뜻'이라고 맞서 논란이 되고 있다. 만성 편두통 치료제로서 보톡스 연구를 주도한 앨러간은 "이마와 측두엽 부위, 후두부, 경추부, 승모근 등 7군데 근육 부위의 31곳에 5유니트(0.1cc)씩 보톡스 155유니트를 주입하면 최대 3개월간 만성 편두통을 예방·치료할 수 있다."고 밝혔다. 미국과 영국에서는 2010년에 보톡스를 만성 편두통 치료제로 승인하였다. 이미 국내 의학계에서도 보톡스는 만성 편두통 치료에 활용되어 유효성을 보이고 있다.

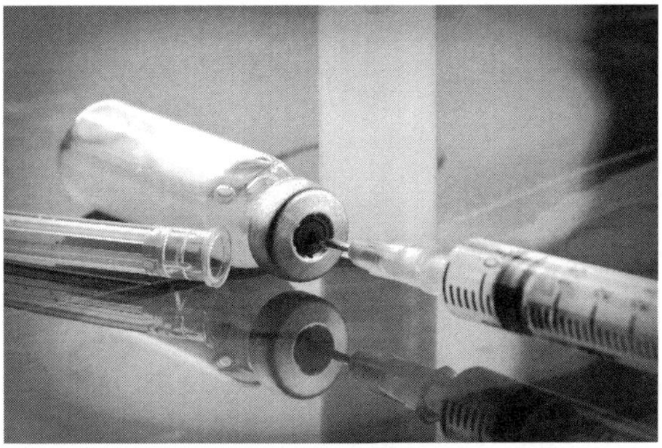

보톡스 주사제 (출처: 셔터스톡/Jes2u. Photo)

글로벌 보톡스 시장의 규모는 2020년에는 56억 달러로 예상되며 그중 59 %가 치료 목적으로 활용되고 나머지는 미용 목적이다. 세계적으로는 앨러간 제품이 75 %를 차지하고 있으며 특히 30개 질환에 치료 목적으로 사용되고 있다. 국내의 보톡스 시장의 규모는 2,000억 이상을 웃도나 7 %만이 치료 목적이며 대부분이 미용 목적으로 활용된다는 점에서 외국과 큰 차이를 보인다. 주목할 만한 점은 해외에서 보툴리눔 독소 제품을 개발하여 시장에 내놓은 업체가 5곳뿐이라는 점이다. 국내에서는 판매업체, 수출허가를 받은 업체, 균주 등록을 마치거나 제품 개발에 나선 곳을 포함하면 17곳에 달한다. 얼마나 내수 시장의 경쟁이 치열한지를 알 수 있다. 보톡스를 상품화시킨 앨러간은 그동안 수많은 회사를 합병한 후 2020년 관절염 바이오 치료제인 휴미라의 제조회사 애브비에 680억 달러에 팔았고, 아일랜드에서 다시 미국계 회사로 바뀌는 운명을 맞았다.

전립선 비대증 치료제에서 대머리 치료제까지

질병을 예방하거나 치료하기 위하여 수많은 의약품이 발매되고 있다. 그중 약 30 %는 뜻하지 않은 행운 덕택에 의약품으로 발전되어 많은 이에게 도움을 주고 있다. 앞에서 언급하였던 실데나필(상표명 비아그라)이 그중 하나이며, 다음에 언급할 피나스테리드(상표명 프로스카, 프로페시아)가 또 다른 하나이다. 현재 프로페시아는 1 mg 정제가 머리를 자라게 하는 목적으로 사용되는 약이지만, 원래 양성전립선비대증 치료제(상표명 프로스카)로 개발되었다. 제약사 머크의 연구원이었던 유진 코데스는 『할렐루야 순간들(Hallelujah Moments)』(Oxford, 2014)에 프로스카 개발의 20년을 기술하였다.

1974년 뉴욕 코넬 의과대학의 줄리안 맥킨리 박사는 '선천적 결손증'에 관한 학술회의에서 도미니카의 게베도세즈(Guevedoces, 가성반음양증)를 보이고 있는 가족에 관해 발표하였다. 게베도세즈란 태어날 때는 소녀처럼 보이나, 사춘기가 시작된 후 남성의 생식기를 가진 전형적인 남성으로 변하게 되는 질병이다. 흥미로운 사실은 어릴 때는 분명 여성의 모습을 가지고 있었지만, 여성에게 사랑을 느낀다는 점이다. 의학적 소견으로 '남성 가성반음양증'인 것이다. 맥킨리는 환자에게서 5α-환원효소_2가 결핍되었다는 사실을 발견하였으며, 이로 인하여 남성 호르몬 디하이드로테스토스테론(dihydrotestosterone, DHT)이 결핍된다는 사실을 확인하였다. 또한 DHT가 결핍되면 성장 시에 전립선의 발달이 미숙해지고 남성형 대머리가 나타날 확률이 낮아진다는 점을 관찰하였다. 이러한 학술대회의 결과는 머크의 기초연구 책임자인 로이 바겔로스의 관심을 끌었고, 그는 이러한 사실을 활용한다면 '나이가 들면서 나타나는 전립선 비대증의 치료제로 사용할 수 있지 않을까'란 생각을 하게 되었다. 전립선이 커지는 현상을 게베도세즈증 환자의 선천적으로 작은 전립선을 고려했을 때, 5α-환원효소_2의 수준을 떨어뜨린다면, 전립선 비대증을 막을 수 있지 않겠냐는 가설이었다. 5α-환원효소_2는 남성 호르몬인 테스토스테론을 디하드로 테스토스테론으로 환원시켜 테스토스테론에 비해 10배 정도 강력한 남성 호르몬 효과를 나타나게 한다. 그렇다면 남성 가성반음양증은 어떻게 생기는 것일까? 모든 태아는 자궁에 착상했을 때 여성의 생식기관을 갖고 있지만, 9~17주 사이에 디하드로 테스토스테론이 부족해지면 남성으로의 전환이 불완전하게 되어 태어날 때 여성처럼 보이게 된다. 이러한 외관적 모습이 사춘기를 거치면서 테스토스테론이 갑자기 증가하게 되면 전형적인 남성의 모습으로 변하게 되는 것이다. 그러면 어릴 때 5α-환원효소_2는 어째서 작용을 못하는 것일까? 효소의 특정 아미노산 서열에 돌연변이가 생겼거나 아미노산 일부가 사라져 버렸기 때문이라고 추측되고 있다.

제약사 머크가 5α-환원효소_2 저해재를 개발해내기까지 과정은 녹록치 않았다. 흔히 할 수 있는 연구 전략으로는 테스토스테론을 기반으로 여러 유도체를 만들어 약리 활성을 관찰하면서 가장 최적의 화합물을 찾아내는 것이다. 이 역시 정말 운이 따라 주어야 하는 방법인데, 이러한 방법을 통하여 찾은 후보 물질이 MK-216이었다. 효소에 대한 억제작용이 실험실과 소동물뿐만 아니라 대동물인 개와 원숭이에도 좋았다. 그런데 개에게서 간독성이 나타나게 되었고, 연구팀은 추가로 3년의 시간을 더 쏟아부은 끝에 모든 조건을 만족하는 약물인 MK-906을 만들어냈다. MK-216과 MK-906의 화학 구조의 차이는 곁가지의 메틸기가 1급 사슬인지, 혹은 3급 사슬인지에 대한 점뿐인데, 이 차이가 동물에 대한 안전성 시험에서 전혀 다른 결과를 낳은 것이다. 임상시험 1상, 2상, 3상을 거쳐 1992년 피나스테리드(5 mg)는 FDA의 승인을 받아 최초로 전립선비대증의 치료 목적으로 프로스카라는 상표로 시판되었다.

피나스테리드는 또 다른 목적으로 사용되게 되었는데, 남성 가성반음양증에서 다모증(hirsutism)이 흔히 나타난다는 점에 착안하여 남성형 대머리 치료에 적용된 것이었다. 용량을 1 mg으로 줄인 피나스테리드는 머리를 자라게 하는 목적으로 FDA의 허가를 받았고, 1997년 프로페시아라는 상표명으로 발매되었다. 거의 20년간의 연구 결과가 전립선 비대증과 남성 대머리 치료제로 탄생한 것이다.

연구과제를 시작하게 된 계기로서 의사의 예리한 관찰을 놓치지 않고 가설을 세운 제약사 머크의 연구책임자 공이 크며, 포기하지 않고 오랫동안 연구를 지원한 머크도 충분히 칭찬을 받을만하다.

피나스테리드와 유사한 약으로 GSK의 두타스테리드(상표명 아보다트)가 있는데, 2001년 FDA로부터 같은 목적으로 허가를 받았다. 현재 제네릭이 출시되었으며 국내에서는 2009년 대머리 치료제로도 승인되었다. 피나스테리드보다 낮은 용량에서 더 효능이 있다고 알려져 있다.

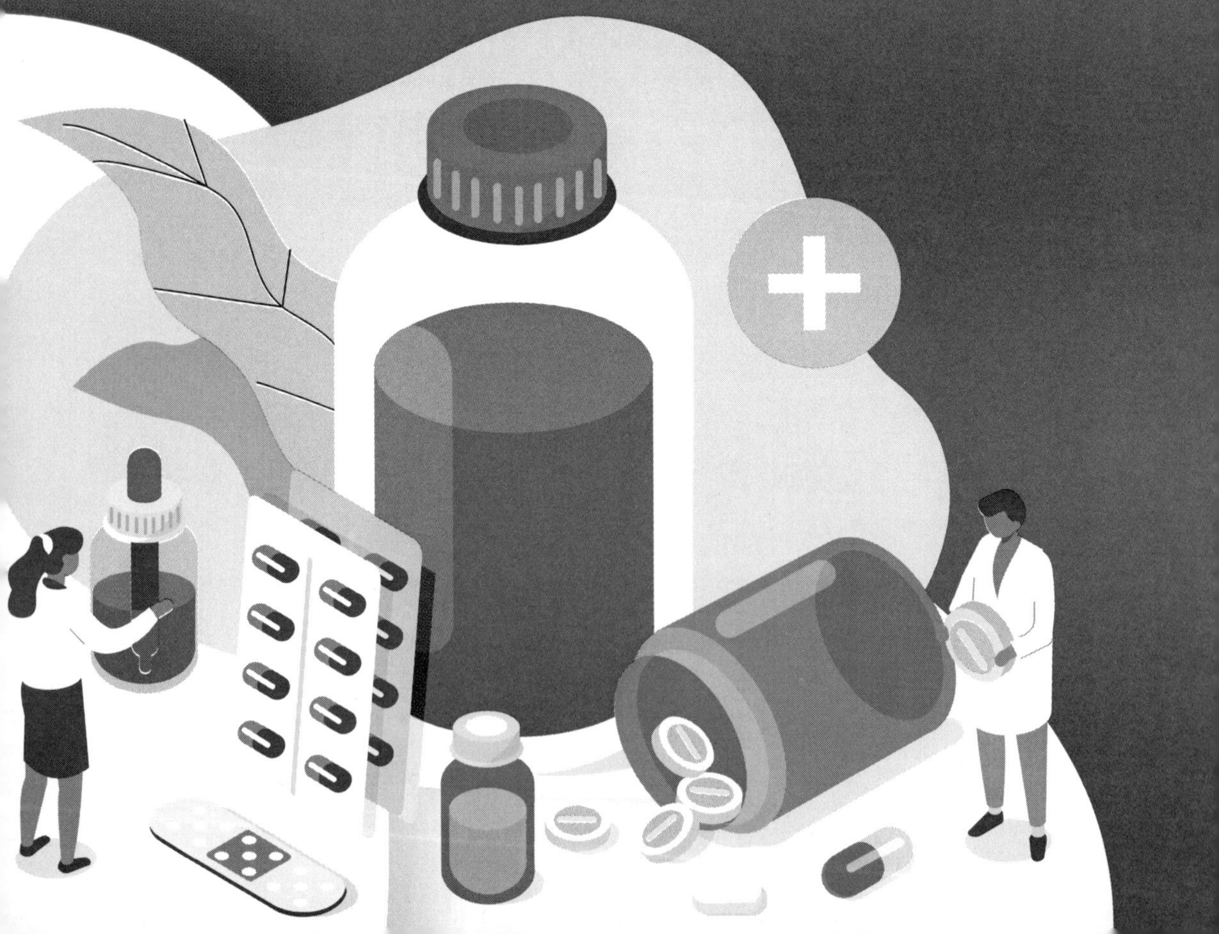

13장

의약품 사냥의 현재와 미래

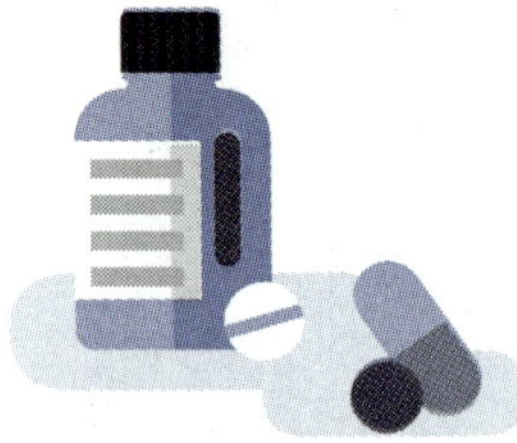

맞춤의학과 의약품

2013년 헐리우드 여배우 안젤리나 졸리가 유전자 변이 때문에 유방암에 걸릴 확률이 높아 양쪽 가슴을 절제하였다는 기사가 보도되어 많은 사람을 놀라게 하였다. 그녀는 또다시 난소암 예방을 위하여 난소 제거 수술을 추가로 받겠다고 하였다. 개인의 게놈[genome, 유전자(gene)와 염색체(chromosome)를 합쳐 만든 말, 유전체] 해독에 필요한 시간과 비용이 획기적으로 줄어들어서 이러한 맞춤의학이 가능하게 된 것이다. 유전자 맞춤의학의 진면목은 다양한 질병에 대한 표적 치료제를 개발하여 발병을 사전에 예방할 수 있다는 점이다. '발병 후 치료'가 아닌 '발병 전 관리'로 자연스럽게 의학의 패러다임이 전환될 것으로 기대된다. 유전자 맞춤의학의 발전은 인간 게놈의 분석 속도가 빨라지고 비용이 저렴해진 덕분이다.

현재 대부분의 의술은 표준 치료에 기초하고 있다고 해도 과언이 아니다. 표준 치료는 대집단에 대하여 평균적으로 얻어진 임상적 결과를 의미한다. 맞춤의학은 암, 심장병 및 당뇨병과 같은 질병에 걸릴 위험이 있는 개인을 식별하는 것을 목표로 한다. 일반적으로 의사는 간단한 가족력을 활용하여 위험이 높은 개인을 식별하고, 생활 습관 수정, 조기 검진, 약물 또는 수술과 같은 예방 조치를 오랫동안 사용하여 왔다. 2000년도 초 인간게놈 프로젝트의 결과물로 인간유전체의 전 DNA 서열을 규명함으로써, 구성된 유전자에 따라 개인의 위험을 예측할 수 있게 되었다.

2019년 10월 9일 《뉴욕타임즈》는 《뉴잉글랜드의학저널》을 인용하여 "1명의 환자를 위하여 과학자들이 의약품을 설계하고 투여하였다."라는 기사를 실으며, "이로써, 맞춤의학의 경계선을 넓혔다."고 덧붙였다. 이 약물은 유전병을 앓고 있는 밀라 마코벡이라는 8살 어린이를 위하여 특별히 제작된 것이다. 3살 때 날렵하고 조잘거리던 밀라는 눈이 보이지 않게 되고 서지 못하거나 머리를 들 수 없는 상태로 변하였다. 그녀는 바텐병(Batten disease)이라는 치명적인 진행성 신경장애를 갖고 있었고, 하루에 20번 정도의 발작을 견뎌내야 하였다. 이 병은 유전자가 열성이기 때문에 MFSD8 유전자에 두 개의 변이가 일어난 것을 물려 받아야 하지만, 밀라는 특이하게 한 개의 유전자에서만 변이가 일어났고 다른 하나는 정상이었다. 보스톤 어린이 병원 티모디 유 박사와 연구팀은 중요한 단백질을 더디게 만드는 불필요한 DNA가 들어 있다는 사실을 발견하였다. 유 박사는 제작한 RNA로 이러한 DNA의 기능을 차단한다면 질병이 일어나지 않을까란 생각을 하면서 설치류를 통하여 가능성을 확인하였다. FDA의 허가를 얻어 밀라에게 뇌에 전달될 수 있도록 요추를 통해 약물을 투여하였다. 그 결과 한 달 내 발작이 줄어들었고 일어나도 1분 이상 지속이 되지 않는 효과를 얻어 내었다. 음식물도 관을 통하지 않고 섭취할 수 있었으며, 걸쭉한 음식도 먹을 수 있게 되었다. 이러한 약물 개발에는 큰 비용이 들기 때문에 쉽사리 시도할 수 있는 것은 아니었지만, 밀라 어머니는 밀라 기적재단(Mila's Miracle Foundation)을 만들어 고펀드미(GoFundMe)[27] 기금을 모아서 이 프로젝트를 가능하게 하였다. 유 박사와 밀라의 어머니는 이번 치료를 통하여 바텐병을 완치할 수 있다고 생각하지는 않지만, 어린 시기에 치료를 받는다면 완치할 수 있는 확률이 증가할 수 있을 것으로 기대하고 있다.

유전병에 대한 맞춤의학의 첫 번째 임상 케이스지만, 약도 없는 상태였던 7,000종류 이상의 희귀병이 유전병을 설계한 약물로 치료할 수 있다는 사실은 커다란 의미를 지닌다. 문제는 이러한 의약품의 비용을 누가 부담할 것인지인데, 현재로서는 결국 가족이 짊어져야 할 것으로 보고 있다. 앞으로는 유전자 중심의 연구가 새로운 치료법의 개발을 가속화할 것이다.

인공지능을 이용한 신약개발

우리가 인공지능(AI)을 실감나게 접하였던 사례가 3년 전 '알파고'와 이세돌 9단의 바둑 대결이라고 언급한다면 무리일까? 바둑 대결이 TV로 중계되고, 바둑의 모든 논리와 기보를 저장한 컴퓨터와 인간의 시합에서 사람들은 커다란 충격을 받았었다. 알파고는 딥러닝 기술과 여러 가지 첨단기법이 정교하게

27) 미국의 크라우드 펀딩 플랫폼으로, 사람들이 생활 이벤트부터 사고 및 질병과 같은 어려운 상황을 해결하고자 기금을 모금할 수 있다. 2010년에 설립되어 2020년 초까지 1억 2천만 명이 넘는 기부자가 참여해 90억 달러 이상이 모금되었다.

결합한 인공지능 바둑 프로그램으로, 하루에 3만 대국을 둘 수 있어서 빠르게 기력을 향상할 수 있었다. 거기에 그동안의 수준 높은 프로 기사들의 대국 입력 자료를 입력한 점이 기력 향상의 중요한 요인으로 작용하였다고 평가된다. 이러한 인공지능 기술이 코로나바이러스로 인하여 부쩍 현실에 가까워지는 듯하다. 코로나바이러스 진단키트도 제작될 때 고성능 컴퓨터의 분석으로 설계되었다고 한다. 코로나바이러스 감염 환자가 발생하였을 때 발병 지역을 분석하고 예측하며 환자의 동선을 파악하는 일 역시 인공지능이 관여하고 있다. 진단 분야에서도 X레이와 CT 영상을 가지고 확률적으로 진단을 하고 있으니, 진단의 속도와 정확성을 위하여 인공지능이 큰 역할을 하고 있다고 볼 수 있다.

혁신 신약 개발에 소요되는 비용이 26억 달러(약 3조 원)정도로 추산되는데, 우리 경우에 비추어 매우 어렵다고 생각한다. 이 중에서 임상시험에 드는 비용은 50 %를 넘는데, 임상시험에서 실패 확률이 매우 높다. 이러한 위험 부담을 조금이라도 줄이려는 측면에서 수년 전부터 기술력을 갖춘 스타트업 회사들이 빅파마와 함께 AI와 기계학습을 활용하여 신약개발에 중요한 도구로서 활용되기 시작하였다.

최근 영국의 제약사 엑스사이언티아와 일본의 제약사 스미토모는 AI를 이용하여 개발한 강박 장애 치료제, 화합물 DSP-1181에 대하여 임상 1상을 실시한다고 발표하였다. 일반적으로 약물 개발에는 약 5년이 걸리지만, 이번에 AI가 약물을 결정하는 데는 약 12개월밖에 걸리지 않았다. 기계가 만든 DSP-1181 약물은 지속성 세로토닌 5-히드록시 트립타민(HT)1A 수용체 작용제이다. 이 약물은 알고리즘을 사용하여 만들어졌으며, 그동안 구축된 엄청난 양의 데이터베이스와 비교하여 확인되었다. 인간의 두뇌로 판단하기 어려웠던 약물 발견의 이정표를 찾아낸 셈이다. 슈퍼컴퓨터를 활용하여 기존의 데이터를 분석하였을 때, 가장 목표하는 값에 근접한 화합물을 발굴해낸 것이다. 결국은 임상시험을 거쳐야겠지만, 설계 과정과 신약개발 과정에서 부닥칠 수 있는 수많은 변수를 검토하여 결정된 화합물이기 때문에 다른 어떠한 방법보다 기대가 클 수밖에 없을 것이다. 예를 들어 의약품의 안정성은 물론이고 유망한 약물이라도 약물 동력학 측면에서 실패하는 경우가 많으므로, AI가 설계한 후보물질은 이러한 변수를 고려하여 최적의 후보 화합물을 결정하는 것이 당연하다.

신약을 설계하는 분야뿐만 아니라 기존에 알려진 화합물로부터 가능성 있는 화합물을 찾아내는 것도 AI의 기능이다. 지난 수십 년 동안 새로운 항생제는 거의 개발되지 않는데, 새로운 항생제를 탐색하는 일이 일반적인 전략으로는 비용이 많이 들고 상당한 시간과 투자가 필요하며, 구조적 다양성이 적기 때문이었다. 그러나 AI와 딥러닝의 알고리즘을 활용한다면 신약을 설계하는 것뿐 아니라 그동안 축적한 수많은 화합물로부터 다른 용도의 화합물을 스크리닝하는 게 가능해진다. 항생제의 내성은 근래에 와서 심각한 문제로 대두되었으나 새로운 항생제를 찾는 연구에 타 약물에 비하여 투자가 적은 것이 현실이다. 실제로 항생제를 찾아도 전에 발견한 것과 구조적으로 큰 차이가 없기에 다제내성을 극복하기가 어려웠다. 따라서 균에 대한 항생 작용에서 아주 새로운 기전을 가진 화합물을 찾는 것이 시급하였다.

일례로 미국 매사추세츠공과대학(MIT)의 제임스 콜린스 박사 팀은 기계학습 알고리즘을 사용하여 전혀 다른 기전을 가진 항생물질을 화합물 데이터베이스에서 찾아냈다. 콜린스 박사팀은 뇌의 논리를 본 따 원자별로 연결된 분자들의 성질을 배우는 알고리즘의 신경 네트웍을 개발하였다. 항생작용이 있다고 알려진 2,355개 화합물 라이브러리(여기에는 800개의 천연물과 300개의 승인된 항생제를 포함)에서 대장균의 성장을 억제하는 물질들을 인지하는 신경 네트워크를 훈련하였다. 결과적으로 전문가들에게도 알려지지 않은 패턴을 학습할 수 있었다. 이전에는 화합물이 특정 그룹의 존재 또는 부재를 반영하는 벡터로 표시되었으나, 새로운 신경망은 이러한 표현을 자동으로 학습하여 연속 벡터로 나타낸 후에 특성을 예측하는 데 사용되고 있다. 일단 모델에 대한 훈련이 끝나고 브로드 연구소의 '약물 재용도 허브' 데이터베이스에서 질병 치료약물로 연구 중인 6,000개의 화합물을 포함하는 데이터로부터 스크리닝하였다. 이 모델은 강력한 항균 활성을 가지고 있으며, 기존의 항생제와 다른 화학 구조를 지니고 있는 화합물을 선택하였다. 연구원들은 다른 학습 모델을 사용하여 이 물질이 인간 세포에 대하여 독성이 낮을 가능성을 보여주었다. 이 화합물을 '할리신[Halicin, 〈2001 스페이스 오디세이〉(스탠리 큐브릭, 2001)에 등장하는 현명한 컴퓨터 HAL을 따라서 명명하였다]'이라고 이름 지었는데, 할리신은 당뇨병 치료제로 연구된 적이 있었다. 환자에게서 분리하여 실험실 배지에서 배양하는 수십 개의 박테리아 균주에 대해 시험하였으며, 치료가 어려운 폐렴균인 녹농균을 제외하고 장염을 일으키는 클로스트리디움 디피실(*Clostridium diffcile*) 균과 여러 항생제에 내성이 강한 아시네토박터 바우마니(*Acinetobacter baumannii*) 균 및 결핵균을 포함하여 치료에 저항력이 있는 박테리아를 죽일 수 있었다. 특히 아시네토박터 바우마니 균은 이라크와 아프카니스탄에 주둔하는 미군들을 감염시켰으며 생쥐를 이용한 동물 모델에서 할리신은 치료 효과를 보여주었다.

할리신은 기존의 항생제들의 작용기전과는 전혀 다르게 작용하였다. 수소 이온의 흐름을 차단하여 균의 세포막을 가로질러서 전기화학적 구배를 유지할 수가 없어, 미토콘드리아에서 호흡을 통하여 에너지를 저장하는 ATP를 만들지 못하게 하여 세포를 죽게 만든다. 아직 이러한 기전을 가진 항생제가 없으므로 균이 내성을 갖게 되는 일은 어려우리라고 예측된다. 연구팀은 또 다른 화합물 데이터베이스에서 1억 개 이상의 화합물을 스크리닝하고 물리화학적 시험을 통하여 항생 작용을 가진 8개를 확인하였다. 이 중 2개는 광범위한 병원균에 대해서 강력한 활성을 보여주었으며 내성균에 대한 활성도 있었다. 이 연구를 주도한 콜린스 교수는 새로운 항생제 발견에 AI의 힘을 활용할 수 있는 기본 토대를 마련하였고, 발견한 약물에서 특히, 내성 균주가 거의 내성을 보일 수 없는 화합물을 찾고자 하였다. 임상시험 결과를 통하여 AI의 탁월함을 판단할 수 있을 것이다.

AI는 화합물로부터 신약을 찾아내는 일만 하는 것이 아니다. 미국 제약사 일라이릴리는 세계 최초로 코로나바이러스 환자의 혈액을 받아 임상시험 1상을 98일만에 수행하였다. 항체 치료제 개발은 통상 3~5년이 걸리지만, 인공지능(AI)과 로봇, 나노기술 등 첨단 과학기술을 총동원하여 개발 기간을 크게 단축하였던 셈이다. 일라이릴리뿐 아니라 캐나다 바이오기업 앱셀레라와 미국 국립알레르기감염병연구소(NIAID)의 백신연구센터가 함께 이 과정에 참여하였다.

앱셀레라는 코로나 완치 환자의 혈액 시료를 입수하였고, 여기서 코로나바이러스의 돌기 단백질에 결합하는 중화(中和)항체 약 500만 개를 찾아내었다. 바이러스는 이 돌기로 인체 세포에 결합하여 침투하는데, 항체가 먼저 돌기에 결합하여 항체를 중화시키면 인체 감염을 막을 수 있다. 500만 개가 넘는 항체를 일일이 실험하려면 시간이 많이 필요하다. 연구진은 유속분석기 칩에 항체를 넣어 각각 따로 분리하였고, 마치 기계로 모를 심듯 로봇으로 바이러스가 든 용액을 수십, 수백 개의 칩에 동시에 주입하여 항체와 바이러스의 결합력을 시험하였다. 그렇게 앱셀레라는 단 3일 만에 항체 치료제 후보를 2,000여 개 골라내었다.

다음으로 항체를 만드는 세포의 유전정보를 해독하였는데, 이런 과정을 거쳐 530개의 항체에 대하여 각각 500가지 유전적 특징을 추릴 수 있었다. 요약하면 25만 가지 유전정보가 확보된 셈인데, 사람이 조사하기에는 방대한 정보량이다. 앱셀레라와 일라이릴리의 연구진들은 AI로 유전정보를 분석하여 항체 후보를 190개까지 줄였다. 마지막으로 NIAID의 백신연구센터가 항체 후보들에 대하여 세포와 동물실험을 진행하였고, 그 결과 24개의 최종 후보가 추려졌으며 이 중 하나인 LY-CoV555 대해 임상시험(I/II)이 완료되어 FDA로부터 응급사용 허가를 받았다.

제약산업의 미래

수명이 100세 시대인 현재 제약산업은 매우 중요한 사업 영역이다. 블록버스터 의약품의 10년 전과 현재를 바라보면, 의약품의 경향이 어떻게 바뀌어 가고 있는지를 예측할 수가 있다. 2018년 전 세계 의약품 매출액 규모에서 15위권 안에 들어온 의약품 순위에서 바이오 의약품의 매출액 규모는 200억 달러로 압도적인 비중을 차지한다. 특히 제약사 아비브의 류머티즘 관절염 치료제인 아달리무맙(상표명 휴미라)은 매출액이 20억 달러에 달한다. 한때 고혈압, 동맥경화, 당뇨병 등 성인병 치료제가 블록버스터를 형성하더니 현재는 바이오 의약품인 류미티스 관절염 등의 만성 염증 치료제, 단일클론 항체 항암제, 게다가 면역항암제인 관문억제제가 주류를 차지하고 있다. 화합물 의약품인 항응고제와 탈리도마이드 유도체가 나머지 자리를 근근이 차지하고 있다는 점에서 신약의 경향을 짐작할 수가 있다. 이러한 통계 결과는 전체 매출액을 상정하는 것이기 때문에, 처방 빈도수보다는 바이오 의약품의 가격이 비싸기 때문이라는 의견이 있다. 그럼에도 불구하고 최근 5년간의 매출액을 비교하여 보면 신약의 추세는 화합물 의약품에서 바이오 의약품으로 흘러가고 있음을 부정하기는 힘들어 보인다.

국내의 많은 제약사들은 화합물 의약품을 통하여 규모를 키워왔다. 세계적인 제약사들에 비하여 규모는 작지만 30년간 많은 성장을 해왔으며, 그 결과 국내에서도 30개의 신약이 등록되어 있다. 당장 바이오 의약품 체제로 전환하기란 쉽지 않으며, 장기적으로 바이오 전문기업과 파트너쉽을 유지하면서 협동 관계를 유지해야 할 것이다. 세계적인 제약사들이 걷고 있는 방향을 보면 우리가 걸어가야 할 방향을 가늠할 수가 있다. 특히나 제네릭에 사활을 걸고 있는 국내 제약사들도 바이오시밀러에 시간과 비용을 투자할 필요가 있다. 휴미라는 유럽에서 특허가 만료되었고 미국에서는 2022년에 만료된다. 아비브는 임상시험을 거쳐 휴미라를 새로운 적응증으로 유지하고자 한다. 이런 점에서 셀트리온, 삼성에피스, LG화학이 이미 일부 바이오 의약품의 바이오시밀러를 제조하여 외국에서 허가를 받아 출시를 한 전략은 매우 바람직하다고 생각한다. 현재에 안주하지 않고 미래를 내다보는 초기 투자는 상당히 중요하다.

내년에는 당연히 코로나바이러스 백신의 수요가 폭발적으로 늘 것이므로 코로나바이러스 백신의 매출 기대치는 상당히 높은 것으로 예상된다. 제약산업은 질병에 따라서 숨가쁘게 요동치고 있다. 많은 종류의 화합물 의약품이 노력과 행운을 잘 살리면서 탄생이 되었다면, 바이오 의약품은 탄탄한 생명공학 기술과 임상시험, 시설과 자본이 절대적으로 필요하다. 또한 허가 기관의 능동적인 대처가 더해져야 우리도 바이오 의약품 강국으로 나아갈 수 있으리라고 생각한다.

《부록》
주요 의약품의 화학 구조

2장 자연으로부터 의약품을 찾다

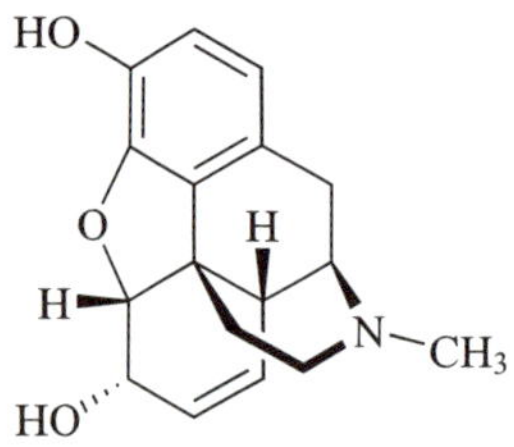

모르핀

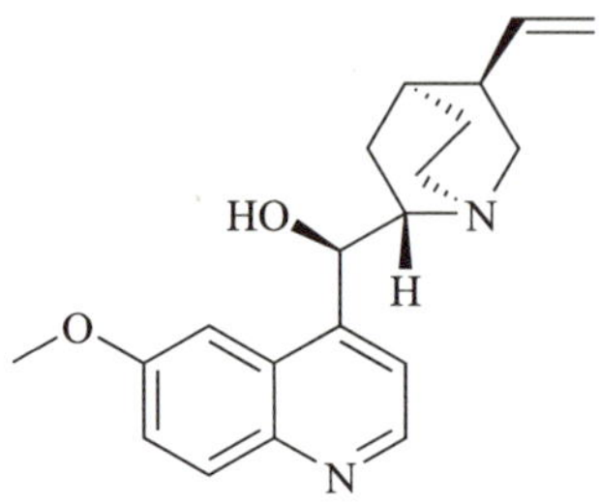

퀴닌

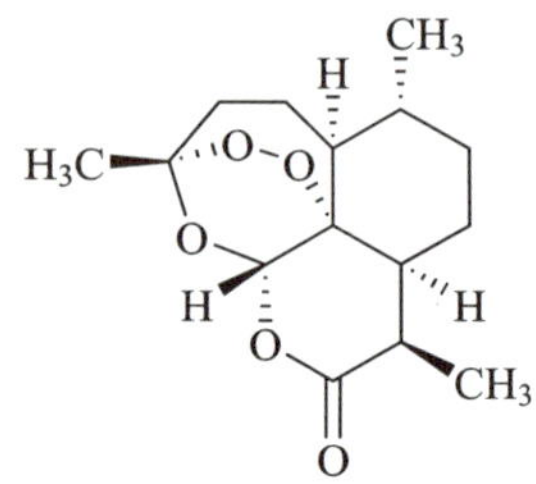

아르테미시닌

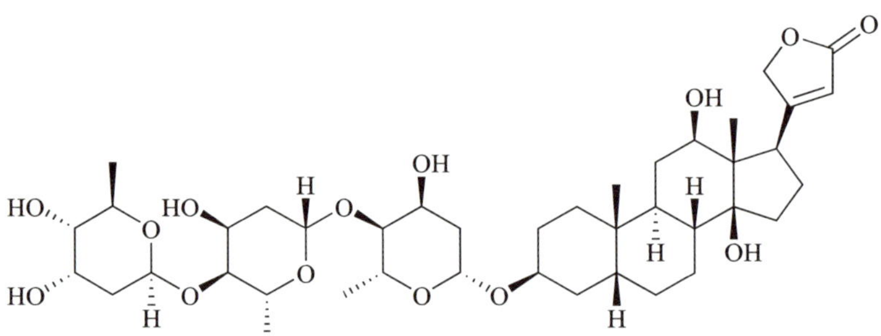

디곡신

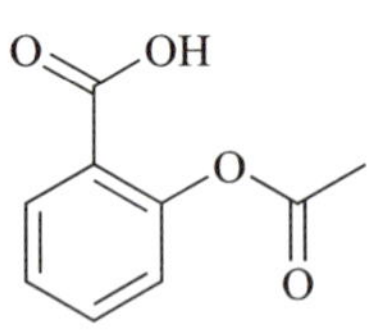

아세틸살리실산(아스피린)

3장 병원균에 대한 과학자들의 개척정신, 항생제

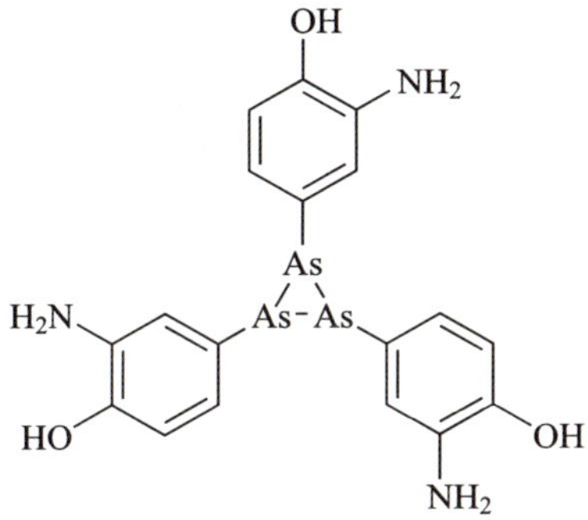

추정되는 살바르산의 구조

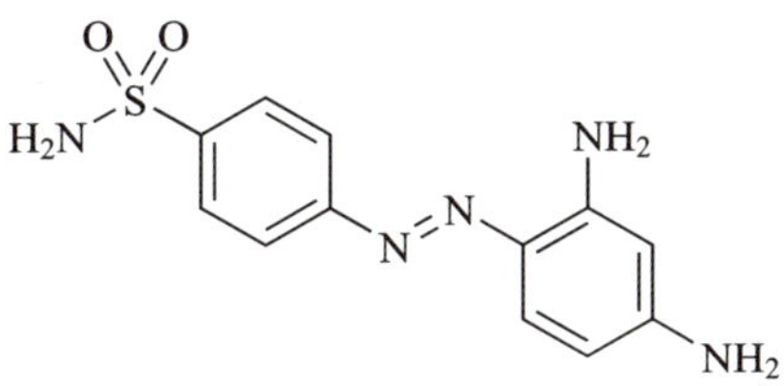

프론토실

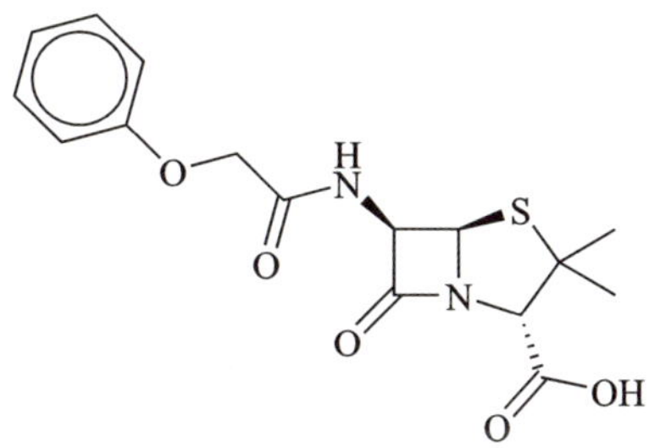

페니실린 V

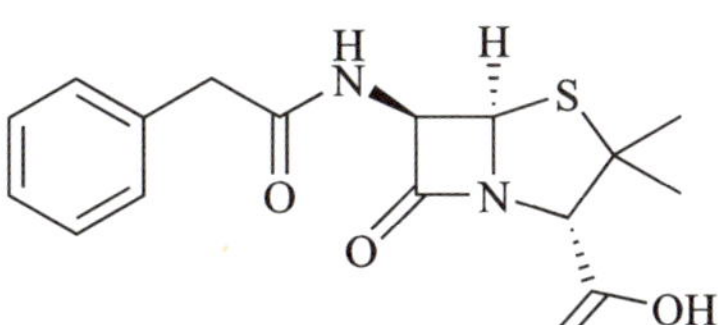

페니실린 G

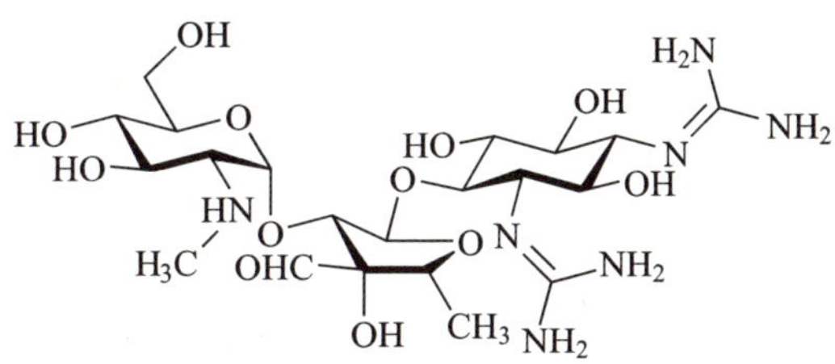

스트렙토마이신

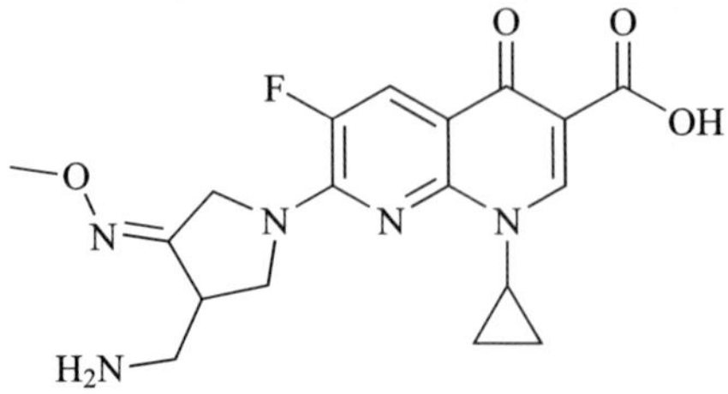

제미플록사신(팩티브)

4장 고통에 맞서기 위한 노력, 마취제와 진통제

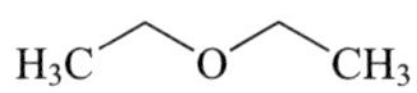

에틸에테르

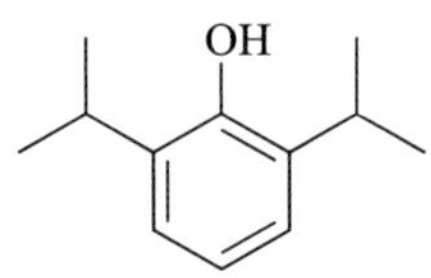

프로포폴

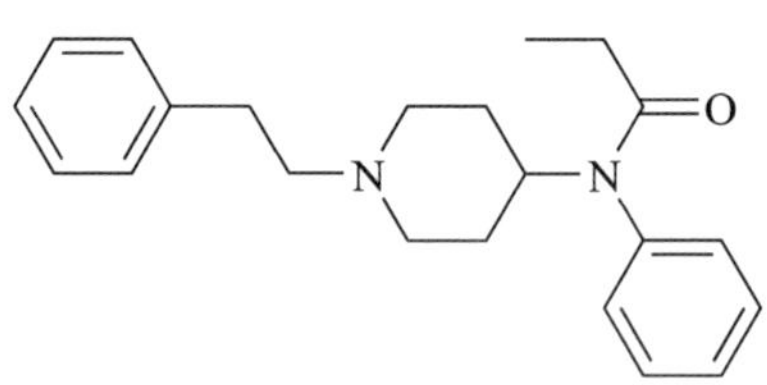

펜타닐

5장 마음을 치료하다, 정신질환 치료제

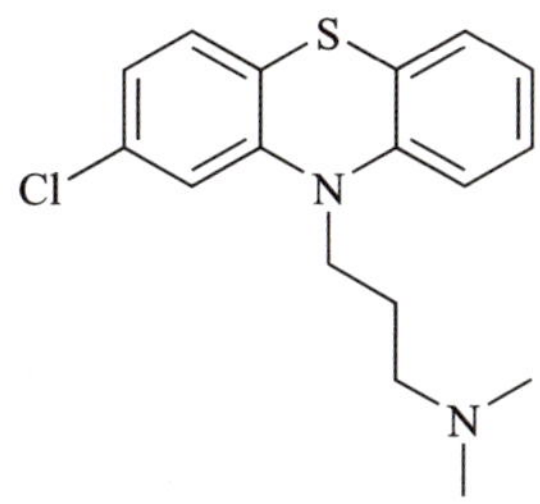

클로르프로마진(토라진)

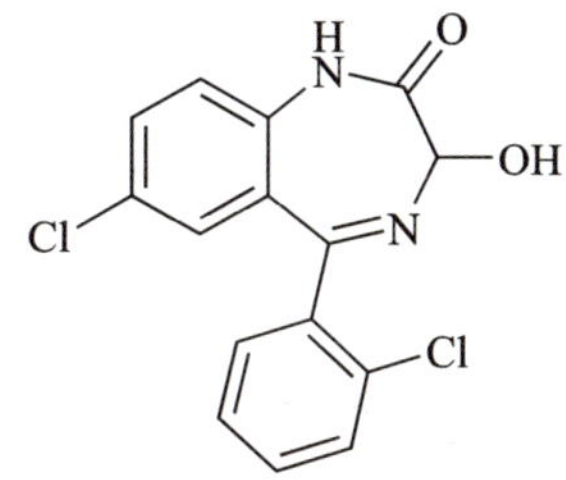

벤조디아제핀류인 로라제팜

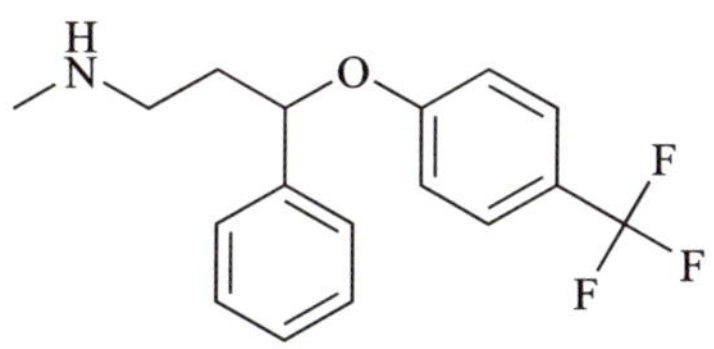

플루옥세틴(프로작)

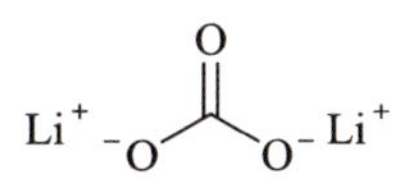

리튬 카보네이트

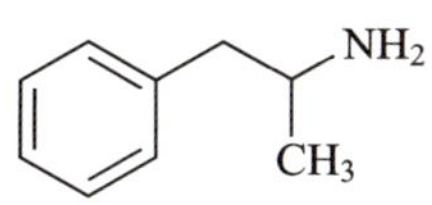

암페타민

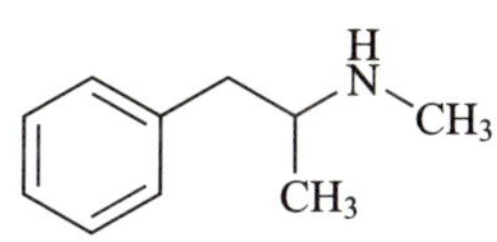

메스암페타민(필로폰)

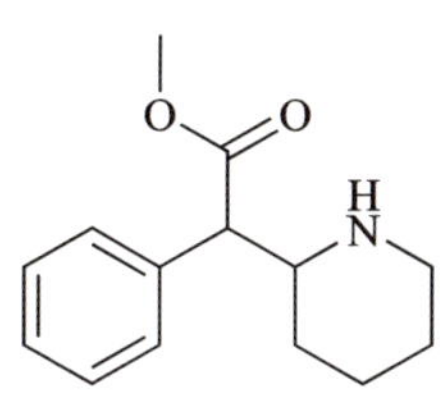

메틸페니데이트(리탈린)

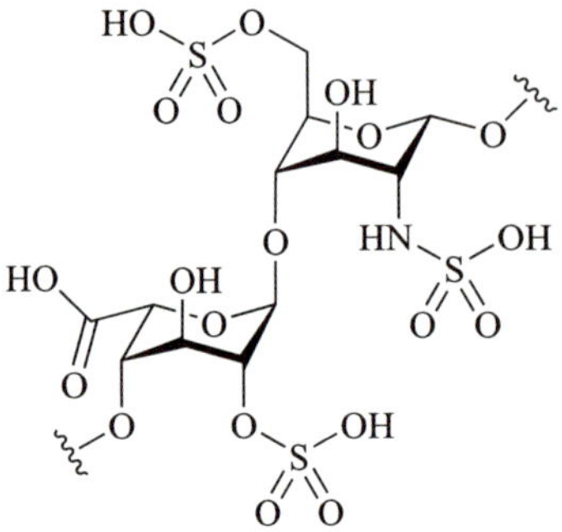

헤파린 반복 이당류

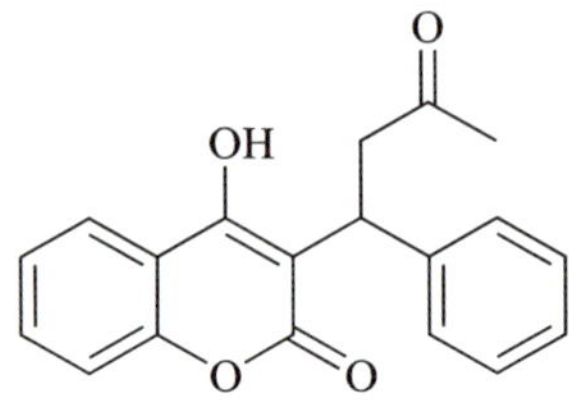

와파린

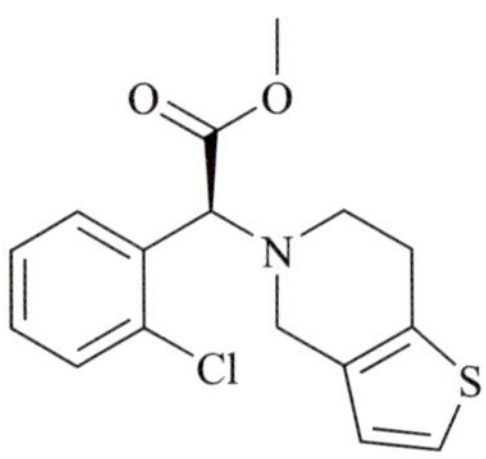

클로피도그렐(플라빅스)

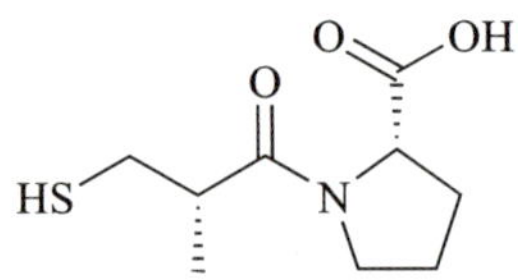

캡토프릴

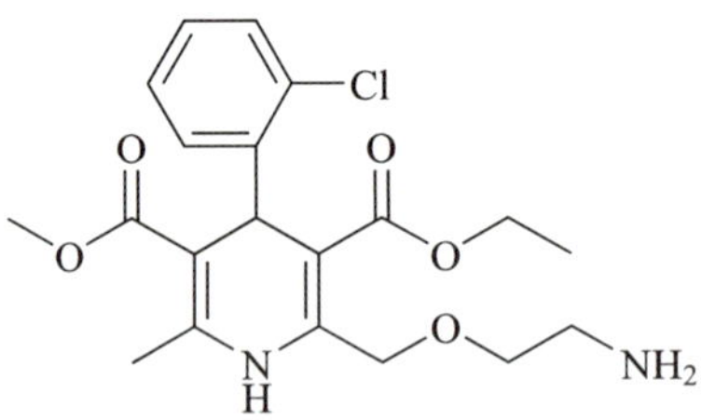

암로디핀(노바스크)

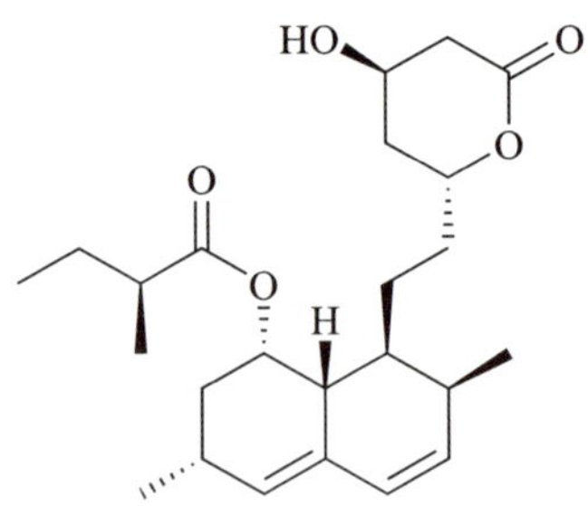

로바스타틴

7장 신비의 약, 호르몬 의약품

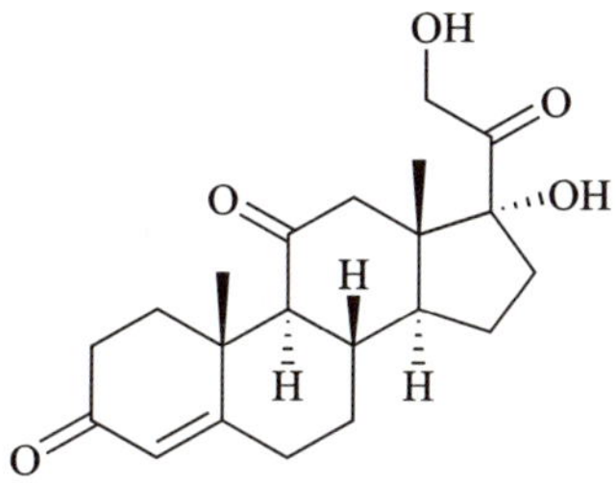

코르티손

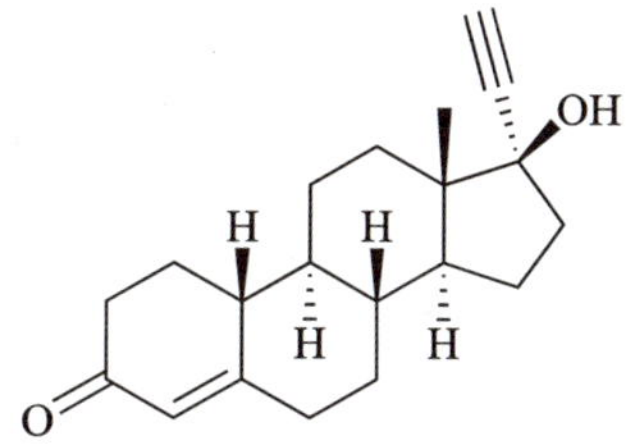

노르에티스테론

8장 위장약과 궤양

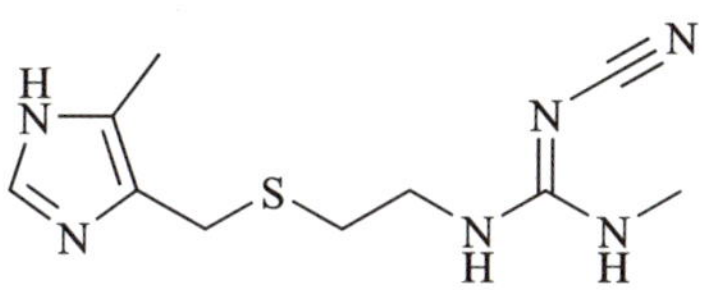

시메티딘(타가메트)

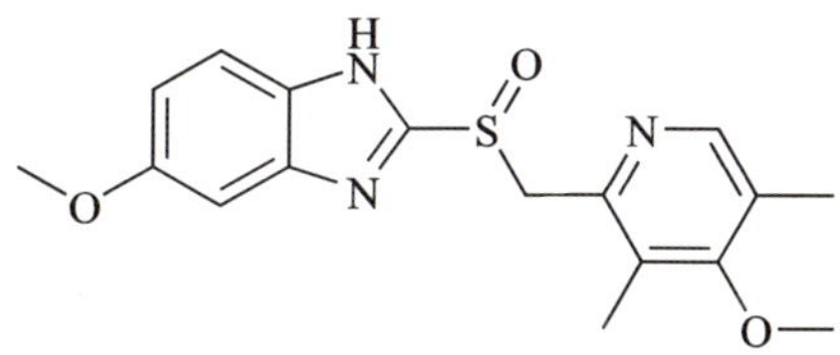

오메프라졸

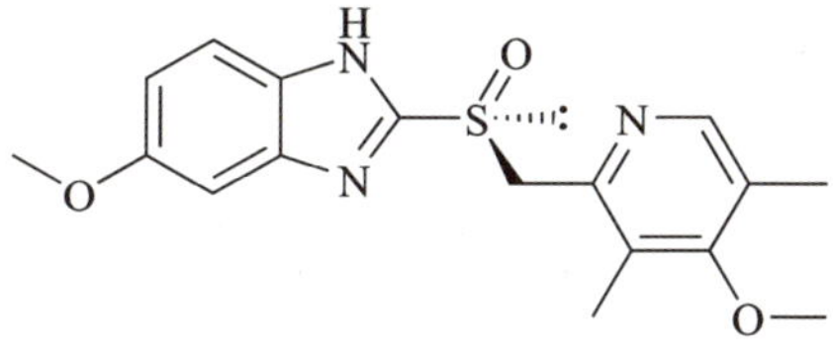

에스오메프라졸(넥시움)

9장 몸의 방어 기능을 조절하는 항염증제

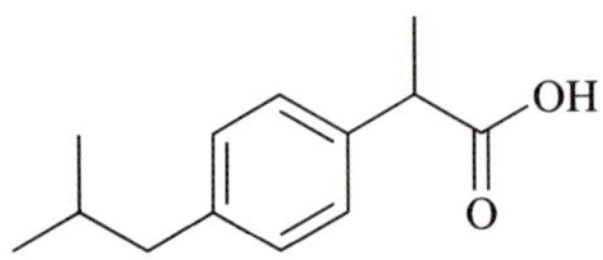

이부프로펜

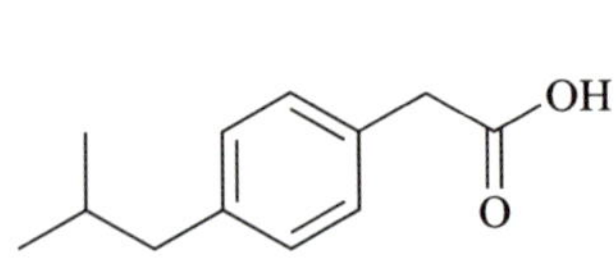

이브페낙

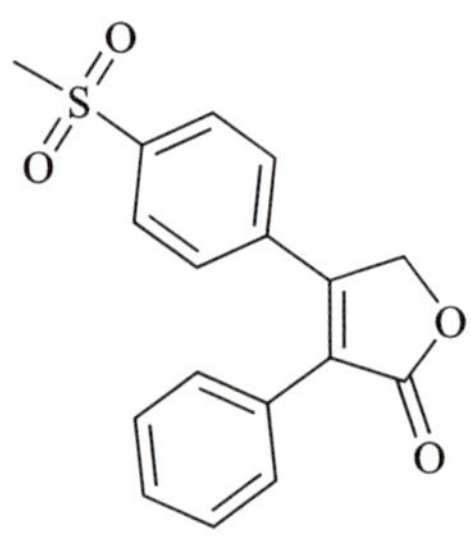

로페콕시브(바이옥스)

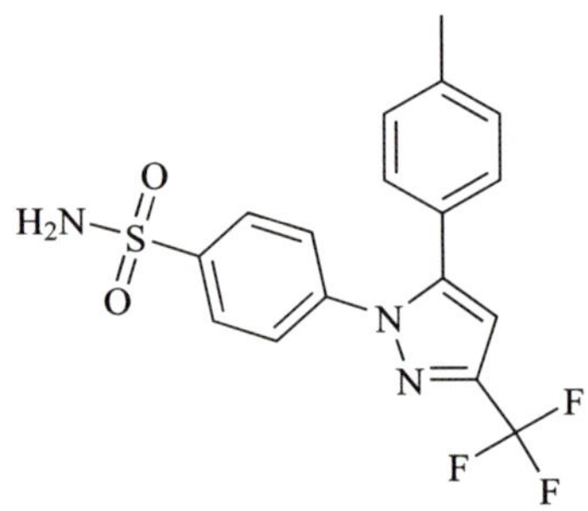

셀리콕시브(셀리브렉스)

10장 난공불락의 질병, 암을 정복하다 항암제

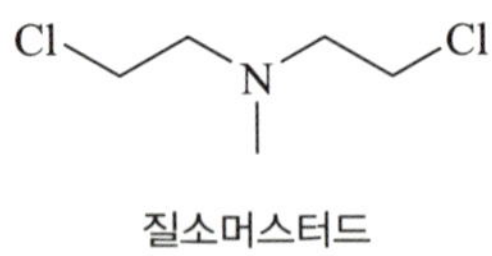

질소머스터드

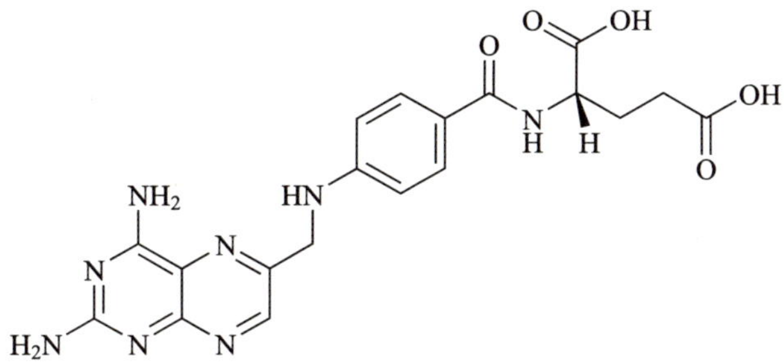

아미노프테린

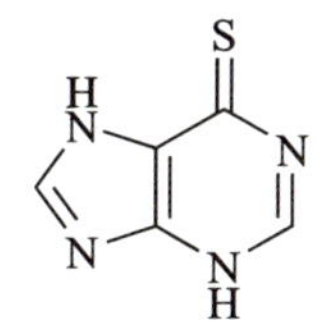

6-메르캅토퓨린

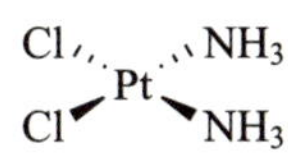

시스플라틴

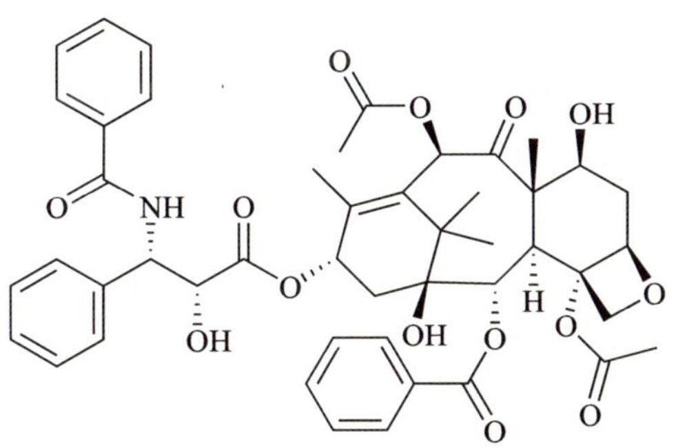

파클리탁셀(탁솔)

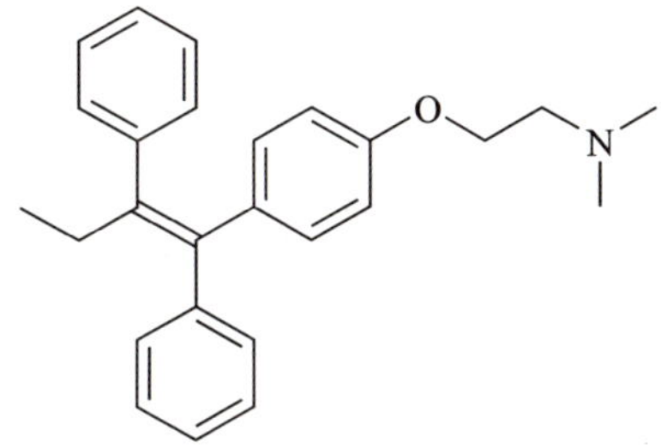

타목시펜

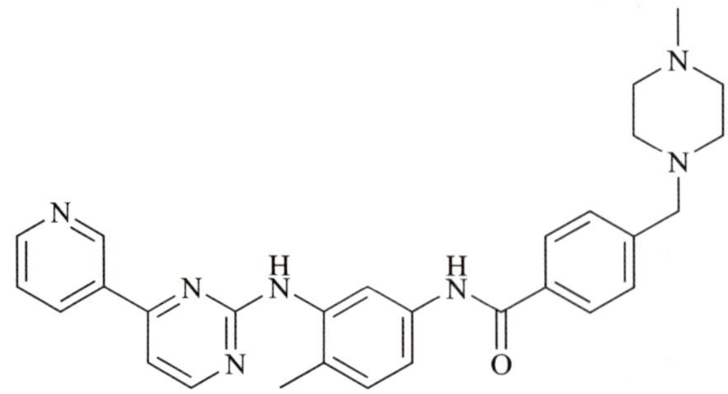

이마티닙(글리벡)

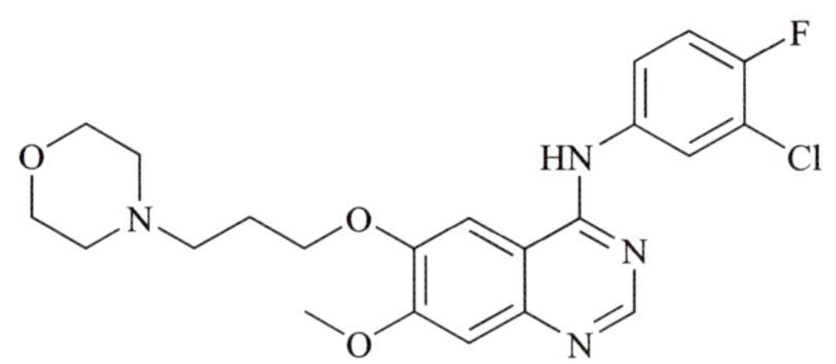

게피티닙(이레사)

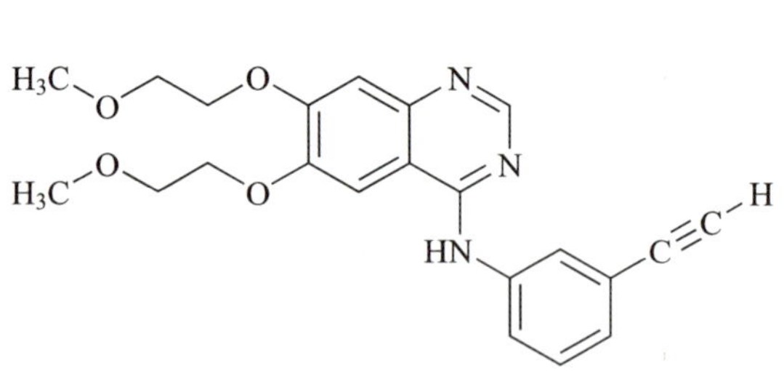

엘로티닙(타르세바)

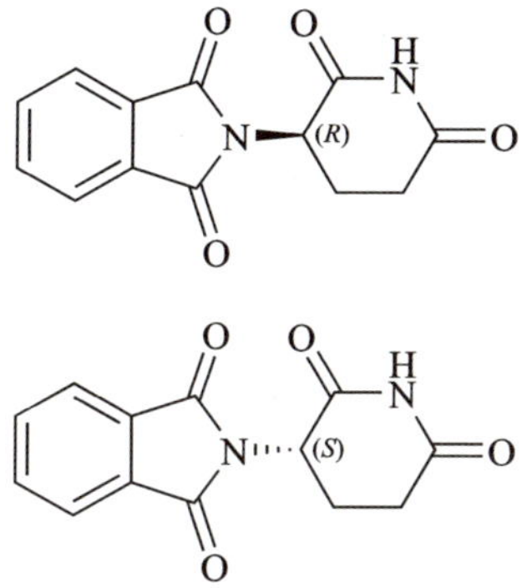

탈리도마이드 광학 이성질체(*R*,*S*형)

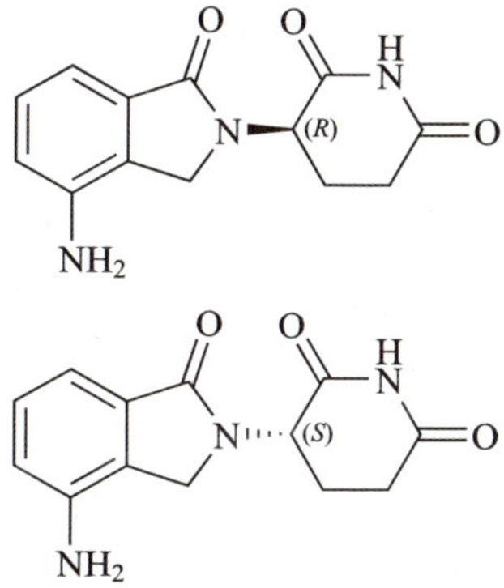

레날리도마이드(레불리미드)의 광학 이성질체(*R*,*S*형)

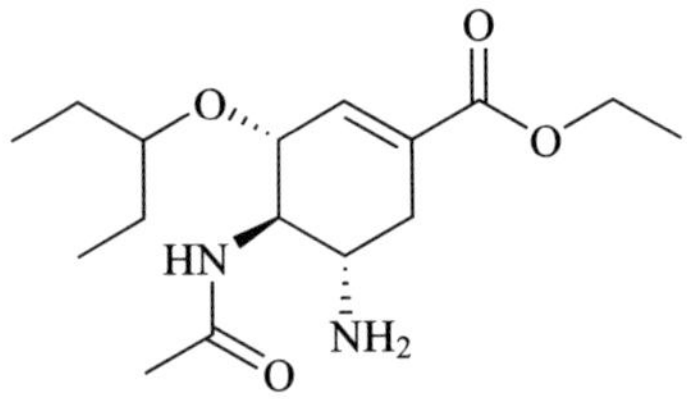

오셀타미비르(타미플루)

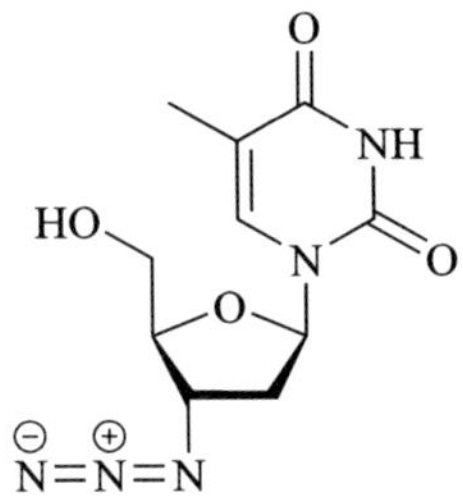

아지도티미딘

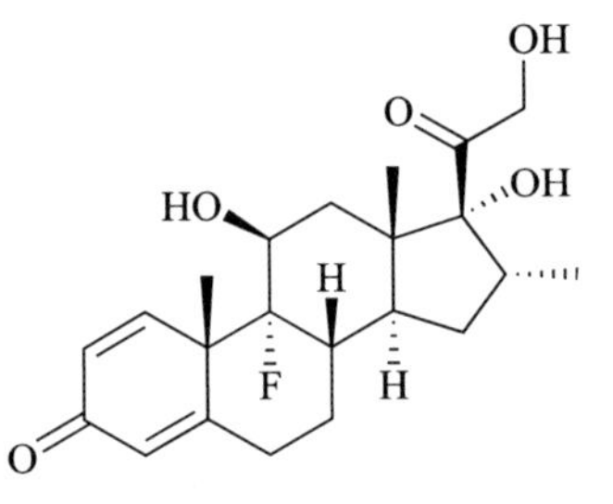

덱사메타손

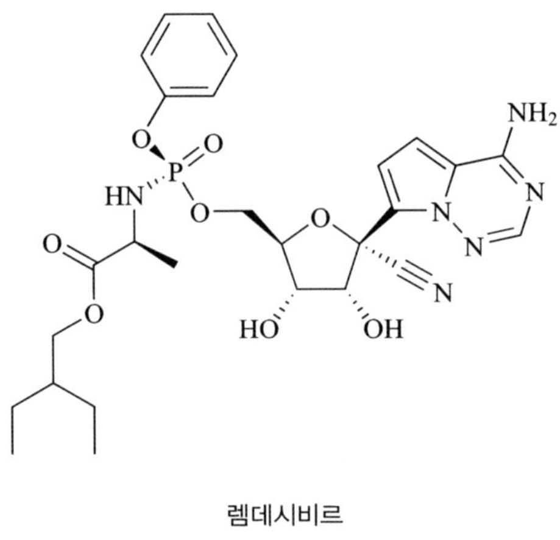

렘데시비르

12장 행복을 가져다 준 의약품

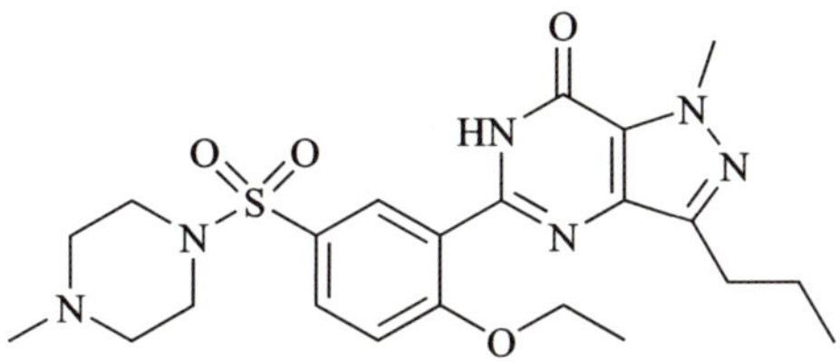

실데나필(비아그라)

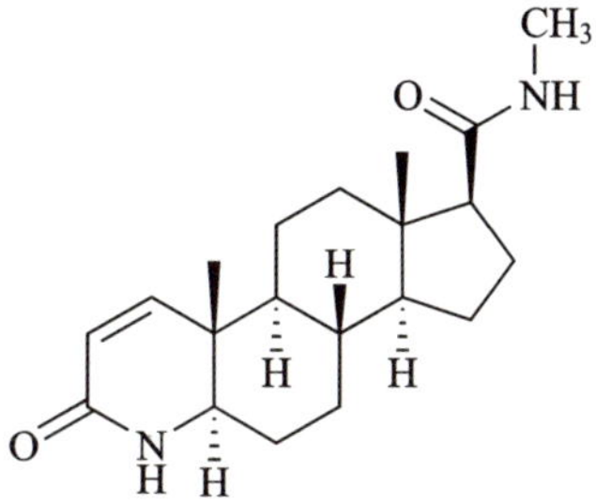

화합물 MK-216

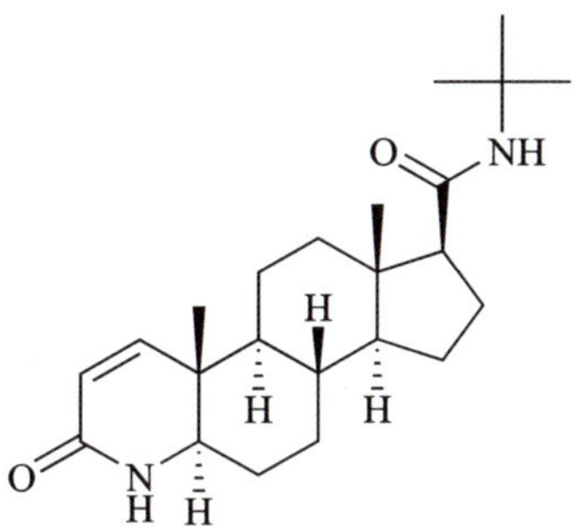

피나스테리드(MK-906, 프로스카, 프로페시아)

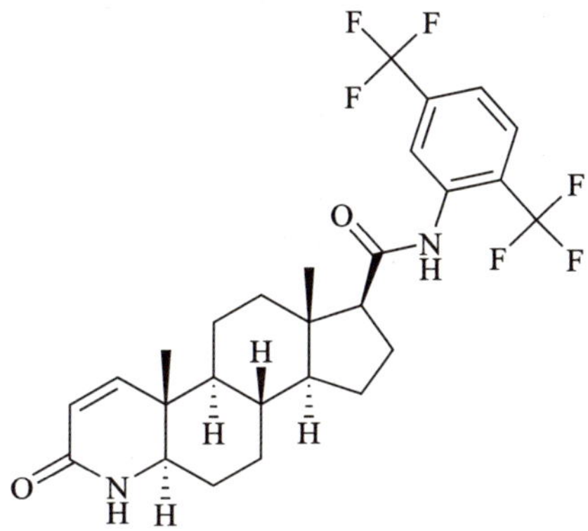

두타스테리드(아보다트)

13장 의약품 사냥의 현재와 미래

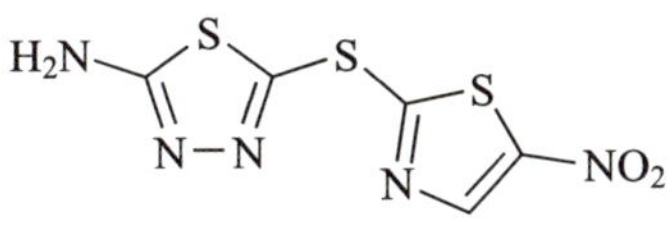

할리신

참고도서

교토대학대학원약학연구과, 『새로운 약은 어떻게 창조되나』, 심창구 옮김, 서울대학교출판문화원, 2012

김규원 등, 『약의 역사』, 범문에듀케이션, 2017.

사토 겐타로, 『세계사를 바꾼 10가지 약』, 서수지 옮김, 사람과나무사이, 2018.

싯다르타 무케르지, 『암: 만병의 황제의 역사』, 이한음 옮김, 까치, 2011.

제임스 르 파누, 『현대의학의 역사』, 조윤정 옮김, 아침이슬, 2005.

Cordes, E. Hallelujah Moments, Oxford University Press, London, 2014.

Corey, E.J. et al. Molecules and Medicine, John Wiley & Sons, Hoboken, NJ. 2007.

Drews, J. In Quest of Tomorrow's Medicines, Springer, New York, 1988.

Goozner, M. The $800 Million Pill, University of California Press, San Francisco, CA. 2004.

Hager, T. Ten Drugs, Abrams Press, New York, 2019.

Kirsh, D. and Ogas, O. Drug Hunters, Arcade Publishing, New York, 2017.

LaMattina, J.L. Drug Truths, Wiley, Hoboken, NJ, 2009.

Li, J.J. Laughing Gas, Viagra, and Lipitor, Oxford, New York. 2005.

Li, J.J. Blockbuster Drugs, Oxford, New York, 2015.

Meyer, M. Happy Accidents, Arcade, New York. 2007.

Meyer, M. Prize Fight, McMillan, New York, 2012.

Michael, G. The Drug Book, Sterling, New York, 2013.

Paul, G. A History of Medicine in 50 Objects, Firefly Books, Buffalo, New York, 2016.

Pringle, P. Experiment Eleven: Dark Secrets Behind the Discovery of a Wonder Drug, Bloomsburry, New York, 2012.

Ravina, E. The Evolution of Drug Discovery, Wiley-VCH, Weinheim, Germany, 2011.

Rooke, T. The Quest for Cortisone, Michigan State University Press, East, Lansing, MI, 2012.

Vigliani, M and Eaton, G. A History of Medicine in 50 Discoveries, Tilbury, House Publisher, 2015.

장별 참고자료

1장 의약품의 역사

의약품이 걸어온 길

싯다르타 무케르지, 『암: 만병의 황제의 역사』, 이한음 옮김, 까치, pp 53-54, 2011.

Drews, J. Quest of Tomorrow's Medicines, Springer, New York, pp 23-68, 1999.

Goozner, M. The $800 Million Pill, Chapter 8, University of California Press, San Francisco, CA, 2004.

인류의 출현과 의약품 사냥

유발 하라리, 『사피엔스』, 조현국 옮김, 김영사, pp 18-118, 2015.

Kirsh, D. and Ogas, O. Drug Hunters, Chapter 1, Arcade Publishing, New York, 2017.

Paul, G. A History of Medicine in 50 Objects, Chapter 1, Firefly Books, Buffalo, New York, 2016.

Vigliani, M and Eaton, G. A History of Medicine in 50 Discoveries, Chapter 2, The iceman: Forensic analysis of a neolithic killing. Tilbury, House Publisher, 2015.

Ötzi the Iceman, https://www.iceman.it/en/the-iceman/

2장 자연으로부터 의약품을 찾다

인류 최초의 의약품, 아편

호승, 『아편전쟁에서 5·4 운동까지』, 박종일 옮김, 인간사랑, 2018.

Hager, T. Ten Drugs, Chapter 1, Abrams Press, New York, 2019.

Paul L. and Schiff, Jr. Opium and its alkaloids. Ame. J. Pharm. Edu. 66, 186-194, 2002.

역사적인 진통성분, 모르핀

Hager, T. Ten Drugs, Chapter 1, Abrams Press, New York, 2019.

Paul L. Schiff, Jr. Opium and its alkaloids. Ame. J. Pharm. Edu. 66, 186-194, 2002.

https://en.wikipedia.org/wiki/Laudanum

https://www.smithsonianmag.com/history/inside-story-americas-19th-century-opiate-addiction-180967673/ Inside the Story of America's 19th-Century Opiate Addiction

The history of OxyContin, told through unsealed Purdue documents, STAT, 2019. 12. 3. https://www.statnews.com/2019/12/03/oxycontin-history-told-through-purdue-pharma-documents/

최초의 말라리아 치료제, 퀴닌

Kirsh, D and Ogas, O. Drug Hunters, Arcade Publishing, Chapter 2. New York, 2017.

The story of quinine, http://www.thewisesemag.con/health/the-story-of-quinine

https://en.wikipedia.org/wiki/Pyrotherapy

말라리아 치료 놓치면 뇌 손상… '이런' 증상 있으면 병원에, 헬스조선, 2019. 06. 20.

http://health.chosun.com/site/data/html_dir/2019/06/20/2019062000988.html

투유유와 아르테미시닌

중국중의과학원중약연구소, 중국부녀신문사, 『투유유, 인류에게 길을 열다』, 김승일 옮김, 경지출판사, 2018.

Su, X.Z. and Miller, L.H. The discovery of artemisinin and the Nobel Prize in Physiology or Medicine. Sci. China. Life Sci, 58(11), 1175-1179, 2015.

Zhang W. Tu Youyou's Journey in the Search for Artemisinin, Chemical Industry Press, Yiran Shao, China, 2017.

https://en.wikipedia.org/wiki/Artemisinin

수종증 치료제, 디곡신

Wilkins MR, Kendall MJ, Wade OL. William Withering and digitalis, 1785 to 1985. Br Med J (Clin Res Ed). 290, pp 7–8, 1985.

Li, J.J. Laughing Gas, Viagra, and Lipitor, Chapter 3, Oxford, New York, 2006.

영원한 블록버스터, 아스피린

다이어무이드 제프리스, 『아스피린의 역사』, 김승욱 옮김, 동아일보사, 2007.

C & E News News, Top Pharmaceuticals/Aspirin, 83(25), June 20, ACS, 2005.

Hawk, E. and Maresso, K. Aspirin Use and Cancer Prevention: Long-Term Data Needed on Benefits and Risks. The ASCO Post, 2019, 06. 10.

Kim JH, et al. Aspirin for primary prevention of cardiovascular disease. J Lipid Atheroscler.8(2), 162–172. 2019.

Miller, D. Aspirin: the most profitable drug all time? Technophilic Magazine, Nov. 5, 2014. (https://technophilicmag.com/2014/11/05/aspirin-profitable-drug/)

https://en.wikipedia.org/wiki/History_of_aspirin

3장 병원균에 대한 과학자들의 개척정신, 항생제

최초의 매독 치료제, 살바르산

C & E News, Top Pharmaceuticals/Salvarsan, 83, June 20, ACS, 2005.

Alfred Burger, C & E News, Paul Ehrlich, 32(42), 4172–4176, 1954.

Kaufman, S.H. Immunology's foundation: the 100-year anniversary of the Nobel Prize to Paul Ehrlich and Elie Metchnikoff. Nat Immunol. 9, 705–12. 2008.

Nature Reviews/Cancer, Paul Ehrlich's magic bullet concept: 100 years of progress, 8, 473–480, 2008.

Paul Ehrlich, https://www.nytimes.com/2010/02/02/health/02first.html Paul Ehrlich

The Story of Dr. Ehrlich's Magic Bullet, DVD, 1940.

https://en.wikipedia.org/wiki/Paul_Ehrlich

염료가 의약품으로, 프론토실

C & E News, Top Pharmaceuticals/Prontosil, 83(25), June 20, ACS, 2005.

Drews, J. Drug Discovery: A Historical Perspective, Science, 287, 1960-1964, 2000.

Hager, T. Ten Drugs, Chapter 5, Abrams Press, New York, 2019.

John Lesch. The First Miracle Drugs. How the sulfa drugs transformed medicine, Oxford, 2007.

https://en.wikipedia.org/wiki/Prontosil

푸른곰팡이 항생제, 페니실린의 발견과 대량 생산

William Losen, Miracle Cure, Chapter 3-5, Viking, New York, 2017.

Hager, T. Ten Drugs, Chapters 5, Abrams Press, New York, 2019.

Fulton, penicillin, and chance, https://medicine.yale.edu/news/yale-medicine-magazine/fulton-penicillin-and-chance/

Howard Florey, Maker of the miracle mould, https://www.abc.net.au/science/slab/florey/story.htm

세균실험 중 페니실린 발견, 인류에 '항생제' 선물, 중앙선데이, 2016. 06. 19.

https://news.joins.com/article/20189456

Spring M. (1975) A brief survey of the history of the antimicrobial agents. Bull NY Acad Med. 51(9), 1013-1015, 1975.

Ernst Chain, Thirty years of penicillin therapy, J R Coll Physicians Lond. 6(2), 103-130, 1972.

하수구에서 찾은 항생제, 세팔로스포린

Abraham, E.P. A Glimpse of the Early history of the cephalosporins, Reviews of Infectious Diseases. 1, 99-105, 1979.

Bo, G. Giuseppe Brotzu and the discovery of cephalosporins, Clin. Microbiol lnfect, 6 (Supplemenc 3), 6-8, 2001.

Vigliani, M and Eaton, G. A history of medicine in 50 discoveries, Chapter 39, Tilbury, House Publisher, 2015.

토양미생물 결핵약, 스트렙토마이신

Comroe JH Jr. Pay dirt: the story of streptomycin. Part I: from Waksman to Waksman. American Review of Respiratory Disease. 117 (4), 773-781, 1978.

Donghue, H.D. et al. THE LANCET infectious diseases, tuberculosis: from prehistory to Robert Koch, as revealed by ancient DNA. 4, 584-592, 2004.

Kingston W. Streptomycin, Schatz v. Waksman, and the balance of credit for discovery. J Hist Med Allied Sci. 59, 441-462, 2004.

William Losen. Miracle Cure, Chapter 6, Viking, New York, 2017.

퀴놀론 항생제 팩티브는 실패였나?

Biacchi, GS. Origins of the quinolone class of antibacterials: an expanded discovery story, J. Med. Chem. 58, 4874-4882, 2015.

Hong, CY. Discovery of gemifloxacin (factive, LB20304a): a quinolone of a new generartion. Farmaco 56, 41-44, 2001.

세계적 新藥 남기고… 홍창용 박사 별세, 동아일보, 2009. 09. 28, https://www.donga.com/news/article/all/20030703/7960418/1

지금 팩티브는 … 목표는 세계시장 10%, 중앙일보, 2006. 6. 13, https://news.joins.com/article/2256136

'팩티브' FDA승인 LG 생명과학 홍창용 박사, 조선일보, 2003. 04. 13, https://m.chosun.com/svc/article.html?sname=news&contid=2003041370218

LG화학 신약 '팩티브'…실패한 '제약 100년 신화', 아주경제, 2019. 01. 22, https://www.ajunews.com/view/20180120214851547

LG화학, 미국허가 1호 팩티브 '굴욕', 2020. 04. 09, http://www.press9.kr/news/articleView.html?idxno=44243

LG생명과학, R&D투자 3년 새 두 배↑…'연매출 29兆' LG화학 합병효과, 2020. 03. 17, https://www.edaily.co.kr/news/read?newsId=04129526625704304&mediaCodeNo=257&gtrack=sok

조용현, 인터뷰 및 이메일 교환, 2020. 9. 16.

4장 고통에 맞서기 위한 노력, 마취제와 진통제

외과수술의 강력한 지원군, 에테르

스티븐 존슨, 『바이러스 도시』, 김영남 옮김, 김영사, 2008.

C & E News, Top pharmaceuticals/Ether, 83(25), June 20, ACS, 2005.

Cartwright F. The early history of ether. Anaesthesia. 15, pp 67-69, 1960.

Kirsh, D and Ogas, O. Drug Hunters, Chapter 3, Arcade Publishing, New York, 2017.

History of Anesthesia, https://www.woodlibrarymuseum.org/history-of-anesthesia/

우유 주사제, 프로포폴

British vet wins top research award for breakthrough anaesthetic, https://www.theguardian.com/science/2018/sep/11/john-glen-wins-lasker-award-anaesthetic-propofol

Discovery and development of propofol, a widely used anesthetic, http://www.laskerfoundation.org/awards/show/discovery-and-development-propofol-widely-used-anesthetic/

Lasker Awards Given for Work in Genetics, Anesthesia and Promoting Women in Science, https://www.nytimes.com/2018/09/11/health/lasker-awards-genetics-anesthesia-women.html

타이레놀은 안전한 의약품일까?

Michael, G. The Drug Book, Acetaminophen/Paracetamol, Sterling, New York, 2013.

Bertolini A. et al. Paracetamol, CNS Drug Reviews. 12(3-4), 250-275, 2006.

https://en.wikipedia.org/wiki/Paracetamol

제약사 역점 '국민 진통제', 지난 5년간 얼마나 컸나?, 약사공론, 2018. 04. 20, https://www.kpanews.co.kr/article/show.asp?idx=193174

'타이레놀 위기'와 존슨앤드존슨의 신조, 연합뉴스, 2016. 09. 16, https://www.yna.co.kr/view/AKR20160913161300022

약물백과, 약학정보원 www.health.kr ›uploadfiles› 해열제

모르핀보다 강한 마약성 진통제

Johnson & Johnson Ordered to Pay $572 Million in Landmark Opioid Trial,

https://www.nytimes.com/2019/08/26/health/oklahoma-opioids-johnson-and-johnson.html
https://en.wikipedia.org/wiki/Paul_Janssen
https://en.wikipedia.org/wiki/Fentanyl

5장 마음을 치료하다, 정신질환 치료제

조현병 치료제, 클로르프로마진

론 파워스, 『내 아들은 조현병입니다』, 정지인 옮김, 심심, 2019.
Ban, T. The role of serendipity in drug discovery, Dialogues in Clin. Sci. 8, 335-344, 2006.
정신과 치료의 역사, http://www.busan.com/view/busan/view.php

항불안제, 벤조디아제핀

Frank Berger, 94, Miltown Creator, Dies, https://www.nytimes.com/2008/03/21/health/research/21berger.html
López-Muñoz F, Alamo C, García-García P. The discovery of chlordiazepoxide and the clinical introduction of benzodiazepines: half a century of anxiolytic drugs. J Anxiety Disord. 25(4), 554-562, 2011.

우울증 치료제의 대명사, 프로작

엘리자베트 워첼, 『프로작 네이션』, 김유미 옮김, 민음인, 2011.
C & E News, Top Pharmaceuticals/Prozac, 83(25), June 20, ACS, 2005.
Li, J.J. Laughing Gas, Viagra, and Lipitor, Chapter 5, Drugs of the mind, Oxford, New York, 2006.

리튬의 놀라운 변신

Ban, T. Dialogues in Clin. Sci. The role of serendipity in drug discovery, 8, 335-344, 2006.
Brown, W. Lithium: A Docter, a Drug, and a Breakthrough, Liveright Publishing Co. New York, 2017.

Cade, J. Lithium Salts in the Treatment of Psychotic Excitement, The Medical J. Australia, pp 518-520, 1949 .

Li, J.J. Laughing Gas, Viagra, and Lipitor, Chapter 5, Drugs of the Mind, Oxford, New York, 2006.

Meyer, M. Happy Accidents, Part IV, Arcade, New York, 2007.

Cade, J. Lithium salts in the treatment of psychotic excitement, The Medical J. Australia, 518-520, 1949.

기호식품과 각성제

앨리슨 클레이먼, 〈슈퍼맨 각성제〉, 2018.

'공부 잘하는 약?' 메칠페니데이트 규제 '전무', 후생신보, 2019. 10. 18, http://m.whosaeng.com/a.html?uid=113350

https://en.wikipedia.org/wiki/History_of_tea

https://en.wikipedia.org/wiki/History_of_coffee

https://www.ncausa.org/about-coffee/history-of-coffee

https://en.wikipedia.org/wiki/Amphetamine

https://en.wikipedia.org/wiki/Methylphenidate

6장 우리 몸의 길을 닦다, 심혈관 치료제

간에서 발견한 항응고제, 헤파린

McLean J. The thromboplastic action of cephalin. American Journal of Physiology, 250-257, 1916.

McLean, J. The discovery of heparin. Circulation, 16, 75-79, 1969.

Wardrop, D. and Keeling, D. The discovery of heparin and warfarin, Brit. J. Haematol. 141, 757-763, 2008.

https://en.wikipedia.org/wiki/Jay_McLean

살서제에서 항응고제로, 와파린

Meyer, M. Happy Accidents, pp 234-238, Arcade, New York, 2007.

Link, K. The discovery of dicumarol and its sequels, Circulation, 16, 97-107, 1959.

Wardrop D. and Keeling, D. The discovery of heparin and warfarin, Brit. J. Haematol, 141, pp 757-763. 2008.

소염제가 항혈소판제로, 플라빅스

Li, J.J. Blockbuster Drugs, Chapter 5, Blood thinners: from heparin to Plavix, Oxford, New York, 2015.

Maffrand Jean P. The story of clopidogrel and its predecessor, ticlopidine: Could these major antiplatelet and antithrombotic drugs be discovered and developed today? Comptes Ren Chimie, 15, 737-742, 2012.

뱀독에서 찾은 고혈압 치료제

국산신약 지난해 생산액 1848억…100억 이상 5개뿐, https://news.joins.com/article/22970383, 2018. 09. 14.

제약산업 성장동력-제네릭 의약품 활성화, PharmNews, 2004. 11. 10.

http://www.pharmnews.com/news/articleView.html?idxno=22204

시장 주도권 잃은 고혈압 단일제에선 오리지널만 굳건, HIT NEWS, 2020. 02. 03.

http://www.hitnews.co.kr/news/articleView.html?idxno=14588

Smith CG, Vane JR. The discovery of captopril. FASEB J. 17, 788-789, 2003.

Cordes, E. Hallelujah Moments, Chapter 7, Basic research, snake veoms, and ACE inhibitors. Oxford University Press, London, 2014.

칼슘의 흐름을 막는 고혈압 치료제

Li, J.J. Laughing Gas, Viagra, and Lipitor. Chapter 3, Fleckenstein and calcium channel blockers, Oxford, New York, 2005.

Ravina, E. The Evolution of Drug Discovery, pp 149-152, Wiley-VCH, Weinheim, Germany, 2011.

Materson, B. Calcium channel blockers: Is it time to split lump, Am J Hypert, pp 325-329, 1995.
Godfraind, T. Discovery and development of calcium channel blockers, Front. Pharmacol. doi 10.3389/fphar.2017.00286

곰팡이에서 찾은 죽상동맥경화 치료제

Kirsh, D and Ogas, O. Drug Hunters, Chapter 10, Arcade Publishing, New York, 2017.
Endo, A. The discovery and development of HMG-COA reductase inhibitors. J. Lipid Res. 33, 1569-1582. 1992.
Cordes, E. Hallelujah Moments, Chapter 8, Statins, Oxford University Press, London, 2014.

7장 신비의 약, 호르몬 의약품

팔방미인, 코르티손

Rooke, T. The Quest for Cortisone, Michigan State University Press, East Lansing, MI, 2012.
Herzog, H. Oliveto EP. A history of significant steroid discoveries and developments originating at the Schering Corporation (USA) since 1948. Steroids. 57, 617-623, 1992.
Burns CM. The history of cortisone discovery and development. Rheum Dis Clin North Am. 42(1):1-14, 2016.

여성해방운동의 시발점, 경구용 피임약

Kirsh, D and Ogas, O. Drug Hunters, Chapter 11, Arcade Publishing, New York, 2017.
American Chemical Society International Historic Chemical Landmarks. The Marker Degradation and Creation of the Mexican Steroid Hormone Industry, 1938-1945, 1999.
Dhont M, History of oral contraception, Eur J Contracept Reprod Health Care, Suppl 2:S12-8, 2010.

당뇨병 치료제 인슐린과 유전자 재조합 의약품

Chemical & Engineering News, Top Pharmaceuticals/Insulin. 83, June 20, ACS, 2005.

Zuger, A. https://www.nytimes.com/2010/10/05/health/05insulin.html Rediscovering the first miracle drug.

적혈구 생성 호르몬, 에리스로포이에틴

Goozner, M. The Longest Search, In The $800 Million Pill, Chapter 1, University of California Press, San Francisco, CA, 2004 .

Goldwasser, E. A Bloody Long Journey, Xlibris Corporation, 2011.

Miyake, T. Kung, C. K. and Goldwasser, E. Purification of Human Erythropoietin. J Biol. Chem. 252, pp 5558-5564, 1977.

Lin FK, et al. Cloning and expression of the human erythropoietin gene. Proc Natl Acad Sci U S A. 82, pp 7580-7584, 1985.

Eugene Goldwasser. Biochemist Behind an Anemia Drug, Dies at 88, The New York Times, 2010. 12. 21, https://www.nytimes.com/2010/12/21/health/21goldwasser.html

8장 위장약과 궤양

최초의 약물 설계 위장약, 시메티딘

Li, J.J. Blockbuster Drugs, Chapter 2 Beginning of the Era: The first blockbuster drug, Tagamemt, Oxford, New York, 2015.

역류성 식도염과 프로톤 펌프 억제제

Merill Goozner. The $800 Million Pill: The truth behind the cost of new drug, Chapter 8, University of California Press, Berkley and Los Angeles, CA, 2004.

Li, J.J. Blockbuster Drugs, Chapter 3, More blockbuster drugs for ulcers: Prilosec, nexium, and other proteon-pump inhibitors, Oxford, New York, 2015.

위궤양의 주범이 위산이 아니고 박테리아라니!

Meyer, M. Happy Accidents, Chapter 8, Arcade, New York, 2007.

Marshall BJ, Warren JR "Unidentified curved bacilli in the stomach of patients with gastritis and peptic ulceration". Lancet. 323(8390), 1311-1315. 1984.

9장 몸의 방어 기능을 조절하는 항염증제

비스테로이드성 소염진통제

Li, J.J. Laughing Gas, Viagra, and Lipitor, Chapter 8, Anti-inflammatory drugs, Oxford, New York, 2006

전성수, 약사공론, Ibuprofen등 NSAID 개발 역사의 교훈 2009. 3. 9.

Brune K, Hinz B. The discovery and development of anti-inflammatory drugs. Arthritis Rheum. 50, 2391-9. Review, 2004.

Rainsford, K.D. Anti-inflammatory drugs in the 21st century, in Inflammation in the pathogenesis of chronic diseases (Harris ed, R.E.), 3-27, 2007.

시장에서 철수한 관절염 치료제

Goozner, M. The $800 Million Pill. Chapter 8. Me too!, University of California Press, San Francisco, CA, 2004.

Li, J.J. Laughing Gas, Viagra, and Lipitor, Chapter 5, Anti-inflammatory drugs, Oxford, New York, 2006.

LaMattina, JL. Drug Truths, Chapter 8, New drugs are less safe than traditional medicines, Wiley, Hoboken, NJ, 2009.

류마티스 관절염과 바이오 의약품

Brennan FM, Maini RN, Feldmann M. TNF alpha-a pivotal role in rheumatoid arthritis? Br J Rheumatol. 31(5), 293-8, 1992.

Arend WP, Dayer JM. Inhibition of the production and effects of interleukin-1 and tumor necrosis factor alpha in rheumatoid arthritis. Arthritis Rheum. 38(2), 151-60, 1995.

Li, J.J. Laughing Gas, Viagra, and Lipitor, Chapter 5, Anti-inflammatory drugs, Oxford, New

York, 2006.

https://en.wikipedia.org/wiki/TNF_inhibitor

10장 난공불락의 질병 암을 정복하다, 항암제

독가스가 백혈병 치료제로

싯다르타 무케르지, 『암: 만병의 황제의 역사』, 이한음 옮김, 까치, 2011.

김영식, 팜텍, 항암제의 개발: 질소 머스타드, 6(2), 2013.

Meyers, Morton. Happy Accident. Part II, Arcade 2007.

Li, J.J. Laughing Gas, Viagra, and Lipitor. Chapter 1, Cancer drugs.

Goodman, L. et al. Nitrogen mustard therapy. JAMA. 251(17), 2255-2261, 198

Chen et al, Pharmacol. 17 Dec. 2018. Therapeutic Potential of Nitrogen Mustard Based Hybrid Molecules, https://doi.org/10.3389/fphar. 2018. 01453

빈혈용 효모 식품에서 백혈병 치료제로

싯다르타 무케르지, 『암: 만병의 황제의 역사』, 이한음 옮김, 까치, pp 111-118, 2011.

김영식, 팜텍, 항암제의 개발: 대사길항제, 6(4), 2013.

Meyers, Morton. Happy Accident. Part II, Arcade 2007.

Li, J.J. Laughing Gas, Viagra, and Lipitor. Chapter 1: Cancer drugs: Chemotherapy, Oxford, New York, 2006.

Farber S, et al. Temporary remissions in acute leukemia in children produced by folic acid antagonist, 4-aminopteroyl-glutamic acid. N. Engl. J. Med. 238, 787-93, 1948.

Hoffbrand AV, Weir DG. The history of folic acid. Brit. J. Haematol. 113, 579-589, 2001.

Bastian H. Lucy Wills. (1888-1964): the life and research of an adventurous independent woman. J R Coll Physicians Edinb. 38(1), 89-91, 2008.

Spain PD, Kadan-Lottick N. Observations of unprecedented remissions following novel treatment for acute leukemia in children in 1948. J R Soc Med. 105, 177-181, 2012.

의약품 설계에 장을 열다: 6-메르캅토퓨린

싯다르타 무케르지, 『암: 만병의 황제의 역사』, 이한음 옮김, 까치, pp 108-109, 2011.

American Chemical Society, Chemical & Engineering News, Top Pharmaceuticals/6-Mercaptopurine. 83, June 20, 2005.

Li, J.J. Laughing Gas, Viagra, and Lipitor. Chapter 1, Cancer drugs: Antimetabolites, Oxford, New York, 2006.

https://en.wikipedia.org/wiki/Mercaptopurine#History

George Hitchings and Gertrude Elion, https://www.sciencehistory.org/historical-profile/george-hitchings-and-gertrude-elion

금속 화합물이 고형암 치료제로

싯다르타 무케르지, 『암: 만병의 황제의 역사』, 이한음 옮김, 까치, pp 231-233, 2011.

김영식, 팜텍, 항암제의 개발: 질소 머스타드, 6(3), 2013

Meyers, Morton. Happy Accident. Chapter 12, Arcade 2007.

Goozner, M. The $800 Million Pill. Chapter 7: The failed crusade, University of California Press, San Francisco, CA, 2004.

Li, J.J. Laughing Gas, Viagra, and Lipitor. Chapter 1, Cancer drugs: Chemotherapy, Oxford, New York, 2006.

https://en.wikipedia.org/wiki/Cisplatin

https://www.medicinenet.com/testicular_cancer_cycling_and_cisplatin/views.htm

주목 껍질에서 찾은 최고의 항암제 탁솔

Goozner, M. The $800 Million Pill. Chapter 7: The failed crusade, University of California Press, San Francisco, CA, 2004.

A Tale of Taxol, http://www.whale.to/cancer/taxol5.html

Discovery of campothecin and taxol, https://www.acs.org/content/acs/en/education/whatischemistry/landmarks/camptothecintaxol.html.

데일리메디, http://www.dailymedi.com

불임 치료제에서 유방암 치료제로

김영식, 팜텍, 항암제의 개발: 호르몬 항암제, 7(1), 2014.

Joradan, V. C. Tamoxifen (ICI46,474) as a targeted therapy to treat and prevent breast cancer, Brit. J. Pharmacol. 147, S269–S276, 2006.

https://en.wikipedia.org/wiki/Tamoxifen

혈관신생 저해제가 항암제로

싯다르타 무케르지, 『암: 만병의 황제의 역사』, 이한음 옮김, 까치, 2011.

김영식, 팜텍, 항암제의 개발: 혈관신생 억제제, 7(3), 2014.

Li, J.J. Laughing Gas, Viagra, and Lipitor. Chapter 1 : Cancer drugs : Protein Kinase Inhibitors, Monoclonal Antibodies, Oxford, New York, 2006.

https://en.wikipedia.org/wiki/Bevacizumab

유방암 표적 항체 치료제, 허셉틴

싯다르타 무케르지, 『암: 만병의 황제의 역사』, 이한음 옮김, 까치, pp 458–476, 2011.

Li, J.J. Laughing Gas, Viagra, and Lipitor. Chapter 1 : Cancer drugs : Protein Kinase Inhibitors, Monoclonal Antibodies, Oxford, New York, 2006.

https://en.wikipedia.org/wiki/Trastuzumab

Dan Ireland, 〈Living proof TV movie : A doctor devotes his life's work to finding a cure for breast cancer〉, 2008.

단백질 인산화 효소 저해 표적항암제

싯다르타 무케르지, 『암: 만병의 황제의 역사』, 이한음 옮김, 까치, 2011. pp 477–488

김영식, 팜텍, 항암제의 개발:표적항암제, 7(4), 2013.

Li, J.J. Laughing Gas, Viagra, and Lipitor. Chapter 1 : Cancer drugs : Protein Kinase Inhibitors, Monoclonal Antibodies, Oxford, New York, 2006.

최첨단의 면역항암치료제

찰스 그레이버, 『암 치료제의 혁신, 면역항암제가 온다』, 강병철 옮김, 김영사, 2019.

PBS(미국). Cancer, The emperor of all maladies, A film by Bark Goodman, TV movie, DVD Disc#3, 2015.
https://en.wikipedia.org/wiki/Cancer_immunotherapy
https://www.nytimes.com/2011/03/26/business/26drug.html
https://valetavaleti.tistory.com/4

세기의 비극 탈리도마이드가 항암제로 다시 부활하다

https://en.wikipedia.org/wiki/Thalidomide
https://en.wikipedia.org/wiki/Lenalidomide
https://www.nytimes.com/2015/08/08/science/frances-oldham-kelsey.html Morimato, K. 일본 약사학잡지, Lessons learned in the life time of Dr. Frances O., Kelsey : Building a sense of mission and responsibility from early to mid-life. 52, 21-29, 2017.
Essinger, J and Koutenro, Frankie, Wellspring, North Palm Beach, FL, 2018.

11장 바이러스와의 전쟁, 항바이러스제

생명의 은인, 백신

Vigliani, M and Eaton, G. A History of Medicine in 50 Discoveries: Chapter 11, Fighting smallpox and public opinion in colonial opinion, Tilbury House Publisher, 2015.
Paul, G. A History of Medicine in 50 Objects: Edward Jenner's Lancet, Firefly Books, Buffalo, New York, 2016.
셀트리온 코로나19 항체치료제, 환자 대상 임상 2·3상 돌입, http://health.chosun.com/site/data/html_dir/2020/09/17/2020091702540.html, 헬스조선, 2020. 09. 17.
Designer antibodies could battle COVID-19 before vaccines arrive, https://www.sciencemag.org/news/2020/08/designer-antibodies-could-battle-covid-19-vaccines-arrive
라이브 코로나 맵, https://livecorona.co.kr/

인플루엔자 바이러스와 타미플루

Paul, G. A History of Medicine in 50 Objects: Spanish Flu Mask, Firefly Books, Buffalo, New York, 2016.

레트로바이러스 억제제와 후천성면역결핍증

The rise and fall of AZT: It was the drug that had to work. It brought hope to people with HIV and Aids, and millions for the company that developed it. It had to work. There was nothing else. But for many who used AZT-it didn't, 1993 . 05. 02. https://www.independent.co.uk/

https://en.wikipedia.org/wiki/Zidovudine

https://time.com/4705809/first-aids-drug-azt/The Story Behind the First AIDS Drug

코로나바이러스-19와 리포지셔닝 의약품

About Veklury®, https://www.gilead.com/purpose/advancing-global-health/covid-19/about-remdesivir

Horby, P. et al. Effect of Dexamethasone in Hospitalized Patients with COVID-19: Preliminary Report MedRxiv, https://doi.org/10.1101/2020.06.22.20137273

Drożdżal S, et al. FDA approved drugs with pharmacotherapeutic potential for SARS-CoV-2 (COVID-19) therapy. Drug Resist Updat. 2020;53:100719.

Coronavirus disease (COVID-19): Dexamethasone, https://www.who.int/news-room/q-a-detail/q-a-dexamethasone-and-covid-19 Coronavirus: What is dexamethasone and how does it work?, https://www.bbc.com/news/health-53077879?

https://en.wikipedia.org/wiki/Remdesivir

12장 행복을 가져다 준 의약품

해피드럭의 선구자, 비아그라

C & E News, Top Pharmaceuticals/Botox, 83(25), June 20, ACS, 2005.

Li, J.J. Laughing Gas, Viagra, and Lipitor, Chapter 4: Sex and drugs, Oxford, New York, 2005.

Kirsh, D and Ogas, O. Drug Hunters, Conclusion:The future of the drug hunters Arcade Publishing, New York, 2017.

스무살 비아그라... 마법의 알약일까, 갈등의 씨앗일까, https://www.hankookilbo.com/News

The Origins of 5 Well Known Drug Names, 2013. 07. 17, https://www.pharma-iq.com/pre-clinical-discovery-and-development/articles/the-origins-of-5-well-known-drug-names

Viagra's famously surprising origin story is actually a pretty common way to find new drugs, 2017. 09. 10, https://qz.com/1070732/viagras-famously-surprising-origin-story-is-actually-a-pretty-common-way-to-find-new-drugs/

젊은 피부의 대명사, 보톡스

Erbguth FJ, and Naumann M. Historical aspects of botulinum toxin: Justinus Kerner (1786-1862) and the "sausage poison". Neurology. 10, 53, pp 1850-1853, 1999.

Ting PT, Freiman A. The story of *Clostridium botulinum*: from food poisoning to Botox. Clin Med (Lond). 4(3), 258-261, 2004.

França K, et al. The history of Botulinum toxin: from poison to beauty. Wien Med Wochenschr. 167(Suppl 1), 46-48, 2017.

'보톡스' 순도 놓고 국내기업 對 외국계 기싸움, 2019. 03. 22,
https://www.hankyung.com/it/article/2019032252031

커지는 'K보톡스' 집안싸움 … 균주 도용 놓고 업계 줄소송 예고, 2020. 07. 12,
https://www.hankyung.com/it/article/2020071200321

전립선 비대증 치료제에서 대머리 치료제까지

Cordes, E. Hallelujah Moments, Chapter 6, Finasteride, Oxford University Press, London, 2014

5ARI제제 급여 제한, 국내시장에 미칠 영향은?, 2019. 11. 07,
http://www.hitnews.co.kr/news/articleView.html?idxno=12770

https://en.wikipedia.org/wiki/Finasteride

https://en.wikipedia.org/wiki/Dutasteride#History

13장 의약품 사냥의 현재와 미래

맞춤의학과 의약품

안젤리나 졸리 '유방암' 아닌데 유방절제 수술, 왜?, 2013. 05. 15.

http://health.chosun.com/site/data/html_dir/2013/05/15/2013051500819.html

Scientists Designed a Drug for Just One Patient. Her Name Is Mila, 2019. 10. 09.

https://www.nytimes.com/2019/10/09/health/mila-makovec-drug.html

https://en.wikipedia.org/wiki/Omics

인공지능을 이용한 신약개발

Artificial intelligence-created medicine to be used on humans for first time, https://www.bbc.com/news/technology-51315462

Fleming, N. Computer-calculated compound. Nature, 557, S55-57, 2018.

Stokes, J. M. et al. Cell, https://doi.org/10.1016/j.cell.2020.01.021, 500만개 중에 찾아낸 코로나 항체, AI · 로봇 · 나노기술의 힘, 2020. 06. 04.

http://news.chosun.com/site/data/html_dir/2020/06/04/2020060400330.html

Fruitful Neutralizing Antibody Pipeline Brings Hope To Defeat SARS-Cov-2, 2020. 07. 31.

https://doi.org/10.1016/j.tips.2020.07.004

제약산업의 미래

Hager, T. Ten Drugs, Epilogue:The future of drugs, Abrams Press, New York, 2019.

https://en.wikipedia.org/wiki/List_of_largest_selling_pharmaceutical_products

https://www.mk.co.kr/news/it/view/2019/12/1062317/블록버스터 특허 속속 만료…바이오 수십兆 큰장

https://www.pharmaceutical-technology.com/features/top-selling-prescription-drugs/The top selling prescription drugs by revenue

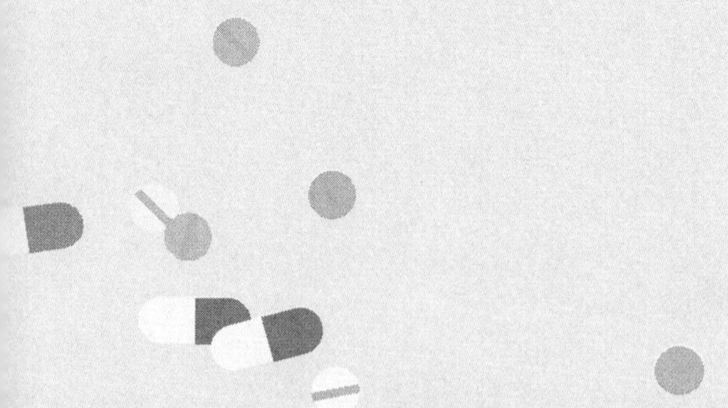